# 천하**인물**과 **의학**의 **만남**2

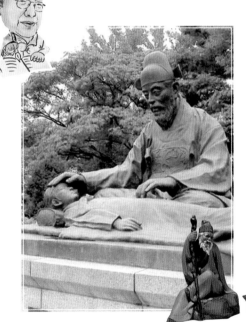

도서출판

# 천하인물과 의학의 만남 2

ⓒ 신재용, 2015

**지은이** | 신재용
**펴낸이** | 김래수

**1판 1쇄 인쇄** | 2015년 10월 30일
**1판 1쇄 발행** | 2015년 11월 4일

**기획 · 편집 책임** | 정숙미
**디자인** | 이애정
**마케팅** | 김남용

**펴낸 곳** | 도서출판 이유

**주소** | 서울특별시 동작구 상도1동 497번지 서우빌딩 207호
**전화** | 02-812-7217  **팩스** | 02-812-7218
**E-mail** | verna213@naver.com
**출판등록** | 2000. 1. 4 제20-358호

ISBN | 979-11-86127-07-0  (04510) (세트)
        979-11-86127-09-4  (04510)

이 도서의 국립중앙도서관 출판예정도서목록(CIP)은 서지정보유통지원시스
템 홈페이지(http://seoji.nl.go.kr)와 국가자료공동목록시스템(http://www.nl.go.
kr/kolisnet)에서 이용하실 수 있습니다.(CIP제어번호: CIP2015029685)

# 천하**인물**과 **의학**의 **만남** 2

**신재용** 지음

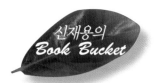

# 달인, 애증의 여인들 그리고 예인의 흔불

*청산은 나를 보고 말없이 살라 하고*
*창공은 나를 보고 티 없이 살라 하네*
*사랑도 벗어놓고 미움도 벗어 놓고*
*물처럼 바람처럼 살다가 가라 하네*

나옹선사의 글입니다.

이렇게 살 수 있다면 얼마나 좋겠습니까! 예로부터 이렇게 사는 게 꿈이었습니다. 이제도 꿈이고, 올제도 또한 꿈일 것입니다. 인간으로서 추구하려는 바이면서 이루기 쉽지 않기에 꿈이었고, 이루지 못하기에 지금도 꿈이 되고, 또한 언제까지나 인간이라면 품을 꿈입니다.

예나 이제나 사람살이라는 게 비슷하기에 인간의 유형과 삶의 유형을 묶어서 이미 책 한 권을 묶었습니다. 괴짜들, 위대한 인물들, 비운의 인물들을 한데 묶은 책이었습니다.

이제 전작과 짝을 이룰 새로운 이 책을 엮으면서 청산이, 우주가, 진리가 가르친 바 그대로 말없이, 티 없이, 모든 걸 벗어 놓고, 그저 오로지 가르친 바 그대로 살다 간 인물들, 그리고 애욕과 증오에 휩싸인 채 그렇게 살다 간 인물들을 다루어 보았습니다. 유형별로 세 파트로 나눠봤습니다.

**첫째는, 의술의 달인들입니다.**

인류의 건강을 위해, 생명의 존엄을 위해, 몸을 바친 인술의 인물들도 있습니다. 의료인도 있고, 의료인은 아니었으나 의료에 공헌한 분들, 그리고 생명을 살리기 위해 제 한 몸 희생한 분들도 있습니다. 올곧게 한 길만 걸어온 달인들입니다.

**둘째는 애증의 여인들입니다.**

여자의 삶은 더 비운의 점철이었습니다. 그러나 비운을 이겨낸 당찬 여자들도 많았고, 시대를 거스르며 여자가 여자답게 살 수 있도록 헌신한 여자들도 있습니다. 사랑을 못 받은 여자, 사랑을 듬뿍 받은 여자, 사랑을 받았지만 이를 빌미로 교만하여 삶을 망친 여자. 그런가 하면 권모술수로 권력을 누리거나 세상사를 농락한 여자들도 있고, 성에 탐닉하거나 한 나라를 멸망에 이르게 한 경국지색의 여자들도 있습니다.

**셋째는 혼불을 아낌없이 펼친 예인들이 있습니다.**

예술인들 중에도 경지에 이른 분들이 많습니다. 드높은 이상과 깊디깊은 사색의 심연으로 감동을 준 분들, 열정으로 혼불을 태운 분들, 천재성을 주체하지 못해 기행을 마다하지 않은 분들, 이런 예인들이 씨줄날줄이 되어 우리 삶을 더 승화시켰습니다.

서산대사는 "천만 가지 생각이 모두 붉은 화로에 내린 한 점 흰 눈"이라고 임종게를 남겼습니다. 활활 타는 화로에 눈덩이를 얹어본 적이 있나요? 어떻게 되었나요? 눈은 금방 녹고 흔적조차 찾을 바 없을 겁니다. 말 그대로 홍로점설(紅爐點雪)입니다.

삶 자체가 이처럼 덧없는 것입니다. 그런데도 이런 와중에 사랑하고 미워하고 애끓고 피눈물을 흘린 사람들이 있습니다. 이런 와중에 눈덩이가 쇳덩이가 되어 단련되고 굳세어져 후대에 그 이름을 남긴 분들이 있습니다.

이 책은 이러한 인물들을 세 파트로 나누어 다루고 있습니다. 전작과 함께 총 여섯 파트로 인간역사를 훑어 보았습니다. 역사인물을 망라한다는 것은 있을 수 없기에 전작과 마찬가지로 우리나라와 중국의 역사인물 중 필자가 관심 있는 분들만을 골라, 그들의 이야기와 의학을 접목시켜 글을 쓰고 묶은 것입니다. 재미있게 읽어주시고, 삶의 지침을 얻을 수 있다면 좋겠습니다.

**끝으로 권말부록으로 '이쯤에서, 이제……, 신재용을 말하다!'를 실었습니다.**

저에 대해 귀한 분들이 귀한 글을 써주신 몇 편을 실은 것입니다. 글을 써주신 귀한 분들께 감사드립니다. 진실로 감사합니다.

2015년 11월 4일
두보(杜甫)의 시 곡강(曲江)을 읊으며
북한강 둘레길에서

소올(素兀) 신재용

# 《천하인물과 의학의 만남 2》

## 제1부 달인들의 의술천하

| | |
|---|---|
| 12 | 구택규와 법의학 |
| 18 | 대장금과 죽순 |
| 24 | 신농씨와 불감증 |
| 29 | 알렌, 한국의료의 선구자 |
| 36 | 이경화와 과부의 통곡 |
| 42 | 이제마와 체질 성격 |
| 48 | 임언국과 종기 |
| 52 | 정도전과 장삼봉 |
| 58 | 정약용의 의학지식 |
| 68 | 정조와 삼합미음 |
| 75 | 지석영과 마마 |
| 81 | 초의선사와 차 |
| 87 | 퇴계 이황과 인삼갈비찜 |
| 94 | 팽조와 도인법 |
| 100 | 편작과 성(性) 감별법 |
| 105 | 평순과 의료과실치사 |
| 111 | 포박자와 창포 |
| 117 | 허임과 침 요법 |
| 123 | 허준과 양생오난(養生五難) |

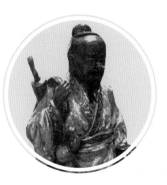

129 홀과 허홀(許笏)

136 화제와 맥박 이상

142 화타와 오금희(五禽戲)

148 환공과 마음의 병

154 황도연과 《방약합편(方藥合編)》

159 황제 헌원과 소녀(素女),
현녀(玄女) 그리고 채녀(采女)

## 제2부 애증의 여인천하

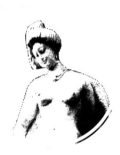

166 가남풍과 원발성 불임증

171 기황후와 빙떡과 상추쌈

177 노국공주와 팥

183 매비와 매실

188 문정왕후와 붕어

193 사주당 이씨와 태교

199 상아와 두꺼비

204 서시와 위앓이

210 서태후와 대추

216 양귀비와 음모(陰毛)

221 여태후와 두발(頭髮)

226 왕소군과 잇꽃

232 인수대비와 수리취떡

**236** 인현왕후와 게장

**241** 장녹수와 낭화

**245** 장희빈과 심화병

**250** 정순왕후와 돼지 반쪽

**255** 정희왕후와 어알탕

**259** 측천무후와 숫여우 조건

**264** 황진이와 월경

제**3**부 예인들의 혼불천하

**272** 강희안 형제와 정력

**276** 구상과 두이레 강아지

**282** 굴원과 국화

**287** 김은호와 희도(戲道)

**292** 김홍도와 홍삼

**297** 두보와 달개비

**302** 사마상여와 소갈증

**306** 소동파와 돼지족발

**310** 신윤복과 음란증

**315** 안견과 신선의 길

**319** 왕희지와 포석정

**325** 이경윤과 비파

**330** 이상과 멜론

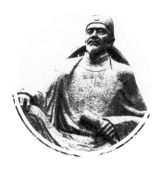

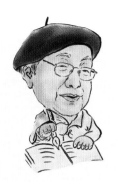

**334** 이중섭과 오럴 에로티시즘
**339** 장승요와 알레르기 결막염

이쯤에서, 이제……
소올(素兀) 신재용(申載鏞)을 말하다 !

**346** 저 민둥산의 빈자리
   – 동의ᄂᆞᆫ달 신재용 의원에게 –           김정웅(시인)
**348** 영원히 함께할 수 있는 영혼의 친구         김홍신(소설가)
**354** 나의 겨레붙이                          상산 신재석(서예가)
**358** 봉헌                                 오혜령 (극작가)
**362** 자신을 다려내는 의술의 경지              이인평(시인)
**364** 신재용이 신재용을 말한다                 신재용
           제1장 · 감성시대(感性時代)
           제2장 · 비연시대(飛燕時代)
           제3장 · 의례시대(儀禮時代)
           제4장 · 자결시대(自決時代)
           제5장 · 신씨의가시대(申氏醫家時代)
           제6장 · 성취시대(成就時代)

구택규와 법의학

대장금과 죽순

신농씨와 불감증

알렌, 한국의료의 선구자

이경화와 과부의 통곡

이제마와 체질 성격

임언국과 종기

정도전과 장삼봉

정약용의 의학지식

정조와 삼합미음

지석영과 마마

초의선사와 차

퇴계 이황과 인삼갈비찜

팽조와 도인법

편작과 성(性) 감별법

평순과 의료과실치사

포박자와 창포

허임과 침 요법

허준과 양생오난(養生五難)

홀과 허홀(許忽)

화제와 맥박 이상

화타와 오금희(五禽戲)

환공과 마음의 병

황도연과 《방약합편(方藥合編)》

황제 헌원과 소녀(素女), 현녀(玄女) 그리고 채녀(采女)

제 1 부

달인들의
의술 천하

# ● 구택규와 법의학

살인사건은 옛부터 준엄하게 다루어 왔다. 그것은 몇 개의 법밖에는 없었다는 고조선 때도 살인자를 사형시키던 것만 보아도 알 수 있다. 까닭에 형벌이 무거운 만큼 신중하고 냉철하며 과학적으로 살인사건의 실마리를 풀지 않으면, 죄 없는 또 다른 생명을 살인하는 불행을 낳게 된다.

그래서 고려 중기 문종 때엔 이미 중국의《의옥집(疑獄集)》을 간행, 선포하여 보다 정확한 시신 검안을 통하여 과학적인 사건수사에 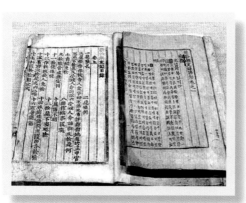 중점을 두었으며, 세 번이나 검안을 해야 판결을 내리게 하는 법을 실시하였다.

그 후 조선 세종 때는 중국 원나라의 법의학 서적인《무원록(無寃錄)》에 주를 달아《신주무원

세종시대의《신주무원록》원본 (규장각 소장).

록(新註無冤錄)》을 간행하여, 이를 근거로 모든 법의학적 문제를 해결토록 하였으며, 이때 시신이 있는 현장을 검증하고 이를 격식에 맞추어 검안서를 작성·첨부하여야 비로소 재판할 수 있도록 하는 매우 획기적인 조치를 취하게 되었다. 이것은 범죄 혐의자 또는 증인들을 고문하거나 심문하여 얻은 논증만으로는 그 판결을 좌우할 수 없다는 매

1748년(영조 24) 왕의 특명으로 구택규(具宅奎)가 편찬한 『증수무원록』.

우 물증주의적이요, 실증적이고, 공정성 있는 인도주의적 판결을 위한 형사법제상 진일보한 조치였던 것이다.

그러나 조선 법의학의 근본이 된 《신주무원록》이 중국 원나라의 형법에 따라 작성된 중국판 《무원록》을 그대로 복사한 것에 불과하였기 때문에, 우리 실정에 잘 맞지 않아 불편하거나 부족한 점이 많았던 것도 사실이었다. 앞서 말했듯이 《신주무원록》은 원나라의 왕여(王與)가 송나라 때의 《세원록(洗冤錄)》과 《평원록(平冤錄)》을 참작하여 지은 《무원록》을 세종 20년에 주석과 음훈을 부치고, 유의손(柳義孫)이 서문을 쓰고, 최만리(崔萬理)가 발문을 붙여 세종 22년(1440년)에 발간한 것에 불과하니, 명실공히 우리나라 조선시대의 법의학과 형법학상 상전이 될 수는 없는 것이었다.

일본의 경우만 해도 초기에는 우리의 《신주무원록》 그대로 구두

점만 붙여 책명도《신주무원록》이라 하여 간행했던 것이, 조선 영조 12년에 해당하는 1736년(일본 元文元年)에는 자기들의 형법과 차이가 있는 부분은 생략하거나 혹은 삭제한 후 그것을 번역하여《무원록술》이라 책명을 붙여 간행할 정도로, 이미 그들 나름대로의

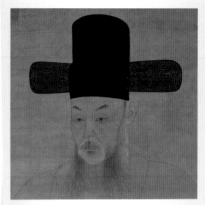

구택규(具宅奎 ; 1693~1754)는 조선 후기 독자적인 법의학 체계 마련의 최고봉.

실정에 맞는 법의학 서적을 갖추게 된 것이지만, 우리나라의 경우는 일본보다 훨씬 더 늦은 영조 24년까지 우리나라의 습관과 규례에 부합되지 않는 점이 많은《신주무원록》을 유일한 기본 법의학서로 계속 채용해 오던 실정이었다.

다행히 영조 24년에 우리 실정에 맞추어 여러 항목을 삭제하기도 하고, 목차도 바꾸고, 혹은 기타 법의학적 내용을 보충하여,《증수무원록(增修無寃錄)》을 간행하게 되었다. 이 책은 중국 법의학 서적을 그대로 모방·수용한 것이 아니라, 그 지식을 완전히 소화·흡수시켜 우리 실정에 맞춘 우리의 독자적인 법의학을 개척했다는 데 의사학적·서지학적 의의가 큰 책이다. 이두(吏讀)로써 구결(口訣)을 붙여 알기 쉽게 저술한 이《증수무원록(增修無寃錄)》의 저자는 바로 구택규(具宅奎)이다.

그가 이 책을 저술한 것은 그의 나이 47세 때이다. 이때 그는 법률 경전인 《속대전》을 찬술하고 있었는데, 영조대왕은 나라의 기존 법전을 개수하여 《속대전》을 편찬하는 과정을 살피다가, 기존 법의학 서적인 《신주무원록》에 수록된 원나라의 많은 판례문들이 실제 검증을 행하는 형관들에게 참고 자료는 될망정 우리의 습관과 규례에 부합되지 않는 것이 많고 저술 편집상 중첩된 부분이 많으며,

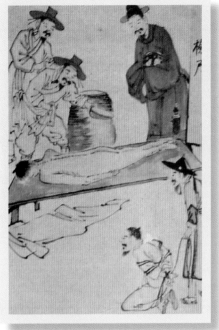

조선시대 사신을 검시하는 모습의 그림.
검시 초기에 미세한 흔적을 찾기 위해 사신의 옷을 모두 벗긴 후 술찌꺼기, 식초, 물 등을 이용하여 사신의 몸을 씻겼다. 오른쪽 위의 관복을 입은 자가 검시의 총책임자이며, 아래쪽에 붙잡혀 온 자는 살인 피의자로 보인다(《사법제도연혁도보》에 수록).

일목요연한 감이 적어 형관들에게 불편을 주는 까닭에 신속하고도 정확한 검안과 판결에 지장을 줄 소지가 허다하다는 생각에서 이왕 법전마저 개수하는 마당에 법의학 서적도 개수할 것을 작정한 것이다. 그리하여 구택규에게 어명을 내렸던 것이다.

구택규는 어명을 받자 곧 이를 개수·저술하는 작업에 들어갔는데, 소년 급제를 할 정도의 영특함이 있었던 그는 중국의 여느 법의학 서적마저 통달·소화·흡수하고 또 오랜 동안 지방행정관으로 있

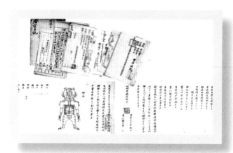

1905년 강원도 철원에서 발생한 살인사건의 검시보고서. 철원군수가 칼에 찔려 죽은 자의 시신을 검시하고, 관련 자들의 진술을 확보하여 강원도관찰사에게 올린 검시보고서(원본은 대검찰청 소장, 도록 《한성판윤전(서울특별시립박물관, 1997))에 도판 수록).

으면서 닦고 터득한 형사법상 여러 지식을 포함해서 결국 우리나라의 독자적인 법의학 서적을 저술하게 된 것이다.

이 책의 상권에는 검시방법과 검시 책임자의 조서 작성법 등을 다루고 있으며, 하권에는 임신과 분만에 관한 법의학이나 자살과 타살의 감별법, 특히 살해 후 물에 버린 것과 물속에서 죽은 것과의 감별이나 살해 후 불에 태운 것과 불에서 직접 죽은 것과의 감별, 익사의 경우 자살과 타살의 감별 혹은 구타 후 살해와 살해 후 구타의 감별 등을 다루고 있다. 또 칼이나 약물을 이용한 살인과 중독사, 의료 과실치사, 섹스 후유증에 의한 사망, 시신의 절단 유기, 호흡 개구부 폐색에 의한 사망, 흉곽 압박에 의한 질식사 등 약 63항목에 달하는 내용이 수록되어 있다.

그 후 그의 아들 구윤명(具允明)은 아버지의 저서인 《증수무원록》을 언해(諺解)하

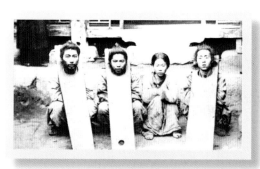

조선시대에 살인 등 중죄인의 경우는 감옥에서도 칼을 차고 있었다. 이울러 증거가 명백한데도 자백하지 않는 자들에게는 합법적으로 고문을 가할 수 있었다. 사진 속 좌수의 죄명과 촬영연대는 정확히 알 수 없다.

여 정조 16년에 출간함으로써 알기 어려운 한자 때문에 초래될 오판을 막고, 지식과 응용의 보편화를 꾀하였다. 이어 정조 20년에는 《증수무원록》의 내용을 좀더 정확히 이해, 활용할 수 있도록 재편집하고 문자와 방언에 주해를 첨가하여 간행하였다. 이를 《증수무원록대전》이라고 한다.

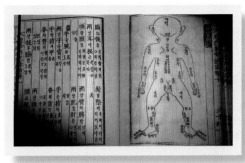

『증수무원록』에 수록된 〈시형도(屍形圖)〉

　그리하여 구택규와 그의 아들 구윤명에 의하여 다듬어진 이 책은 개간된 후 형관들의 유일한 텍스트 북으로서 널리 실용화되었다. 갑오경장 이후 서구식 제도의 재판이 필요로 하는 서의학적 법의학 지식이 정착되기까지 광무 11년에 이르는 오랜 기간 동안 이 책은 계속 채용되어 왔고, 검안과 판결에 근간을 맡아왔다.

# ● 대장금과 죽순

대장금(大長今)은 중종 때의 의녀(醫女)다. 중종은 이복 형인 연산군을 반정으로 폐위시키고 조선의 제11대 왕위에 오른 분인데, 재위 39년 10월에 병이 들어 11월 15일에 향년 57세로 승하하셨다. 위독해진 왕이 대장금을 곁에 두어 수발을 들게 한다. 그러니까 대장금은 중종이 눈을 감는 순간까지 왕의 곁을 지켰던 여인이다.

의녀는 규방의 질병을 구호·진료하거나 출산을 도와주기 위해서 생긴 제도다. 규방의 부인이 손목에 감

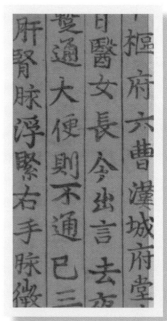

의녀 장금이 밤새도록 중종의 곁을 지키며 병세를 돌봤음을 알려주는 《중종실록》의 기록.

은 명주실을 문 밖에 내밀면 닫힌 방문 밖에서 오직 명주실만 붙들고 질병을 알아맞히고 처방을 작성하는 것쯤이야 신통(神通)한 명

의라면 족히 할 수 있으리라 믿는다 치더라도, 방문 밖에서 닫힌 문틈을 통하여 규방의 부인에게 침구(針灸)를 시술할 귀의(鬼醫)는 없을 것인 즉, 이런 까닭에 여자 의사가 절실히 필요하게 된 것이다.

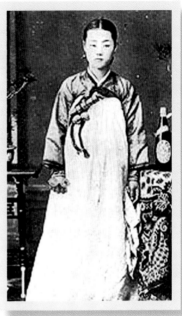

앞섶에 침통을 차고 있는 약방기생으로, 조선시대 궁기(宮妓) 출신 설도(雪桃). 오른손에는 안경을 들고 있다.

의녀가 속해 있던 의료기관은 태종 6년에 설치된 '제생원(濟生院)'이다. 이후 세조는 제생원을 혜민국(惠民局)에 병합시켰고, 영조 이후부터는 '내국여의'와 '혜민서여의'로 구분하여 운영했다. 내국여의는 12인, 혜민서여의는 70인을 두되, 내국여의에 궐석이 있을 때 혜민서여의가 이를 승계 보궐하도록 하였다. 의녀를 여의사급인 내의(內衣) 2인, 간호원급인 간병의(看病醫) 20인 및 초학의(初學醫)의 3종으로 나누어 관리하였다.

의녀의 교육 내용은 「진단학」, 「약물학」, 「경혈학」, 「침구학」, 「부인과학」, 「산과학」 등이었다. 지방에서 선출된 경우엔 먼저 《천자문》, 《효경(孝經)》 「정속편(正俗篇)」 등을 지방 자체에서 가르쳐 상경시킴으로써 의학교육에 차질이 없도록 문자 해득을 시켰다. 그렇게 예과 과정을 이수했다고 하더라도 의학서적을 뜻대로 읽고, 이해하고,

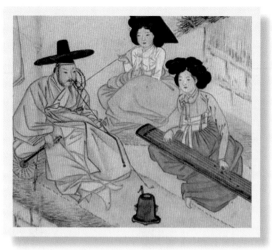

신윤복의 〈청금상련(聽琴賞蓮)〉. 의녀인 듯한 여인(가운데)이 흑단 족두리를 쓰고 양반들의 놀이에 동원됐다.(간송미술관 소장)

활용하기에는 미흡했기 때문에, 그들의 교과서에는 특히 언해를 붙여 알기 쉽게 교육시켰다. 이렇게 엄중한 교육을 받은 의녀들 중에는 의료의 공이 지대하여 왕으로부터 상을 받은 예도 많았고, 교육 중 월말고사에서 성적이 우수하여 월급까지 받았으나, 반대로 성적이 불량한 자는 혜민국의 다모(茶母)로 전락시켰다.

대개의 의녀들은 창고궁사(倉庫宮司)의 동녀(童女)들이나 비자(婢子), 혹은 비자나 기생의 소생들에서 선발된 일종의 노비 출신들이었다. 비록 그녀들의 자녀는 종량(從良), 즉 상민(常民)에 입적시켰다지만, 그녀들은 여전히 하천류(下賤流)를 벗어날 수 없었다. 그러던 것이 성종 말경부터 연산조에 이르러 그들을 향연에 기생과 함께 참가시킴으로써 더욱 비천하게 전락되었다. 의녀 출신의 기생이 바로 '약방기생'이다. 비록 기생 중에서도 제1품으로 손꼽아 여느 기생은 흑포만 쓸 수 있었지만, 의녀인 약방기생들은 흑단 족두리를 쓸 수 있게 하여 그 품위를 격상시켰다. 하지만 그들은 여전히 천한 계급으로 멸시 당하고, 고급 창녀로 지탄을 받았다. 더구나 대개의 의녀들은 남자와 돈과 술과 즐거움에 팔려 각종 연회에 직업적으로 참가했으며, 고관대작의 어린 자제들과 향음의 방종을 거리낌 없이 자행했다. 까닭에 중종 이후 의녀들의 고급 창녀화를 율법으로 엄금했지만 실효를 거두지 못한 것도 의녀들 자체의 풍기와 깊은 관련이 있다.

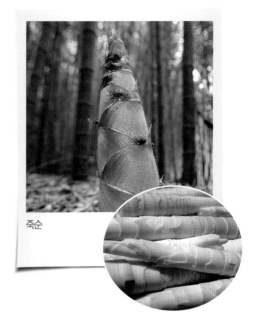

죽순

약방기생의 대표적인 의녀가 애종(愛鍾)이다. 선조 때의 의녀로 문리를 터득하고, 의술에 능통한 재원이었다. 거기에다가 방중술과 가무마저 뛰어나 그야말로 명실공히 재색 겸비의 의녀로 알려져, 많은 향연에 초대되었고, 많은 고관대작과 어울려서, 문자 그대로 당시의 정치적 고급 창녀의 1인자로 손꼽혔다. 그러나 선조 33년 6월, 내전에 질병이 있어 애종을 동참 입진시키고자 했으나, 애종이 창녀와 흡사하니 궐내에 출입할 수 없다 하여 입진은 고사하고 의녀의 명부에서마저 제적당했다. 이제는 약방기생이 아니라 한낱 미천한 기생으로 전락하고 만 것이다.

그러나 의녀 중에는 의술이 뛰어난 의녀다운 의녀가 조선 왕조를 통틀어 한둘이 아니다. 세종 때의 소비(召非), 명종 때 대비전의 병을 고친 선복(善福), 선조 때 내전의 병을 치료한 수련(秀蓮)을 비롯해서 특히 성종 때 외과의녀였던 영노(永老), 그리고 충치 치료로 유명하여《성종실록(成宗實錄)》을 비롯해서《용제총화(慵齊叢話)》에도 소개되었을 정도였던 제주의 의녀 장덕(長德)과 그녀로부터 의술을 전수 받은 귀금(貴今) 등이 있었다. 중종 때는 대장금과 계금(戒今)이 특히 왕의 질병을 치료했다면 신비(信非)와 은비(銀非)는 대비전의 질병을 완쾌시켰고, 장금(長今)과 의정(義貞)은 산부인과 의녀로 이름을 떨쳤다. 대장금을 비롯해서 이들은 실로 '의녀천하'를 이뤄낸 걸출한 여인들이다.

그러나 많은 의녀 중 매스컴에 의해 크게 부각된 의녀가 있다. 대장금이다. 승하하는 중종의 곁을 지킨 의녀다운 의녀 대장금, 중종의 승하 후 그녀의 종족은 묘연하지만 그녀는 후대에 길이 기억될 인물이다.

각설하고 그녀를 다룬 인기 TV드라마 〈대장금〉 중에 '죽순채'가 나온다. 죽순을 삶아 익힌 후에 다져서 양념한 쇠고기를 넣고 볶는 요리다. 이때 석이버섯이나 표고버섯, 풋고추 등을 함께 넣어 볶는다.

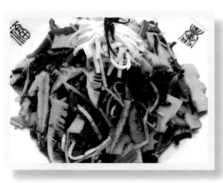
죽순채

죽순은 대나무의 땅속줄기 마디에서 나오는 연한 싹이다. 껍질에 싸여서 땅 밖으로 나온다. 죽순은 녹색

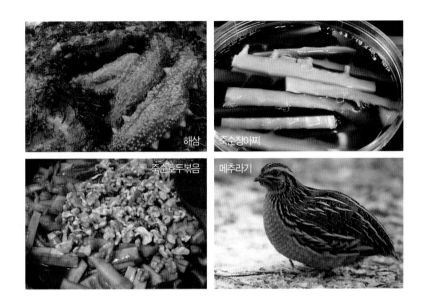

해삼　죽순장아찌

죽순호두볶음　메추라기

이나 황록색을 띠면서 5월에 나는데, 이때가 제철이다. 죽순은 맛이 달고 성질은 약간 차다. 식물성 섬유가 풍부하여 정장작용에 뚜렷한 효과가 있다. 콜레스테롤 제거에도 좋고, 입덧을 다스리며, 대단한 신경안정제 역할을 한다.

죽순은 요리 재료로 자주 쓰인다.

죽순으로 장아찌를 만들어 먹어도 좋다. 죽순을 항아리에 담아 돌로 눌러둔 다음, 진간장을 붓기를 2~3회 반복해서 만든다. 1개월 정도 삭혀 먹는다. 죽순과 호두를 배합하면 스트레스로 번열을 동반하는 불면증에 좋다. 죽순과 해삼을 배합하면 태아 불안을 안정시키는 안태 작용이 강해진다. 죽순과 메추라기를 배합하면 죽순의 찬 성질과 메추라기의 따뜻한 성질이 중화되어 어느 체질에나 다 효과 있는 강장제가 된다.

# ● 신농씨와 불감증

옛날 옛적 중국에는 3황(三皇)이라는 세 성현이 있었다. 신농(神農), 복희(伏羲), 헌원(軒轅)이다. 이들은 모두 형제지간이다. 어미는 같으되 아비는 다른 형제간이다. 모계사회에서 있을 법한 일이다. 어미들이 같은 종족이었다는 이야기일 것이다.

신농씨는 모친이 용의 머리를 한 신을 꿈에 보고 낳았다고 한다. 성이 강(姜)이요, 이름이 농(農)이다. 4월 26일 태어나 3세 때 농삿일

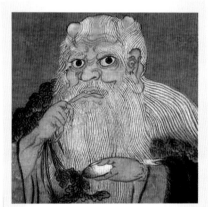

염제 신농씨를 그린 벽화.

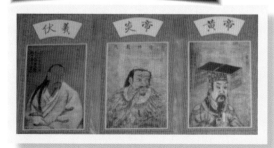

중국의 3황(三皇) : 왼쪽부터 태호 복희(여와), 염제 신농, 황제 헌원.

을 시작했다고 한다. 신장이 8척 7촌이며, 얼굴은 검붉은 소의 머리 모양이었다고 한다. 이 이야기는 농업사회의 태동을 의미한다. 그가 농기구를 발명하고, 농경술을 알려준 것부터가 그렇다. 그는 지금의 산동

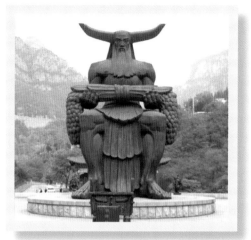

신농씨 동상.

성 근처의 드넓은 벌을 지배했는데, 영제(靈帝) 또는 염제(炎帝)라고도 한다. 교역법을 펴고, 악기도 만들고, 불을 이용하는 방법을 알려주는 등 생존상의 제반 분야에 많은 공헌을 한다.

그는 자편(赭鞭 ; 붉은 채찍)을 휘두르며 땅을 치고 다니면서 각종 풀과 나무의 잎과 뿌리를 직접 맛보아 이들의 성질과 약효를 터득해서 인류에게 알려준다. 그래서 하루에 일흔 번이나 중독되기도 했다. 그의 배는 원래 투명했으나 양귀비를 먹고 까맣게 되었단다. 그런데 어느 날 노란 꽃이 피는, 넝쿨이 엉킨 나무를 입에 대었다가 그 독성으로 죽는다. 청동민족의 우두머리인 거인 치우(蚩尤)에게 패하여 근거지에서 쫓겨난 적도 있었던 파란만장한 그는 권력자답게 전쟁터에서 죽은 것이 아니라 약물학자답게 약초를 가려내다가 숨을 거둔 것이다. 재위 120년에 죽어 장사(長沙)라는 땅에 묻혔단다.

그의 집념으로 인류가 약초를 알게 되어 질병의 고통에서 벗어날 수 있게 된 것이다. 그래서 한약을 업으로 삼는 일을 '신농유업(神農遺業)'이라고 한다. 《회남자(淮南子)》「수무훈」에는 이런 말이 있다. "대체로 듣건대 전하여 오는 책에 말하기를 신농은 초췌하고, 요 임금은 여위었으며, 순 임금은 시커멓게 그을렸고, 우 임금은 손발에 못이 박혔다고 하였다. 이로 볼 때 성인은 백성을 위해서 근심하고 수고로움이 심하다. 그러므로 천자로부터 서민에 이르기까지 사지를 움직이지 않고 깊은 생각, 깊은 걱정을 하지 않고서 일이 다스려지고 욕구가 채워진다는 것을 아직까지 들어본 적이 없다."고. 그렇다. 신농씨는 초췌해질 정도로 집념이 강했다.

불굴의 집념. 신농씨는 물론 그의 족보에 있는 사람들 모두 집념이 대단했다. 그의 손자 백릉(伯陵)은 사랑의 집념 때문에 하늘의 벼슬을 마다하고 유부녀와 짝을 맺었고, 한편 서로의 고집을 꺾기 싫어서 부주산을 송두리째 으스러뜨리도록 물불 가리지 않고 싸움질을 한 수신(水神) 공공(共工)과 화신(火神) 축융(祝融)도 그의 자손이다. 멀리 갈 것도 없다. 신농씨의 세 딸 역시 핏줄을 속일 수 없는 집념의 여인이었고 고집불통의 여인들이었으니까.

신농씨의 첫째딸은 옥황상제에게 3,000년 만에 한 번 맺는다는 귀한 복숭아인 반도(蟠桃)를 진상하러 가던 중 광한전 계수나무 그늘에서 만난 신선 적송자(赤松子)와 사랑에 빠져 놀아나다가 옥황상제의 노여움을 타서 진토에 내팽겨쳐져 울며 헤매기를 몇 천 년 만에 월매의 몸을 빌려 남원 고을에서 춘향(春香)으로 환생한다. 둘째딸은 동해에 목욕을 하러 갔다가 풍랑에 휩싸여 물에 빠져 죽은 후 정위조(精衛鳥)라는 예쁜 새가 된다. 도연명(陶淵明)의 시에 나오는 새다. 알롱진 깃털에 하얀 부리, 빨간 발을 한 예쁜 새다. 이 새는 자기를 침몰시킨 동해를 원망하면서 자갈과 나뭇잎을 물어다가 동해를 메꿔 버리려다가 지쳐서 죽는다. 셋째딸은 상사병으로 죽은 후 넋이나마 시들 수 없다는 고집에 눈물로 결정(結晶)된 열매를 맺는 한 그루의 나무가 된다. 이 열매를 따먹으면 최음에 걸린다고 한다. 이 딸은 훗날 사천성 무산(巫山)에서 비와 구름을 관장하는 여신이 되었는데, 초나라 회왕(懷王)이 이 여신과 동침하여 잊을 수 없는 희열을 맛본 후 그녀의 외로운 영혼을 위로하기 위해 그곳에 '조운묘'라는 것을 세우기까지 했다고 한다. 그래서 남녀의 희열을 '운우지정(雲雨之情)'이라고 한다.

운우지정의 절정을 '고원기'라 한다. 이때에 남자에게는 3가지 신체반응(男有三至)이, 여자에게는 5가지의 신체반응(女有五至)이 나타난다. 특히 여자는 이때 외자궁구가 12초 동안 5차례나 개폐를 반복하며, 음핵과 항문괄약근과 요도괄약근이 동시에 불규칙한 간격으로 수축을 반복한다. 또 혈중 아미노산과 당이 질 속에 배어나오며, 소음순이 충혈하고 부풀어 질 입구가 오므라들고 질 속은 거꾸로 주름이 펴져서 넓어지며, 평소엔 굳게 닫혀져 있던 자궁 입구도 활짝 열린다.

그런데 이러한 극치기에 빠지지 못하는 경우가 있다. 이를 불감증이라고 한다. 여자인 경우에는 계안(鷄眼 : 클리토리스)이 포피

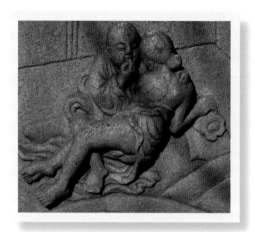

남한산성 동문에서 광주 방향에 위치한 큰골계곡 탑공원에 있는 돌조각 춘화도 중 일부분.

에 싸인 소위 '음핵포경'일 때나, 혹은 성기발육이 부전할 때, 성기나 부속기에 염증이 있을 때, 또는 내분비질환이 있을 때 불감증이 될 수 있다. 이를 '기질적 장애'라고 한다. 이외에 심인성 장애나, 혹은 남편의 성적 기교가 졸렬한 경우 등도 상대성 장애로 불감증이 될 수 있다.

　불감증을 해결하는 성교의 기본적 전제 조건은 정기(定氣), 안심(安心), 화지(和志)의 세 가지다. 즉 육체적 교접에 앞서 정신적 화합을 우선하는 것이 중요하다. 아울러 여자가 충분히 고원기에 이르게 할 필요가 있으며, 그 다음 필요한 것이 성교체위다. 동양에서는 9가지 체위를 기본 기법으로 설정하고, 이를 기본으로 변화시켜 30종의 체위를 설정하고 있는데, 체위 중 음핵을 강하게 자극하는 체위를 택하되 각반(攪伴), 밀접압박(密接壓迫)을 중심으로 하면 효과가 있다. 여자의 약 1/3은 음핵과 외음부에서 극치를 느낄 수 있기 때문이다.

# 알렌, 한국의료의 선구자

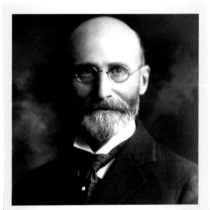

조선의 봉건사회는 18세기 이후 그 내부에서부터 뚜렷이 흔들리기 시작하였다. 농촌에서는 부농(富農)이 발생하여 예전의 신분적인 지배 관계와는 달리 지주와 소작인의 관계가 경제적 계약관계로 대체되어 나갔고, 상업 분야에 있어서도 부상(富商)이 출현

호러스 뉴턴 알렌 (Horace Newton Allen ; 1858. 04. 23~1932. 12. 11). 미국의 선교사, 의사. 제1대 제중원장.

하여 전국의 상권을 주름잡았다. 이렇게 봉건체제의 가장 큰 기둥인 신분제는 계층 분화와 이에 따른 시민적 세력의 형성으로 무너져갔으며, 이러한 변화를 배경으로 새로운 근대적 질서의 성립을 지향하는 실학이 발생하여 점점 그 기반을 굳혀갔다. 실학의 기반 위에 서세동점(西勢東漸)의 새로운 조류를 느끼고, 사상적으로 새로운 자각이 일어났으니, 이 자각이 개화사상이다. 개화사상을 지닌 젊은 이들은 정치적 집단을 형성하였고, 이 집단이 바로 독립당이라고도 불리는 개화당이다.

개화당은 개혁사업을 추진하기 위해서는 수구파를 타도하고 정권을 장악하는 것이 선결문제라고 생각하여, 1884년 12월에 쿠데타를 일으켰다. 음력으로는 10월이었지만, 몹시도 싸늘한 겨울밤이었다. 안국동에 우정국(郵政局)을 신축하고 고관대작을 비롯하여 외국의 공사들이 모여 성대한 축하파티가 열렸다. 밤이 깊어감에 따라 파티는 무르익어 갔다. 그때 '불이야!' 하는 고함과 함께 이웃집에서 타오르는 화마(火魔)가 우정국을 넘실넘실 엿보고 있었다. 개화당이 지른 불이었다. 파티는 아수라장으로 변했다. 이때 민영익(閔泳翊)은 불을 끄려고 뛰어나갔으나 손쓸 사이도 없이 자객의 습격

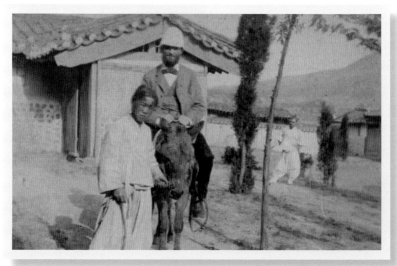

고종이 하사한 당나귀를 타고 왕진을 가고 있는 알렌(동은의학박물관 소장).

을 받았다. 그 밤에 민태호, 민영목, 조영하 등 여러 수구파 대신들이 격살 당했다.

그리고 개화당을 중심으로 하는 신정부가 조직되고, 이들은 혁신적인 정강(政綱)을 발표하였다. 그러나 수구파 잔당들이 청나라 군사를 이끌고 반격하였으며, 개화당을 수호하던 일본 군사들은 형세가 불리해지자 약속을 깨고 개화당을 배반함으로써, 개화당에 의한 개혁정치는 3일천하로 끝나 버리고 말았다. 이 3일천하의 개화당 쿠데타를 '갑신정변(甲申政變)'이라 한다.

갑신정변이 갖는 역사적 의의는 매우 크다. 그 중 하나가 서양의 술이 이 땅에 뿌리를 내리게 했다는 점이다.

이야기는 앞으로 거슬러 올라간다. 우정국 파티 때 민영익이 자객에 의해 습격을 받자, 독일 공사 묄렌도르프가 민영익을 자기의 공관으로 데려가서 미국인 선교의(宣教医) 닥터 알렌의 왕진을 청했다. 닥터 알렌은 미국 북장로교회에서 청나라로 파견되었던 선교의

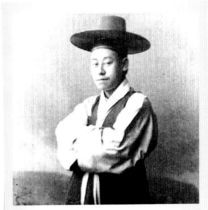

명성황후의 조카이자 개화사상가였던 민영익. 알렌은 1884년 갑신정변 당시 심각한 부상을 입은 민영익을 치료해 줬다.

사였다. 그러나 우리나라에 흥미를 느껴 고종(高宗) 21년에 서울에 도착하여 미국공사관 소속의 의사로 있었던 터였다. 여하간 왕진을

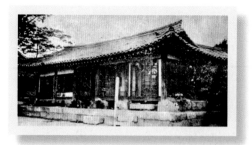
우리나라 최초의 서양식 국립병원, 제중원

간 닥터 알렌은 매우 위독한 민영익을 정성껏 보살펴, 3개월 만에 그를 회복시켰다. 생명을 건진 민영익은 재산이 아깝지 않다 하고 닥터 알렌에게 많은 사례를 보냈으며, 이를 계기로 정부도 알렌을 신용할 수 있도록 만들었다. 갑신정변으로 개화당과 충돌한 청나라 군사 중에도 부상자가 100여 명에 이르렀는데, 닥터 알렌은 이들 부상자들도 치료해 주었다.

결국 갑신정변은 닥터 알렌을 명의로 만들었으며, 우리나라 민중의 우상으로 부상시켰던 것이다. 그리고 이를 계기로 닥터 알렌은 우리 궁중의 전의(典医)로 발탁되었다.

닥터 알렌은 공사관 소속 의사나 궁중의 전의로 만족할 수 없었다. 그는 미국공사를 부추겨서 고종황제에게 병원의 개설을 종용하였다. 고종도 여러 상황을 판단해 본 결과 병원의 필요성을 느꼈었다. 그래서 혜민

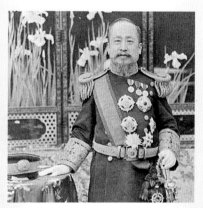
알렌의 건의를 받아들여 한국 최초의 서양 병원인 광혜원을 설립케 한 고종.

원(惠民院), 활인원(活人院)을 없애고, 그 재원으로 현재의 창덕여자고등학교 기숙사 자리인 이윤용(李允用)의 저택에 왕립병원을 설치했다. 처음엔 병원 이름을 광혜원(廣惠院)이라 했으나, 10여 일 후엔 제중원(濟衆院 : House of Universal Helpfulness)이라고 개칭하였다.

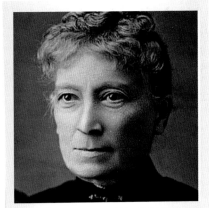

스크랜튼(Mary F. Scranton : 1832~1909) 부인

소용되는 약품과 의료기재들은 나랏돈으로 미국에서 구입하였고, 우수한 학생을 선발하여 서양의학을 학습시켰으며, 닥터 알렌은 혼신의 노력으로 의료에 전념하였다. 환자의 수는 날이 갈수록 늘었다. 잠을 잘 수 없을 정도로 밤낮으로 분주했다. 하루에 260여 명의 환자를 닥터 알렌이 혼자 진료할 정도니 여간 무리가 아닐 수 없었다.

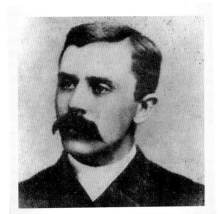

존 헤론(John W. Heron ; 1858~1890)은 영국의 의사, 선교사. 제2대 제중원장.

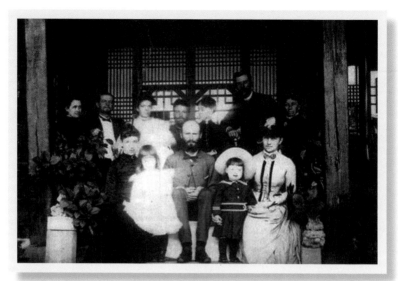

앞줄 왼쪽부터 엘러스 간호원, 알렌의 딸, 알렌 의사, 엘리스 아펜젤러, 알렌 부인. 뒷줄 아펜젤러 부부, 스크랜튼 부인, 언더우드, 헤론 부부, 스크랜튼 대부인. 1887년 초, 서울. 촬영자 스크랜튼 의사 / 사진 제공 옥성득)

그래서 닥터 알렌은 미국 북장로교회에 선교의사 한 명을 더 파견해 줄 것을 요청했고, 그래서 도착한 의사가 스크랜튼이다. 물론 그는 한 달 뒤에 파견된 선교의사 헤론과 교체되었다. 닥터 알렌은 닥터 헤론과 함께 환자의 진료에 전념하였다. 그리고 다음 해 파견된 여자 의사 아니 엘러스와도 합류하여, 그들의 조력으로 무난히 진료에 임할 수 있었다. 특히 여의사의 파견으로 병원 내에 새로 부인과를 개설하였으며, 왕실의 부녀자 진료는 그 여의사에게 일임할 수 있었다.

날로 환자가 늘자 병원이 협소해졌고, 그래서 3년째 되는 해에 지금의 을지로에 있었던 홍영식의 저택으로 자리를 옮겼다. 홍영식은 개화당의 한 사람으로 '3일천하'의 마지막 날에 피살 당했는데, 그의 저택도 몰수된 것이다. 을지로로 이전 개업을 한 그 해, 닥터 알렌은 닥터 헤론에게 병원을 맡긴 채 주(駐) 워싱턴 한국공사관 고문으로 전직되어, 그의 본국인 미국으로 돌아갔다. 3년간의 미국 생활을 마치고 다시 우리나라에 왔으나 상황은 달라져 갔다. 여의사 엘러스는 결혼하여 떠났고, 새로 온 여의사 홀톤이 언더우드와 결혼하여 병원에 근무한다고 하지만, 큰일을 맡아주던 닥터 헤론이 적리(赤痢)로 사망하였다. 왕립병원의 재정 역시 정부의 부패로 궁핍을 면할 수 없었다. 그는 너무 어려운 상황에서도 미국공사관 서기관으로 있으면서 자기 집에 약국을 설치하고, 또 지방으로 자주 출장하여 의료활동과 전도사업에 힘을 쏟았다.

당상계통정대부(堂上階通政大夫), 이품계가선대부(二品階嘉善大夫), 정이품자헌대부(正二品資憲大夫) 등의 벼슬까지 받은 닥터 알렌(Horace Newton Al-len)은 분명 한국의학의 선구자였다.

# 이경화와 과부의 통곡

평양 부중에서 1등 가는 부자로 인심도 후하다고 소문났건만, 전생의 죄업이런가, 자식 덕이 박하여 대를 이을 아들 녀석 하나 없이 무남독녀 딸자식 하나만 믿고 살다가 보니, 어언 16년이었다. 이젠 혼기에 접어들었으니 사위를 보아야 하겠건만, 문턱

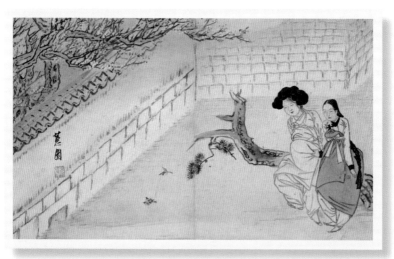

〈이부탐춘(嫠婦耽春) ; 과부가 색을 탐하다〉(신윤복(申潤福), 조선 후기(18세기), 지본담채(紙本淡彩), 28.2×35.6cm, 간송미술관 소장).
이부(嫠婦)는 과부를 뜻한다. 소복을 입은 여인이 마당에서 짝짓기하는 개와 참새를 보고 웃음을 머금고, 몸종이 나무라듯 그 허벅지를 꼬집는 해학적인 장면.

이 닳도록 드나드는 매
파란 홍수가 나서 떠내
려 간다 해도 입만 동
동 뜰 경박한 무리들이
요, 집적거리는 도령들
역시 말이 도령이지 기
실 재산을 탐내어 엿보
는 도둑같이만 생각되어

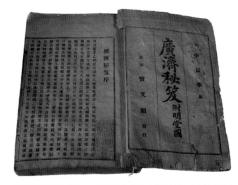

유의(儒醫)로 불리는 이경화(李景華)가 영조 때 저술한 『광제
비급(廣濟秘笈)』. 1790년(정조 14) 이병모에 의해 간행되었다.

부자 부처는 맘이 놓이질 않았다. 그러던 차에 대동문 안 이 주부네
포목전 머슴이 눈에 띄었다. 일가붙이고 누구도 없는 천애고아인지
라 늙은 두 양주를 친부모 같이 여길 터이요, 재산을 빼돌릴 염려도
없고, 인사성 밝고 얼굴도 수더분하니 그만하면 괜찮은 것 같아, 이
것저것 가릴 것 없이 정혼을 발표하였다. 그래서 엊그제까지 떠돌
아다니던 거러지가 하루아침에 만석꾼의 외동딸을 처로 맞이하는
혼례가 전격적으로 이루어지게 되었다. 낮은 낮대로, 밤은 밤대로
혼례잔치는 베풀어졌고, 떠들썩한 가운데 신랑은 신방에 들게 되었
다. 순간 신랑의 귀에는 밖의 소음이 들리지 않았다. 또한 금침 맡에
둘러친 백자도(百子圖) 병풍도 눈에 들어오지 않았다. 사뭇 후들후
들 떨릴 뿐이었다. 장가 전 날 늙은 아줌마로부터 들은 대로 홍초가
락의 노란 불을 부채 끝으로 눌러 끄고, 신부의 옷끈을 살며시 끌어
당기며 풀었다. 제 정신이 아니었다. 아득했다. 가슴이 막히고 숨이
끊어지는 듯했다. 그리고 신랑은 아무것도 알 수 없었다. 이때 신부

의 외마디 비명이 울리고, 옷고름이 풀린 신부가 문을 박차고 나와 소리를 질렀다.

"엄마! 신랑이 죽었어요!"

잔치집은 삽시간에 아수라장이 되었다. 주인영감의 횡설에 어느 머슴은 무당집에 달려가고, 주인영감의 수설에 어느 머슴은 의원을 부르러 내닫고, 안주인의 성화에 어느 비복은 「백비탕」을 끓이고, 어느 비복은 청심원을 으깨었다. 이때 마치 기다렸다는 듯이 동네어귀에 있는 객주집 주모가 달려와 말을 하는 것이었다. 자기 집에 유숙하고 있는 함경도 의사가 어제 길을 떠나려다가 안 떠나고 있었는데 신랑을 살릴 수 있다고 한다는 것이다. 사람이 죽어가는 판이니 돌팔이든, 뭐든 부르고 볼 일이었다.

그런데 부름 받고 왔다는 그 의사의 몰골이 도저히 믿기지 않았다. 거기다가 다짜고짜 과부를 불러 모아 울게 하라니, 이건 아닌 밤중에 홍두깨 같은 처방이다. 그러나 신방에 갓 들어간 신랑이 뻣뻣이 굳은 것도 홍두깨 같은 불가사의니, 그저 홍두깨 같은 처방이나마 따를 수밖에.

이윽고 과부들이 모여들었다. 그리고 이들의 치마폭엔 엽전 꾸러미가 그득하게 쌓였다. 서럽게 우는 데에 대해 주어지는 대가였다. 그러자 동네 구석구석 밤잠을 이루지 못하고 밤을 앓던 과부들이 너나 할 것 없이 모여들었다. 이젠 50명이나 모여들었고, 엽전 꾸러미도 그만큼 뿌려졌다. 돈에 팔려 과부들은 울었다. 울고 울다 보니 정말 서러워졌다. 긴긴 밤 잠 못 이루던 설움이 터져 나왔다. 한

많은 인생이 통곡으로 변하고, 가슴에 울체된 정이 옷깃을 찢었다. 옷을 찢고 사지를 뒤틀며 발악을 했다. 돈이 아니라 정말로 자신들의 처지가 서러워 통곡을 하는 것이었다.

이때 기적이 일어났다. 신랑이 꿈질꿈질하더니, 푸우~ 한숨을 내뿜는 것이었다. 옆에서 지켜보던 의사는 그때야 웃음을 짓고, 장인과 장모는 그때서야 비로소 눈물을 흘리며 울기 시

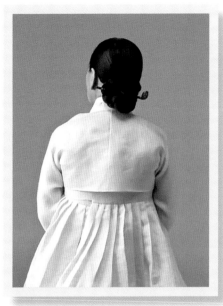

과부사니병(寡婦師尼病)은 '과부나 여승의 병은 부부생활을 하는 부인들의 병과는 다르다'는 뜻. 이 두 부류의 여자들은 혼자 살기 때문에 음만 있고 양이 없으며 성욕은 있으나 흔히 소원을 이루지 못하는 관계로 몸에 있는 음기와 양기가 서로 상박되기[交爭] 때문에 잠깐 추웠다 잠깐 열이 났다 하는 것이 나타나는데, 이것이 오래되면 허로가 된다.

작했다. 이렇게 기쁜 일이 이 세상에 또 있겠는가. 장인과 장모는 한 손으로는 살아나는 신랑의 손을 잡고, 한 손으로는 의사의 손을 잡고는 그저 울기만 할 뿐이었다.

평양성에 놀러왔다가 죽은 신랑을 살린 이 의사는 누구인가?

그는 바로 순조 때의 함경도 의사 이경화(李景華)였다. 그는 구걸 신세에서 겨우 머슴살이 하던 녀석이 일조에 고대광실 높은 집의 꽃다운 아내를 맞는다는 혼례 소식을 듣고, 틀림없이 생사에 관계되는 일이 생기리라 여기고 떠날 길을 하루 늦추고 기다렸던 것이다.

사람은 환경이 급변하면 탈이 오게 마련이다. 부귀영화를 누리던 사람이 갑자기 몰락하면 탈영(脫營)이라는 정신신경계 질환이 나타남을 잘 알고 있는 그였으니, 거지 신세가 일약 영화를 얻고 미녀를 동시에 얻는 이런 마당에 탈이 없을 수는 없다고 그는 믿었던 것이다. 과연 신랑은 울음이 북받치고 설움과 감격이 한데 뭉쳐 심폐 기능에 일대 타격을 받은 것이었다. 그래서 호흡이 멈추고, 손발이 싸늘해지는 상태에 이르게 된 것이다. 이를 이경화는 중기(中氣) 증세로 판단하고, 일종의 심리요법을 감행한 것이었다. 설움은 설움으로 물리쳐야겠다는 사고로, 가장 설움에 젖어 있는 과부를 동원하여 통곡케 한 것이었다. 일찍이 과부사니병(寡婦師尼病)이란 증세까지 있을 정도로 과부에게는 신경계질병이 항재하니까, 이를 역이용하여 죽은 신랑을 살리겠다는 의도였다.

이토록 이경화는 심리요법을 구사할 수 있었던 조선 후기의 의사였다. 뿐만 아니라 그는 벼슬에 있으면서 문학에 통하였고, 《경사자집(經史子集)》에 정통했던 인물이었다. 따라서 그의 심리요법은 그의 밑바닥에 깔려 있는 문학적이고, 철학적이며, 논리와 조직에 일관된 사고에서 계발된 것이지, 단순한 기지와 임기응변에 따른 요법이 아니었음을 알 수 있다.

그는 죽은 신랑의 경우와 같은 경우를 '중기(中氣)'라는 증후명으로, 그의 저서 《광제비급(廣濟秘笈)》 1권 첫머리 「제중(諸中)편」에서 '중풍(中風)', '중오(中惡)', '중한(中寒)', '중서(中署)', '중습(中濕)', '중기(中氣)', '중화(中火)', '중독(中毒)'과 함께 다루어 설명하고 있다.

그의 저서 《광제비급》은 정조 14년 경술년에 발간된 것으로, 함경도민들에게 의학을 알리기 위하여 함경도 관찰사 이병모(李秉模)의 적극적 도움으로 매우 이해하기 쉽게 편술된 의학서적이다. 모두 4권 4책으로 되었는데, 1권엔 제중(諸中)을 비롯하여, 구급질환과 외과질환을, 2권엔 잡병을, 3권에 부인과와 소아과 질환을, 4권엔 얻기 쉬운 약재들의 단방(單方) 치험을 많이 기재하여 민간에서 실용화할 수 있게 편찬되었다.

독특한 처방을 많이 썼다는 이경화, 당대의 명의로 칭송이 자자하던 이경화였건만, 그도 의학을 전공했기에, 알릴 수 없을 만큼 신비로운 비방을 허다하게 갖고 있었기 때문에 결국 불행해질 수밖에 없어, 끝내 사형장의 이슬이 되고 말았다.

그가 없는 사이에 며느리가 남의 병에 시아버지의 비방을 함부로 일러주었다고 하여, 침을 놓아서 며느리를 벙어리로 만들어 버렸던 것이다. 이 사건이 실마리가 된 데다가 그의 명성을 시기하는 무리들의 모함이 곁들여져 결국 그는 사형장의 이슬이 되고 말았다. 풍월 읊는 3년 된 서당개를 짖지 못하게 침을 놓은 것이 결코 사형에 처할 만큼 큰 죄는 아니런만.

# 이제마와 체질 성격

이제마(李濟馬)는 태조 이성계의 고조인 목조(穆祖)의 둘째아들 안원대군(安原大君)의 20대 손이다. 조선조가 점차 붕괴되어 가려는 불우한 풍운의 시기인 헌종(憲宗) 4년(1838) 음력 3월 19일 오시(午時)에 함경남도 함주군(함흥) 천서면에 있는 이진사댁에 경사

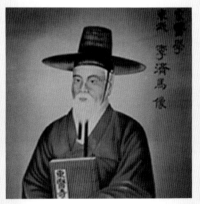

이제마 초상 : 조선 말기의 한의학자. 의학을 임상학적인 방법으로 체계화하여 《동의수세보원》의 학설을 창안하고 사상의학의 시조가 되었다.

가 났다. 무척 박색일 뿐 아니라 사람 됨됨이마저 변변치 못한 술장사 여인의 딸인 홍씨의 몸에서 서출한 부끄러운 아이이기는 하지만, 그래도 제주(濟州)에서 좋은 용마(龍馬) 한 필을 얻는 길몽 후에 얻은 사내아이다. 그래서 이름을 '제마(濟馬)'라 했다.

이제마의 할아버지가 되는 충원공(忠源公)은 이 아이가 장차 커

서 위대한 인물이 될 것이라고 기대하며 남달리 총애했다. 이제마는 일곱 살 때부터 '북도문장'이라 칭송이 자자한 큰아버지 직장공(直長公)으로부터 글을 배운다. 그런데 어찌나 총명한지 글을 배울 때 외에는 별로 글을 읽는 것 같지 않은데도 다음날 강학에서는 남이 외지 못하는 글도 거침없이 줄줄 외울 정도였다. 열세 살 되던 해 여름의 어느 날, 백부 직장공이 향시를 볼 때다. 모여 앉은 선비들이 아직 시상에 잠겨 무엇을 어떻게 써야 할지 궁리하는데, 이제마는 무어라 번개 같이 쓰더니 감독관에게 휙 던지고 나가는 게 아닌가. 그런데 놀랍게도 휘장장원으로 뽑힌 것은 이제마였다.

이제마가 훗날 공리공론에 집착하지 않고 실무적 학풍을 추구한데에는 직장공의 영향이 크다. 물론 한석지나 의주 땅 홍씨 같은 분들의 영향도 있다. 이제마가 함흥에서 정평으로 가던 중에 머문 객사에서, 방의 벽지를 들여다보다가 매우 깊은 뜻이 있음을 알고 놀라 주인을 불러 묻고 청하여 가까스로 비장된 원본을 빌려 읽게 된적이 있는데, 공리공론을 반박한 이 책이 바로 정조 때 명현 운암(芸菴) 한석지(韓錫地)가 지은 《명선록(明善錄)》이다. 훗날 이제마는 이 책을 간행하여 세상에 알린다. 또 언젠가 그는 의주에 산다는 홍씨가 한우충동의 많은 서적을 비장하고 있다는 소식을 듣고 먼 길을 마다 않고 걸어서 그를 찾아가 얼마간 그 집에 머물면서 책을 읽고 홍씨와 많은 담론을 나눈 바 있었다. 이로써 대륙의 새로운 문물을 접하고 진보적 사상에 눈을 뜬다. 이제마의 실무적 학풍은 이렇게 더욱 무르익었던 것이다.

원래 이제마는 글을 읽기보다는 무예를 더 좋아했다. 그래서 커서 대장군이 되리라는 야심을 갖고 있었다. 까닭에 그는 스스로도 흡족한 '동무(東武)'라는 호를 백부에게서 얻을 수 있었다. 후일 이제마는 김기양의 천거를 받아 별선무과에 등용, 무위장을 거쳐 종6품 벼슬인 진해현감을 제수받고, 겸하여 병마절도사에 임명되었으니, 이때 그의 나이 50이요, 고종 23년, 1886년이다.

그러나 안타깝게도 그는 몸이 너무 허약했고, 특히 열격반위증(噎膈反胃證 : 위유문부 협착증 혹은 식도경련 같은 증세)과 해역증(解㑊證 : 일종의 다발성신경염과 유사한 병)이라는 고질병으로 오래도록 고생을 했다. 그러니 먹는 것이 신통찮았으며 보행마저 편치 못했다. 까닭에 그는 무술의 길을 버리고, 자신의 병을 고쳐보려고 의학에 몰두한다.

이제마는 《격치고(格致藁)》와 《광제설(廣濟說)》을 지어 제자들을 가르친다. 《격치고》가 그의 도덕학 저술이라면 《광제설》은 건강을 위한 윤리적 의학설이라고 할 수 있다. 1893년 여름, 이제마는 집을 떠나 산중에 칩거하면서 이제까지의 모든 의술 경험과 지식을 바탕으로 또다른 저술을 시작한다. 드디어 갑오년 4월 13일, 이제마는 사상체질에 따른 천품과 장부의 특수성을 밝히는 그의 독창적인 의술과 사상을 완성한다. 바로 《동의수세보원(東醫壽世保元)》이다.

허나 그는 죽는 날까지 이 책의 내용을 정리하고 연구하여 정정을 거듭한다. 이렇게 《동의수세보원》에 대한 추고를 계속하는 한편, 문도들에게 의술을 전수시키면서 병자들을 돌보는 일에도 매진한

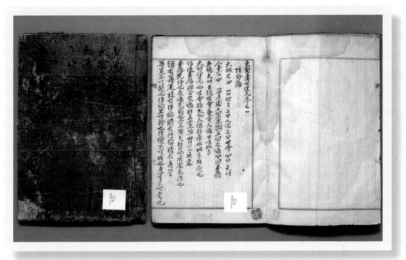

《동의수세보원》: 이제마가 저술한 사상의학서. 환자의 체질에 중점을 둔 획기적인 내용을 담았다.

다. 그러다가 함흥 만세교 부근에 있던 그의 진료소인 〈보원국(保元
局)〉 안방에서 숨을 거둔다. 획기적이고 독창적인 의학의 장을 열어
서 수세(壽世)와 보원(保元)의 길을 닦아준 실로 위대한 의성(醫聖)
이제마, 그의 나이 64세가 되는 해 8월 21일 유시(酉時)다. 그 후 1년
뒤인 광무 5년, 1901년 6월, 이제마의 제자들은 율동계라는 것을 만
들어 《동의수세보원》을 책으로 간행한다.

이제마에 따르면 천체의 기틀, 대자연의 심오한 비밀에 네 가지
의 유형이 있듯이, 사람의 천부적인 바탕에도 네 가지 유형이 있다
고 한다. 이 네 가지 유형은 타고 난 독특한 바탕을 지니고 있어 눈
으로 보여지는 것과 보여지지 않는 것으로 표출되기 때문에 체질별
로 성격적 특징까지 살필 수 있다고 한다.

태양인은 영웅심과 강한 의지와 인내를 지녔다. 단점은 독불장군

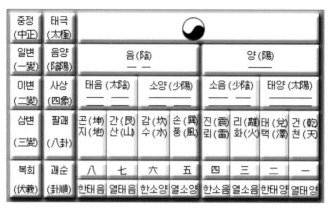

| 중정 (中正) | 태극 (太極) | ☯ | | | | | | | |
|---|---|---|---|---|---|---|---|---|---|
| 일변 (一變) | 음양 (陰陽) | 음(陰) ‑‑ | | | | 양(陽) — | | | |
| 이변 (二變) | 사상 (四象) | 태음 (太陰) | | 소양 (少陽) | | 소음 (少陰) | | 태양 (太陽) | |
| 삼변 (三變) | 팔괘 (八卦) | 곤(坤)지(地) | 간(艮)산(山) | 감(坎)수(水) | 손(巽)풍(風) | 진(震)뢰(雷) | 리(離)화(火) | 태(兌)택(澤) | 건(乾)천(天) |
| 복회 (伏羲) | 괘순 (卦順) | 八 | 七 | 六 | 五 | 四 | 三 | 二 | 一 |
| | | 한태음 | 열태음 | 한소양 | 열소양 | 한소음 | 열소음 | 한태양 | 열태양 |

사상체질의학의 이론적 바탕

처럼 붙임성이 적고, 자신의 선행을 뽐내는가 하면, 어느 때는 극도
의 절제와 윤리를 고집하는 이중성을 보인다. 태음인은 인간관계에
뛰어난 실천가이며 무리끼리의 생활을 즐긴다. 단점은 무뚝뚝하고
거만하며, 융통성이 적고, 물욕에 빠지기 쉽고, 무절제한 생활을 하
기 쉽다. 소양인은 제도적 집단관계에 뛰어나고, 사귐을 즐기며, 남
의 일에 기꺼이 희생한다. 단점은 감정의 변화가 심하며, 항상 들떠
서 경박스럽고 사치스럽다. 가정에도 등한한 편이다. 소음인은 가
정적이며 아기자기하고 명랑하다. 단정하다. 논리정연하고 침착하
게, 설득력 있게 말을 잘 한다. 단점은 의기소침하고 내성적이요, 신
경불안 증세를 보인다. 인색하고 이기적 경향을 갖기 쉽다. 때로 즐
거움에 빠지거나 그 즐거움에 탐닉하려는 경향도 크다.

| 사상체질의 분류에 따른 체형과 성격의 특징 | |
|---|---|
| **태양인**<br>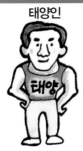 | **체형** 주로 마른 체형으로 건강한 체질이다. 머리가 크고 얼굴은 둥근 편이고 광대뼈가 발달했으며, 척추와 허리가 약해 오래 앉아 있는 것을 싫어하여 기대거나 눕기를 즐긴다.<br>**성격** 영웅심과 자존심, 결단력 추진력이 강하다. 머리가 좋아 창의력은 있으나 계획성이 없고 남을 공격하는 일이 많으며, 일이 잘 안 풀릴 때 분노가 심한 편이다. 나서기 좋아하고 기운이 위로 잘 들뜬다. |
| **태음인**<br>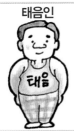 | **체형** 골격이 굵으며 살이 잘 찌고 손발이 큰 것이 특징이다. 허리 주위가 발달했으며 얼굴 윤곽이 뚜렷하고 땀을 많이 흘린다. 대체로 식욕이 왕성한 편이다.<br>**성격** 속내를 잘 내보이지 않아 겉으로는 점잖아 보이지만, 속으로 계획한 일을 끈기있게 추진해 나가므로 대성할 수 있는 성격이다. |
| **소양인**<br>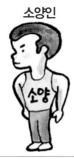 | **체형** 상체가 실하지만 하체가 가벼워 동작과 걸음이 빠르며 살이 잘 안 찌는 체질이다. 또 머리가 짱구거나 둥근 편으로 눈이 맑고 빛난다. 비장계열이 약하며 갈증이 많다. 음기가 약하고 몸과 머리에 열이 많다.<br>**성격** 실내에 있기보다는 실외 생활을 즐겨하며 성질이 급한 반면 덜렁댄다. 계획성이 없어 일을 시작하면 끝을 보기 어렵고 포기가 빠르다. 즉 일을 저지르기만 하고 마무리를 하지 못하는 성격이다. |
| **소음인**<br>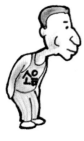 | **체형** 상체보다는 하체가 더 발달되어 몸의 균형이 잘 잡혀 있는 신체구조로 이목구비가 오밀조밀하고 눈이 맑지 못하여 광채가 없다. 남자보다 여자에게 많은 편이고, 한숨을 자주 쉬는 경향이 있다. 위가 약한 편이고 소화를 잘 못 시킨다. 아랫배가 차거나 자주 아프다. 말을 잘한다.<br>**성격** 내성적이고 대체로 외유내강형이 많다. 자기 위주로 생각하고 자신의 이익만을 챙기며, 남에게 잘 베풀지 못하며 완벽주의 성향으로 질투심 또한 강하다. |

# ● 임언국과 종기

우리나라는 일본의 침략으로 잃은 것이 너무 많다. 국보급의 선조 유물들이 약탈당하고, 정신대라는 이름으로 여인의 정조가 유린당했으며, 심지어 언어도 문자도 성씨마저도 빼앗겼다.

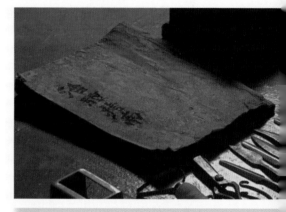

임언국(任彦國)이 종기 치료의 전문서로 저술한 《치종지남(治腫旨南) - 원본》

임진왜란이나 정유재란 때도 그러했다. 그때에 약탈당한 것 중에는 수종의 의학서적들도 포함되어 있다. 그리고 이런 의학서적 중에는 《치종비방(治腫秘方)》과 《치종지남(治腫指南)》도 들어 있다. 이 의서가 바로 조선 명종 때의 명의였던 임언국(任彦國)의 저서로 알려져 있는데, 임진란 때 약탈된 이 2권의 의서는 지금 일본의 와세다대학에 보관되어 있고, 오히려 우리나라에는 복사판이 규장각에 소장되어 있는 실정이니, 참으로 애석하고 안타까운 일이 아닐 수 없다.

임언국의 저서인《치종비방》은 종기 치료에 대한 외과 전문서이다.

전라도 관찰사 겸 병마수군절도사였던 안위라는 어른이 정읍 땅을 순회하던 중, 이미 고인이 되었건만 아직도 이름이 생생한 임언국이라는 명의가 남긴 외과 치료에 관한 원고를 입수하게 되었다. 내용이 상세할 뿐 아니라 종래의 치료법과는 달리 새롭고 합리적인 방법을 제시하였고, 더구나 〈배종도(背腫圖)〉, 〈내종도(內腫圖)〉 등 30여 가지의 그림마저 곁들여 있어 임상면으로 퍽 실용적으로 보여지는

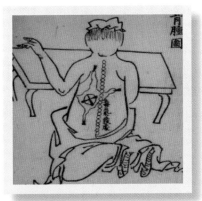

배종도(背腫圖) : 등창이 생겼을 때 어떻게 절개할지를 그린 그림《치종치남 (조선참본)》, 일본 와세다대학 도서관 소장).

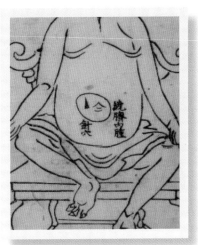

내종도(內腫圖) : 《치종치남(조선참본)》, 일본 와세다대학 도서관 소장)

원고였다. 관찰사 안위는 큰 보물을 얻은 듯 기뻐하며 이를 보다 많은 의학도에게 알려 민중의 외과적 질병과 사망의 고통을 조금이라도 덜 요량으로, 그 원고를 곧 금산 군수인 이억상 어른께 보내어 간

행토록 하였다.

이렇게 하여 1559년 명종 14년 금산에서 2권 1책으로 간행되니, 이것이 바로 《치종 비방》이다.

체표 부위의 종기에서부터 복부 내 종양과 음종이라는 일종의 생식기 외과질환에 이르기까지, 95종의 외과 질환에 관한 치료법을 그림으로 도해하면서 이제까지의 고식적인 종양 절개술에 그

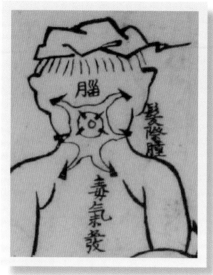

발제종(髮際腫) : 뒷머리카락이 끝나는 부위에 생기는 종기를 십자형으로 절개하여 수술치료하는 그림. 《치종치남 (조선참본)》 일본 와세다대학 도서관 소장)

치지 않고 현대적인 관혈적(觀血的) 절개요법을 많이 응용하였다. 수술 때 메스 모양의 침을 사용하여 십자 모양으로 절개하되 어떤 방향에서 얼마나 넓고 얼마나 좁게 하여야 할 것인가를 정하였고, 특히 지연(紙撚)을 수술 부위에 넣어 독기를 빨아내고 조직 신생을 촉진시키는 현대적인 외과요법을 제시하기도 하였다.

임언국이 이처럼 외과수술과 치료에 뛰어나게 된 것은 그의 어머니가 종창으로 오랜 세월 고생하였기 때문이다. 정읍에서 출생한 그는 천성이 지극히 효성스러워 어머니의 지병을 남달리 가슴아파하였다. 그래서 두루 수소문하여 치료해 보았건만 차도는 전혀 없었다. 그러던 중 영은사라는 절에 있는 늙은 스님을 만나 그의 비법

을 전수받게 되었고, 갈고 닦는 동안 그의 의술은 일취월장하여 거의 신기(神技)에 가까울 정도가 되었다.

물론 어머니의 병도 완쾌시켰다. 어느 때는 한 고을을 지나다가 가사 상태의 사람을 죽은 줄 알고 시신 둘레에 모여 염하려는 것을 보고 침을 놓아 소생시킨 적도 있었다. 이런 소문을 들은 조정에서는 예우를 최대로 하여 그를 역마로 서울로 모셔 예빈시(禮賓寺)라는 곳에 주부(主簿)로 기용하고 의료시술을 하도록 하였다. 그의 수술과 치료로 생명을 구한 자가 수만에 이르자 왕은 친히 의복을 하사하시며 그를 격려하기도 했다.

출생년도도 사망년도도 미상인 임언국, 그렇게 미천한 존재에 불과했던 그는 오로지 한 우물에만 정진하면서 의술을 예술의 경지로 끌어올린, 그래서 지금도 후학들에게 준범의 인물로 추앙 받는 인물로 기려지고 있다.

# 정도전과 장삼봉

정도전(鄭道傳)은 매우 박학다식한 인물이며 현실주의자이
지만 비명에 간 비운의 인물이다.

고려 공민왕 11년 급제한 후 우왕, 창왕, 공양왕을 모시고 결국은
이성계의 우익이 되어 조선 개국의 산파역을 도맡다시피 하였다.
그는 12년 동안 공민왕을 섬겼던 의리와 원·명 교체기의 국제적 동
향의 변화를 통찰하여 친명
파에 가담했기 때문에, 쉽게
이성계파의 신진 정객들과
교류할 수 있게 되었고, 이것
이 조선 개국의 산파 역활을
맡게 된 연유이기도 하다.

그는 유명한 목은(牧隱)
이색(李穡)의 문하에 들어가
당시의 명유(名儒) 정몽주
(鄭夢周) 등과 교유하였고,

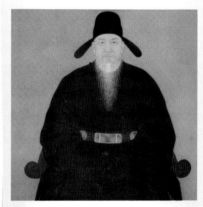

정도전(鄭道傳 ; 1342년~1398년 10월 6일(음력 8월
26일))은 고려 말기와 조선 초기의 정치가(政治家).

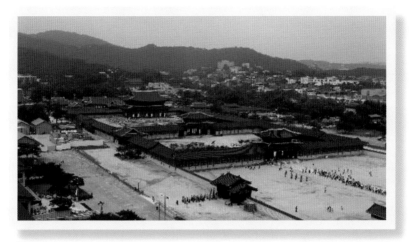

정도전은 조선의 수도 한양의 궁궐터를 결정하여 살아서는 6년, 죽어서는 600년을 조선을 다스리고 있다.

생명의 위험마저 따르는 위기의 명나라로 정몽주를 모시고 가서 황제를 감탄시키는 표문(表文)을 써 올려 오히려 황제의 칭찬을 받고 그 전에 감금되었던 고려 정객들을 석방시켰으며, 통빙(通聘) 허가를 받아 외교적 공적을 크게 올렸다. 그래서 그의 스승이었던 목은 선생마저도 "그는 관(官)에 있을 때는 그 할 일을 꼭 다하고야 말았고, 일을 당하여서는 피할 줄을 몰랐다"고 칭찬하면서 자기가 그를 흠모하고 사랑하는 것도 이 때문이라고까지 하였다.

사실 그는 정치, 외교, 군사, 경제, 성리학, 음악 등에 두루 조예가 깊었으며 심지어는 의학 방면에도 두드러졌었다. 예를 들면 그는 《오행진출기도(五行陳出奇図)》, 《강무도(講武図)》를 지어 군사를 훈련시키는 교본으로 사용하였다. 친명파였던 그였지만 횡포가 심해지는 명나라를 그냥 놔둘 수 없다고 하여 자강지책 내지 이소역대 (以小逆大)의, 일면 무모해 보이기까지 하는 꿈을 갖고 군사훈련을 실행했다. 또 〈문덕곡(文德曲)〉, 〈몽금척(夢金尺)〉, 〈수보록(受宝

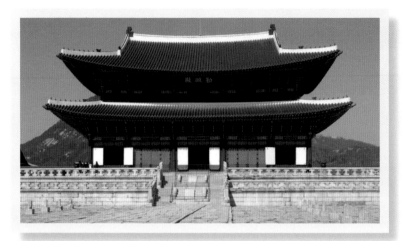
정도전이 이름 지은 경복궁 근정전

祿)〉 등의 악사(樂詞) 세 편을 지었는데, 이 음악은 500년 조선왕조
가 계속하는 동안 궁중에서 사용하게 되었다. 이성계는 등극 직후
16명의 1등공신 중 정도전을 제일 아끼어 그에게 서로 경신(敬信)하
여 자손만대에 변함이 없도록 하자고 약속할 정도였다. 이때 정도
전은 그의 자작곡인 〈문덕곡〉을 노래하며 춤추었고, 이성계 자신도
웃옷을 벗어 던지고 춤추며 밤새껏 즐겼다고 한다. 송도에서 한양
으로 천도하기 위해 새 궁궐터를 닦을 때도 인부들은 정도전이 지
은 〈신도가〉를 부르며 흥을 돋구었다고 한다. 정도전, 그는 이처럼
분명 비범한 인물이었다.

　아버지는 형부상서를 지냈지만 어머니는 승려와 여종 사이에서
태어난 외손녀였기에, 그의 출신은 늘 조롱의 대상이었지만 그는 그
벽을 넘어섰다. 고려 공민왕의 총애를 받아 이미 30대 중반에 정4품
벼슬을 누렸지만, 정치적 소용돌이에 휘말리면서 나주 근처 천민촌

으로 유배된 것이 후일 강력한 개혁 성향을 띤 인물이 되는 계기가 되었다. 결국 그는 고려를 등질 것을 결심하고 이성계가 주둔하고 있던 함주에 찾아갔다. 이때 그의 나이 41세. 이때부터 그는 일사천리로 고려를 멸망시키고 이성계를 즉위시키며 조선을 건국한 것이다. 조선의 궁궐과 전각의 이름도 지어 바쳤다. 경복궁, 강령전, 근정전 등이 그가 붙인 이름이다. 정도전은 이처럼 지칠 줄 모르는 무한의 힘을 발휘했다. 이것은 무서운 힘이었다.

힘이 지나치면 꺾이게 마련이다. 결국 이방원의 무리에게 죽임을 당하니, 그때 그의 나이 57세였다.

정도전의 호는 삼봉(三峯)이다. 역사상 '삼봉'으로 불린 또 하나의 걸출한 인물이 있다. 그는 섹스에 도통한 도사의 최고봉, 즉 장삼봉(張三峯)이다. 여체의 상부엔 2봉(二峰)이 있고 하부엔 1봉(一峰)이 있어 여자에겐 3봉(三峰)이 있으므로, 스스로 이름을 '장삼봉'이라 한 것이다. 중국 남북조시대의 사람이다. 그와 그의 제자들은 삼봉파를 형성하였는데, 이 유파는 다른 수행보다는 방중술을 중요하게 여기며 기본 행법으로 삼았을 정도다.

방중술이란 방사(房事), 즉 음

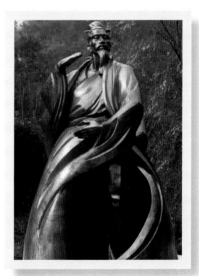

장삼봉(長三峯 ; 1247년생 추정) 기념비. 태극권의 창시자이면서 고려인이라는 설이 있다.

양교접을 올바르게 행하기 위한 수행법이다. 단순히 섹스의 방법과 기술만을 다루는 것이 아니라 호흡법과 수주천순환과 성에너지 교환법 등 고도의 수행법이다. 그래서 보정(寶精)의 수행법으로 불린다. 따라서 잘 수행하면 불로장생할 수 있지만 잘못 수행하면 병이 나고 단명하게 된다는 것이다. 과연 어떤 일이 벌어질까?

첫째, '방로상(房勞傷)'이다. 지나친 섹스로 정(精)이 상하여 허화가 들뜬다. 그래서 폐병환자처럼 기침이 잦아진다. 손바닥과 발바닥이 화끈거리고 자면서 땀을 많이 흘린다. 심장박동이 빨라지고 허리와 무릎이 아프거나 새큰거리거나 힘이 빠진다. 몽정, 유정, 음위, 조루 등이 겹친다.

둘째, '범방협내상(犯房挾內傷)'이다. 과식, 과음한 상태에서 섹스를 할 경우 나타나는 병증이다. 헛배가 부르고 트림·설사·식욕부진에 시달리며, 명치끝이 뻐근하니 몸이 무거워 피로·사지무력·갈증 등이 생긴다. 감정이 안정되지 않은 채 무리하게 섹스를 할 경우에도 가슴이 답답하고, 옆구리가 결리며, 가슴이 뛰는 증세가 오고, 어지럼이나 귀울림 등에 시달린다.

셋째, '범방상한(犯房傷寒)'과 '상한범방(傷寒犯房)'이다. 전자는 섹스를 한 뒤에 감기에 걸린 것이요, 후자는 감기에 걸렸을 때 섹스를 한 탓에 병이 생긴 것이다.

넷째, '여로복(女勞復)'이다. 큰 질병을 앓고 갓 치유되어 정신과 기혈이 완전히 회복되지 못한 상태에서 섹스에 몰두하는 바람에 생긴다. 머리가 무거워 눈앞이 어른거리고, 허리와 등살이 아프며 아랫배가 돌돌 뭉치면서 쥐 어짜는 듯하다. 추운 게 싫고 열이 오르는데 허화까지 치솟아 얼굴이 빨개지고 가슴이 후끈후끈하면서 답답해진다.

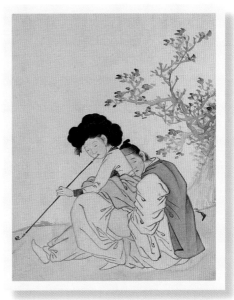

《운우도첩》 중 일부. 단원 김홍도

다섯째, '여로달(女勞疸)'이다. 과로했거나 열이 높이 오른 뒤 섹스를 하고 바로 물속에 들어가면 온몸이 노랗게 되면서 오한발열하는 병이다. 특히 저녁 무렵에 열이 오르며 아랫배가 그득해지면서 방광이 급해지고 발바닥에 열이 난다. 대변은 까만색을 띠며 묽고 이마의 색은 검어진다.

여섯째, '색풍(色風)'이다. 섹스로 복통이 생기거나 섹스로 기절을 하거나 복상사하는 것이다. 성적으로 흥분하여 심근마비가 되는 바람에 목숨을 잃을 수도 있는 것인데 평소에 고혈압, 동맥경화증 등이 있는 중년 남성, 특히 살이 많이 찌고 담배를 많이 피우는 남성에게 많이 나타난다.

# ● 정약용의 의학지식

'다산(茶山)' 혹은 '여유당(與猶堂)'이라는 호로도 잘 알려져 있는 정약용(丁若鏞)은 실학의 대성자로 꼽히는데, 23세에 정조(正祖)에게 《중용(中庸)》을 어전 강의하면서 특별한 비호를 받았다. 32세에 암행어사가 되어 피폐한 농촌의 정경과 지방행정의 난맥상

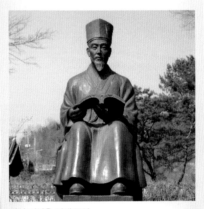

다산 정약용 선생 동상.
경기도 남양주시 조안면 능내리 '다산유적지 다산정약용생가'에 있다.

을 속속들이 살펴보았으며, 가톨릭 사상과 유럽 르네상스의 과학 등에 흥미를 가져 새로운 과학기술로 국가의 개혁, 발전과 농촌의 활성화와 경제부흥과 의학의 발전을 시도하려고 끝없는 집념을 지녔던 분이셨다.

그의 저작은 실로 다양하고 방대하다. 한 인간이, 한 생애에 이토

록 많은 저작, 그것도 불후의 대작들을 쏟아낸다는 것, 그 자체가 경이롭기만 하다. 그의 저서 중에서는《마과회통(麻科會通)》이나《종두심법요지(種痘心法要旨)》같은 의학 저술도 많다는 것이 또한 놀라운 일이다.《마과회통》은 당시 크게 유행하던 마진(麻疹 : 홍역)과 두창(痘瘡 : 천연두)에 관한 전문서다.《종두심법요지》는 인두종법(人痘種法)을 우리나라에 처음으로 소개했다는 데 의의가 있는 의서다. 또한 그

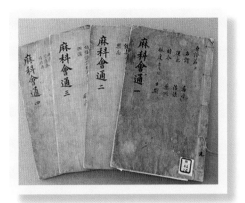

《마가회통》

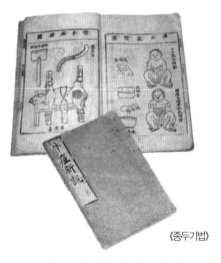

《종두기법》

의 또다른 저서《종두기법(種痘奇法)》에는 제너의 우두종법이 그림과 함께 도설되어 있다. 정약용은 수많은 사람들이 천연두로 죽어가거나 후유증이 남는 고통을 보면서 느낀 바도 많았고, 또 정약용 자신이 천연두를 앓아 오른쪽 눈썹에 흉터가 생겨 눈썹이 마치 세 가닥처럼 보여서 그의 호 중의 하나로 '삼미(三眉)'라 불렸던 까닭에 더욱 마진과 두창 치료에 대해 연구하였을 것이다.

정약용은 이처럼 의학지식이 풍부했는데, 특히 민간요법을 다양하게 채집해서 실용적인, 그야말로 가정에서 쉽게 활용할 수 있는 귀한 것만을 묶어 전해주고 있다. 그 중에서 몇 가지만을 소개하고자 한다.

첫째, 위와 장에는 어떤 것이 좋을까?

오래 된 체증에는 살구씨를 짠 기름을 먹는다. 과일을 먹고 체한 데에는 돼지고기를 태운 재를 물로 먹는다. 미역에 체한 데에는 칡

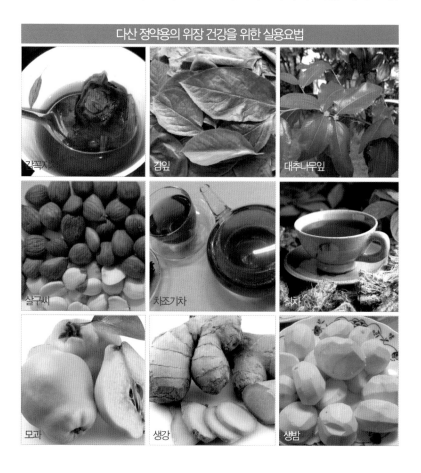

다산 정약용의 위장 건강을 위한 실용요법

감꼭지 / 감잎 / 대추나무잎
살구씨 / 차조기차 / 칡차
모과 / 생강 / 생밤

뿌리를 진하게 달여 마신다. 주체(酒滯)에는 꿀물에 칡가루를 타서 먹는다. 혹은 감나무잎을 달여 마신다. 개고기를 먹고 체한 데에는 살구씨 가루를 꿀에 개어 반 돈(2g)씩 먹는다. 복통, 토사에는 모과를 진하게 달여 마신다. 구토와 설사를 할 때는 마늘을 차조기잎(蘇葉) 즙으로 먹는다. 딸꾹질을 할 때는 감꼭지와 솔잎을 함께 달여 마신다. 배멀미에는 생밤을 씹는다. 더위를 먹은 데에는 대추나무잎을 즙내어 먹는다. 설사에는 찹쌀 1그릇에 꿀 1수저, 달걀 흰자위 1개를 넣고 고루 저어서 먹는다. 혹은 생강을 즙내어 꿀과 동량씩 섞어 온수로 먹는다.

둘째, 비뇨생식기질환에는 어떤 것이 좋을까?

소변불리에는 참깨 1홉을 갈아 좁쌀 3홉에 넣어 죽을 쒀 먹는다. 소변불통에는 마늘을 짓찧어 떡 같이 만들어 배꼽에 붙인다. 부종에는 뽕나무 잿물에 팥을 달여 자주 마시거나 머루덩굴을 달여 마신다. 또한, 미꾸라지의 껍질을 벗기고 하루 20~30마리씩 국을 끓여 먹는다. 석림(石淋 : 비뇨기결석)에는 조기 머릿속 돌 2개를 태워 가루 내어 등심(燈心 ; 골풀 속) 끓인 물로 먹는다. 방사(房事) 후 몸에 열이 날 때는 생토란 3~4개를 씹어 먹는다. 귀두(龜頭)가 부은 데에는 달걀 기름을 바른다.

셋째, 이비인후질환에는 어떤 것이 좋을까?

코피나 토혈이 있을 때는 찹쌀밥을 뭉쳐 머리 정수리에 붙인다. 눈병에는 콩깍지와 가지를 삶아 그 김을 쐬고 그 물로 눈을 몇 번 씻는다. 작목(雀目 ; 야맹증)에는 북어기름을 먹는다. 귀가 안 들리

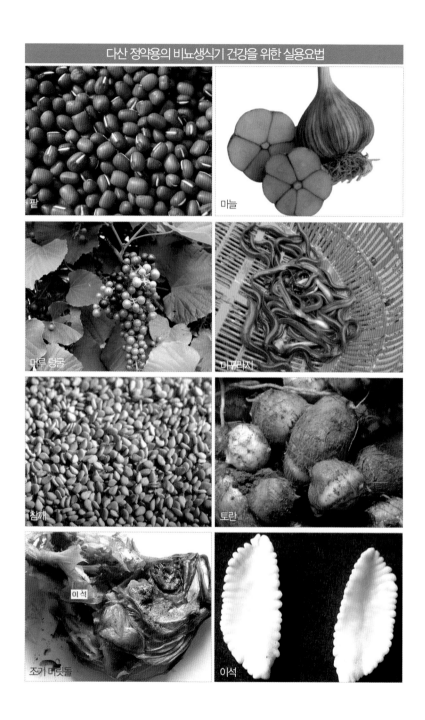

팥

마늘

머루 덩굴

미꾸라지

참깨

토란

조기 머릿돌

이석

이석

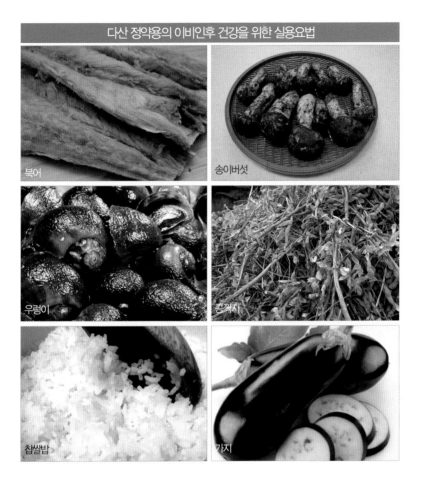

다산 정약용의 이비인후 건강을 위한 실용요법

북어

송이버섯

우렁이

청객지

찹쌀밥

가지

는 데에는 우렁이 몇 개를 접시에 담아 밥 위에 얹어 찌면 물이 생기는데, 이 물에 참기름 몇 방울을 떨어뜨려 귓속에 한두 방울씩 떨어뜨린다. 목구멍이 부어 막힌 데에는 마른 송이버섯을 달여 차처럼 마신다.

넷째, 외과질환과 피부과질환에는 어떤 것이 좋을까?

닭의 볏피를 종기에 바르면 스스로 사라진다. 종기가 아물지 않

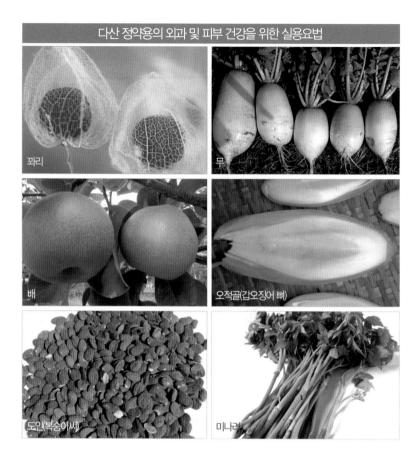

다산 정약용의 외과 및 피부 건강을 위한 실용요법

꽈리

무

배

오적골(갑오징어 뼈)

도인(복숭아씨)

미나리

으면 오징어뼈를 가루 내어 뿌린다. 종기로 통증이 심하면 호박 꼭지를 말려 가루 내어 참기름에 개어 붙인다. 종기의 근을 빼려면 도교(桃膠)를 붙이거나 생배를 썰어 붙인다. 등에 종기가 난 때는 큰무를 삶아 크게 썰어서 붙인다. 혹은 생가지를 쪼개어 붙이는데, 마르면 바꿔 붙인다. 땀띠에는 미나리를 짓찧어 그 생즙을 바른다. 부스럼이 아물지 않는 데에는 꽈리를 짓찧어 붙인다. 진버짐에는 도인과 무를 같은 양씩 짓찧어 붙인다. 잇몸이 썩어 들어가는 데에는

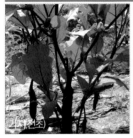
가지(전초)

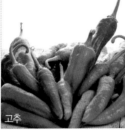
고추

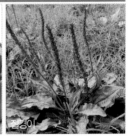
질경이

끓인 개기름을 바르면 신효하다.

　다섯째, 통증질환이나 해독에 좋은 것은 어떤 것일까?

　요통에는 가지 옹근풀 전체를 불에 태워 가루 내어 2돈(8g)씩을 온수로 먹는다. 담이 결리는 데에는 고추를 쪼개어 발바닥에 붙인다. 오른쪽이 결리면 왼쪽에 붙이고, 왼쪽이 결리면 오른쪽에 붙인다. 일체 통증을 구급하려면 질경이뿌리 3개를 생으로 씹어 먹는다. 복어중독에는 칡뿌리로 즙을 내어 마시고 토해 버린다. 아편중독에는 참기름을 마시고 토한 후에 식초를 마신다.

　여섯째, 부인과 및 소아과에 좋은 것은 어떤 것일까?

　유종(乳腫)에는 서리 맞은 호박잎을 말려 가루 내어 물에 개어 붙인다. 태동(胎動)이 심한 데에는 전복 3개를 끓여, 그 물을 마신다. 태루(胎漏)에는 잣죽을 먹는다. 산후 복통에는 볶은 아가위(山査)와 계지(桂枝) 각 5돈(20g)을 함께 달여 마신다. 산후에 팔다리가 마비된 데에는 쑥잎과 뽕잎을 뜨거운 온돌 위에 펴고 누워 땀을 흠뻑 흘린다. 소아 경풍에는 상추줄기를 불에 태워 재를 꿀이나 젖에 타 먹인다.

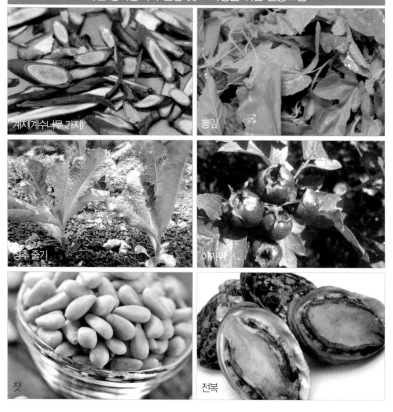

다산 정약용의 부인병 및 소아병을 위한 실용요법

계지(계수나무 가지)

뽕잎

상추 줄기

아가위

잣

전복

　일곱째, 심혈관계질환과 기타 질환에는 어떤 것이 좋을까?

　중풍에는 생강즙을 마신다. 감기에는 큰 파 흰줄기 15개, 생강 5
쪽을 물 1사발과 술 1사발로 달여 마시고 땀을 낸다. 혹은 생강만 씹
어 먹고 땀을 낸다. 회충에는 가지줄거리와 잎을 함께 달여 마신다.
쇠약한 데에는 대추 3되를 진하게 달여 대추와 함께 그 물을 마신
다. 인삼을 대신한다.

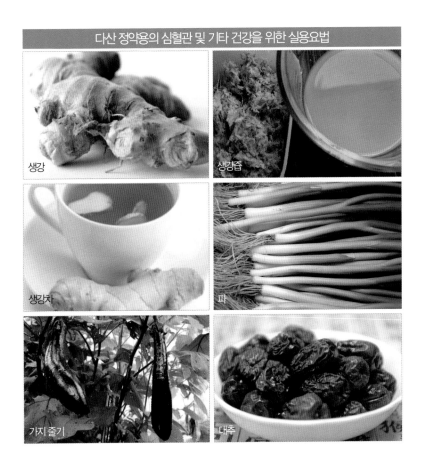

생강

생강즙

생강차

파

가지 줄기

대추

# ● 정조와 삼합미음

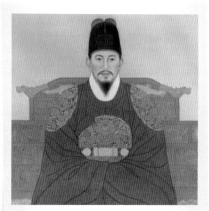

정조(正祖 ; 1752년 10월 28일(음력 9월 22일)~1800년 8월 18일(음력 6월 28일)는 조선의 제22대 왕. 휘는 산(祘), 자는 형운(亨運), 호는 홍재(弘齋).

칼을 든 아버지가 아들을 어서 죽으라고 재촉한다. 손자는 아버지를 살려달라고 울며불며 할아버지에게 간청한다. 아버지는 조선 제21대 임금 영조(英祖) 임금이고, 아들은 세자인 이선(李愃), 즉 사도세자(思悼世子)다. 손자는 이산(李祘), 즉 후일 제22대 임금이 되는 정조(正祖)다. 정조는 세손으로 있던 아주 어렸을 때, 그의 아버지 사도세자가 죽는 것을 목도했다. 그는 아버지를 살려달라고 피눈물을 쏟으며 애원했고, 그의 아버지는 뒤주에 갇혀 물 한 모금도 마시지 못하고 오뉴월 뙤약볕 뒤주 속에서 굶어 죽었다. 어린 그에게는 씻을 수 없는 충격이었다. 어릴 때 겪은 아버지의 억울

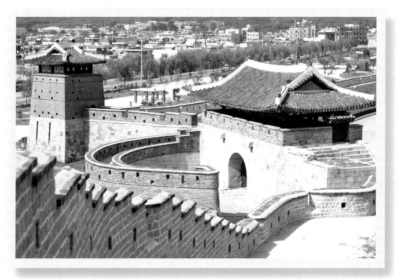

수원 화성(華城)은 경기도 수원시 팔달구와 장안구에 걸쳐 있는 길이 5.4km의 성곽이다. 1963년 사적 3호로 지정되었으며, 1997년 유네스코 세계문화유산으로 등록되었다. 수원 화성은 한국 성의 구성 요소인 옹성, 성문, 암문, 산대, 체성, 치성, 적대, 포대, 봉수대 등을 모두 갖추어 한국 성곽 건축 기술을 집대성했다고 평가된다.

한 죽음에 원한이 맺힐 수밖에 없었다.

정조는 왕이 되자 아버지의 묘를 배봉산에서 수원의 화산으로 옮기고 성을 쌓는다. 이 성이 지금의 수원 화성이다. 10년이나 걸려야 완공될 성을 34개월 만에 이룩한다. 왕의 효성, 정약용의 실용적 건설감독, 일꾼들의 감동, 3박자의 결과이다. 왕은 백성을 강제로 끌어내어 부역시키지 않고 보수를 지불했다. 반 나절 일하면 그에 상응하는 보수를 주고, 일하다가 다치면 일당의 반을 보수로 주면서 치료까지 해주었다. 생계를 꾸려가야 할 사람들이 몰려들기 마련이고, 왕의 배려에 감읍하여 열심히, 더 열심히, 추위에도 더위에도 일한 것이다. 이렇게 완성되자 정조는 자주 참례하였고, 백성들은 그

효성에 흠모한다.

정조는 의학에도 조
예가 깊어서 스스로 창
안한 처방을 알약으로
조제하여 각 영문에 하
사하여 군병을 구료하
게 했다. 그가 창안한
처방이 「천금광제환

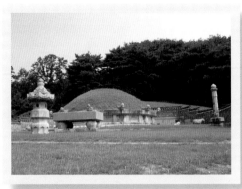

융릉(隆陵) : 경기도 화성시 안녕동 소재은 사적 제206호로 지
정된 문화재로 장조(사도세자)와 그의 비 헌경왕후(혜경궁 홍
씨를 합장한 묘.

(千金廣濟丸)」과 「입효제중환(立效濟衆丹)」이다. '천금'이라는 이름
그대로 '금덩이만큼 귀하다'는 뜻의 처방이요, '입효'는 이름처럼 '신
속하면서도 틀림없이 효과가 뚜렷하다'는 뜻의 처방이다. 두 처방
모두 그의 즉위 14년째 되는 해인 경술년에 창안한 처방인데, 이

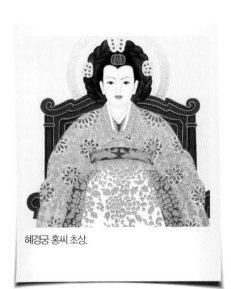

혜경궁 홍씨 초상.

두 처방 모두에 '자단향(紫檀
香)'이라는 약재가 들어있다.
이 처방은 조선조 명의 강명
길(康命吉)이 자신의 저서인
《제중신편》에 수록하여 지
금까지 전해져 오게 하였다.

정조는 아버지에게는 물론
어머니에게도 효성이 그지
없었다. 홍봉한(洪鳳漢)이 흑
룡의 태몽을 꾼 후 낳았다는

여식이, 사도세자의 비이며, 정조의 어머니인 혜경궁 홍씨다. 아홉 살에 간택되어 열 살의 어린 나이로 동갑내기 사도세자와 혼인한 후 첫 아들 의소세손를 낳았으나 3세에 사망하고, 바로

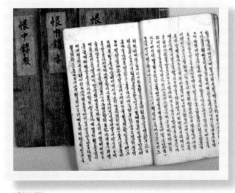
《한중록》

그 해에 정조를 낳는다. 그 후 그녀는 남편을 잃는다. 그래서 그녀는 《한중록(恨中錄)》을 저술한다. 사도세자 참사의 진상을 폭로하고 영조와 사도세자의 갈등, 궁중의 갖은 음모와 함께 친정의 연루 혐의를 해명하고 친정아버지의 결백을 증명하면서 자신의 기구한 궁중 생활의 애환을 모두 4편으로 구성한 회고록이다. 일명《읍혈록(泣血錄)》이라고 한다. 그녀는 아들 정조가 즉위하자 궁호가 혜경(惠慶)으로 오른다. 혜경궁 홍씨는 81세까지 살았으며, 그녀의 사후 사도세자가 장조(莊祖)로 추존되면서 헌경왕후, 헌경의황후로 높여졌다.

여하간 정조와 정조의 비(妃)인 효의왕후(孝懿王后)는 어머니 혜경궁 홍씨에게 효도를 다했다. 효의왕후는 12월생인데, 출생 전 가을에 집안의 복숭아나무와 오얏나무 등이 꽃을 피웠다는 말이 있을 정도로 천성이 고결한 여인이었다고 한다. 자신이 아들을 낳지 못하고, 수빈 박씨가 왕자를 낳자(후일 23대 순조) 자기 아들처럼 사랑했다고 한다. 또한 대신들이 하수연(賀壽宴)을 열고자 했으나 사양

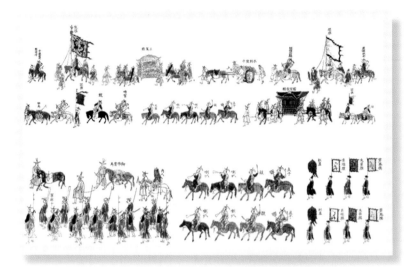

《원행을묘정리의궤》 중 김홍도가 그린 「반차도」 일부.
《원행을묘정리의궤》 : 1795년 윤2월 9일, 창덕궁을 출발한 정조의 행렬은 당시 화성에서 있었던 7박 8일 간의 행사 기록을 《원행을묘정리의궤》라는 책으로 남겼다.

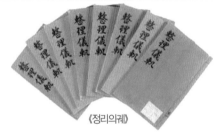

《정리의궤》

했을 정도로 검소했다.

정조는, 정조 19년 윤2월 9일에 어머니 혜경궁 홍씨의 회갑연을 위해 8일간 화성으로 행차한다. 화성 행차의 내용은 《원행을묘정리의궤(園幸乙卯整理儀軌)》에 기록되어 있다. 현란한 깃발과 연주가 어우러진 이 행차가 도착한 화성에서 혜경궁 홍씨의 성대한 회갑연이 열렸다. 윤2월 13일에 열린 회갑연에서 정조는 한지로 만든 3,000송이의 복숭아꽃을 어머니에게 바쳤다. 불로장생, 무병장수의 기원이었다. 정조와 신하들은 차례로 혜경궁 홍씨에게 술잔을 올리며 천세를 불러 축하했으며, 그 때마다 음악이 울렸고 33명의 여령

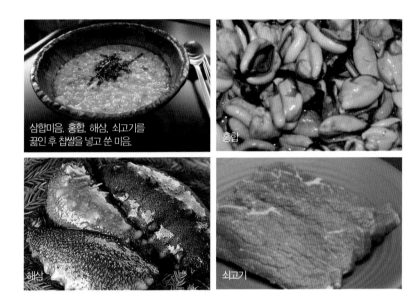

삼합미음. 홍합, 해삼, 쇠고기를
끓인 후 찹쌀을 넣고 쑨 미음.

홍합

해삼

쇠고기

(女伶)들이 궁중무용을 추었다. 평생을 슬픔을 이겨내며 살았던 혜
경궁 홍씨는 가장 행복한 순간을 맞았다.

　이 회갑연, 즉 '봉수당진찬연(奉壽堂進饌宴)'으로 불리는 이 회갑
연에 올린 음식 중 하나가 삼합미음이다. 삼합미음은 삼합장과(三
合醬果) 등과 함께 우리 고유의 음식이다. 삼합미음은 홍합, 해삼,
쇠고기를 흠뻑 끓여 찹쌀을 넣고 쑨 미음이며, 삼합장과는 여기에
전복이 추가되어 조리한 반찬이다.

　홍합은 살이 붉어 붙여진 이름인데 맛이 담백하기 때문에 '담채
(淡菜)'라고도 한다. 오장 기능을 보한다. 특히 간과 신장을 보한다.
간은 혈을 간직하고 근육을 주관하며 신장은 정을 간직하고 뼈를
주관한다. 따라서 보혈, 강정하며 근육과 뼈를 튼튼하게 해준다. 해
삼은 인삼에 버금갈 정도로 몸에 좋다고 하여 '바다의 인삼'이라는

이름이 붙여졌는데,《본초강목》에는 보신익정(補腎益精)한다고 하였다. 즉 신장 기능을 돕고 진액을 생성하며 강정한다는 뜻이다. 홍합을 일명 '동해부인'이라 하고 해삼은 '의부인(宜婦人)'의 효능이 있다고 한다. 따라서 홍합과 해삼을 배합하면 부인의 건강에 도움이 된다. 또 홍합과 쇠고기를 배합하면 피가 부족한 혈허에 좋다. 더구나 미음을 쒀 먹으면 소화도 잘 된다.

## 사족

정조는 등창을 앓다가 49세라는 아까운 나이에 승하한다. 침으로 농혈을 뽑아내면 치료할 수 있는 병이었지만, 옥체에 쇠붙이를 찌르고 피를 뽑을 수 없는 것이 법이라 그만 병이 깊어져 붕어했다고 한다. 한편《승정원일기》와 다산(茶山) 정약용(丁若鏞)의 저서에는 정조가 독살되었을 가능성을 제시하고 있다.

# ● 지석영과 마마

상감마마니, 중전 마마니 하는 호칭이 있듯이 마마(媽媽)란 존귀한 분을 가리켜 일컫는 말이다. 천연두라는 전염병을 '마마'라고 부르는 까닭도 별성마마(別星媽媽)라는 존귀하고도 위엄 있고 노여움 잘 타는 신이 접했기 때문에 생긴 병으로 보았기 때문이다.

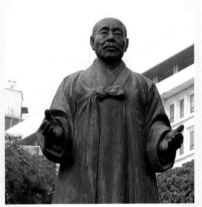

지석영 동상.
지석영(池錫永 ; 1855년 5월 15일~1935년 2월 1일)은 조선 말기의 문신, 한의사, 한글학자. 자는 공윤(公胤), 아호는 송촌(松村). 조선 고종 20년 문과에 급제하여 지평(持平) 등을 역임하고 종두법의 하나인 우두법의 보급에 공헌하였다. 흔히 한국 최초의 우두법 시술자로 잘못 알려져 있다.

그래서 집안에 천연두 환자가 생기면 각별히 마마신을 숭앙하고 마마신이 노여움을 탈 만한 언행을 금지하였다. 목욕재계하며 주야로 기도하고, 항상 의관을 바르게 하고, 외출할 때도 마마환자에게 반드시 알리고 나갔으며,

병이 완전히 나아도 1~2년간은 제사를 지내지 않았으며, 유밀과나 육식을 금하고, 부부간의 방사까지도 금하였다.

마마가 궁중에서 유행하면 전국 산천에 모두 기도를 올리면서 궁중엔 단을 모아놓고 치성을 드렸다. 이러한 치성은 예방 효과까지 기대하는 것이어서, 만일 장안에 마마가 유행하더라도 궁중에서는 단을 쌓고 치성을 드렸던 것이다. 또 장안에 마마가 창궐했던 정조 10년 4월경엔 동쪽에 왕십리, 서쪽에 홍제원, 남쪽에 돌무루, 북쪽에 여단에서 국가의 비용으로 여제(厲祭)를 지냈던 일이 있는데, 이러한 제사도 치료 목적보다는 별성마마를 위무하여 더 이상 질병이 파급되는 것을 예방하는 데 그 목적이 더 컸던 것이다.

하지만 여제를 지낸 지 한 달이 못되어 왕세자가 마마에 걸려 죽었고, 그해 9월에는 왕의 의빈 성씨가 이 병에 걸려 죽었으니, 별성마마는 상감마마보다 더 큰 위세를 떨치고 있었던 것이다.

정약용이 그의 저서에서 인두종법(人痘種法)을 우리나라에 처음으로 소개한 이후 우리나라 여러 곳에서 이 인두종법을 실시하고는 있었지만, 그렇게 널리 보급되지 않았다. 자연히 별성마마의 위세에 무릎을 꿇고 정결한 쟁반 위에 정화수 한 그릇을 떠놓고 축수나 하는 것이 고작이었고, 다행히 마마님이 곱게 물러가면 공물을 종이에 싸서 밖으로 내보내어 마마를 배송하는 실정이었다.

불행히 마마가 극성하여 환자가 중태에 빠지면 등에 업고 울면서 수구문 밖으로 걸어 나가 문 밖에 버려두거나 나무에 묶어두고 돌아서는 것이다. 살아서 두 눈을 멀뚱거리던 아이들이 울며불며 버둥대다가 지쳐 죽어가는 모습을 개화 초기에도 많이 볼 수 있었다고 한다.

'두창(痘瘡)'이라고 불리는 천연두는 5,000년이 넘는 오랜 역사를 가지고 있는 질병이다. 인도, 동남아시아, 아프리카, 남아메리카 등지에서는 풍토병으로서 10만 명 가까운 환자가 매년 발생하여, 때로는 이들 지방으로부터 퍼져서 세계 각지에까지 유행하기도 한다. 청나라 원매의 《수원시화(隨園詩話)》에 의하면 후한 광무제 때 복파장군 마원이 교지(월남 남부)까지 원정을 갔을 때 군사들이 이 병에 걸려 옮겨왔다고 했으며, 우리나라에는 4~5세기 경 중국으로부터 전래되어 고려를 거쳐 조선시대에 극성을 떨었다는 설과 명나라 정덕 이후 – 즉, 우리나라 중종 중기 이후에 전래되어 중종 말기와 명종 때 첫 유행한 것 같다는 설이 있다.

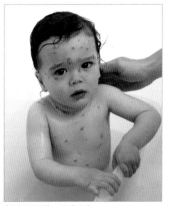

천연두를 앓는 아이 모습.

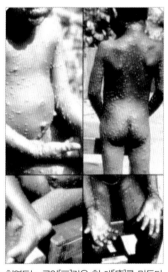

천연두는 콩알[豆]같은 헌 데[瘡]를 만든다 하여 '두창(豆瘡)'이라고도 한다. 곪아서 진주알, 콩알 같은 창이 얼굴을 비롯하여 손발 등의 부위에 흉물스럽게 솟아오른다.

천연두는 크게 나누어 진두(眞痘)·가두(假痘)·출혈성 두창 등 셋으로 병형을 분류하고 있으며, 발병 후의 특효약은 없는 까닭에 개인적인 예방으로는 종두를 권장하고 있다.

'인두종법'의 결점을 제거한 것이 바로 영국 의사 에드워드 제너가 발견한 '우두종법(牛痘種法)'이다. 이것을 우리나라에 최초로 소개한 분은 '인두종법'을 최초로 소개한 바 있었던 다산 정약용이다. 그의 저서《종두기법(種痘奇法)》에는 제너의 우두종법이 그림과 함께 도설되어 있고, 그 실행한 순서가 정확한 점으로 미루어 보아 정약용이 그 당시에 이미 우두법까지 실용하였을 것으로 보고 있다.

한편 철종 5년에 평안도, 황해도, 강원도에서 우두종법이 널리 행해졌는데, 이것은 정약용과 관계없이 봉천에서 의주를 거쳐 전래되어 내려온 것으로 보여진다. 그 후 고종 13년(1876년), 수신사로 일본에 갔던 김기수(金綺秀)의 수행원이었던 박영선(朴永善)이 준텐도[順天堂] 의원의 의사 오오다키[大瀧富三]에게 우두법을 배우고, 구개[久我克明]의《종두귀감(種痘龜鑑)》한 권을 얻어와, 이를 그의 제자 지석영(池錫永)에게 전해주었다.

지석영은 스승 박영선이 전해준《종두귀감》을 읽고 큰 감명을 받았다. 25세가 되는 해에 부산으로 내려가 그곳 제생의원의 원장 마쓰마에[松前讓]와 해군 군의관 도츠카[戸塚積齊]에게서 종두법을 배우고 두묘(痘苗)와 종두침 2개를 얻었다. 그는 서울로 돌아오는 길에 처가가 있는 충주군 덕산면에 들러 40여 명에게 우두를 처음 접종실습하여 자신을 얻었고, 이어 서울에 도착하여 종두를 실시하니 매우 좋은 호평을 받게 되었다.

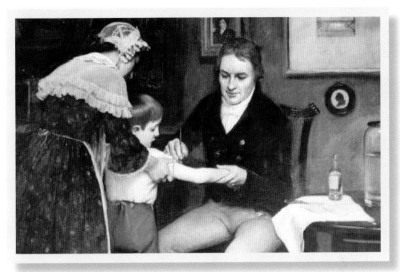
소년에게 우두(牛痘) 바이러스를 접종하는 에드워드 제너

다음 해인 26세 때 그는 제2차 수신사인 김홍집(金弘集)을 따라 일본에 건너가 그곳 위생국 우두종계 소장인 기쿠치[菊池康庵]에게서 종두법을 실지로 완전히 습득하고 두묘를 만드는 법과 저장법을 배웠다. 이후 한성으로 돌아와서는 일본 공사관의 의관 마에다[前田淸則]의 지도로 서양의학을 배우면서 두묘를 만들어 종두를 보급하였다. 그리고 김용현(金龍鉉), 남칠유(南七裕) 등과 함께 천연두의 예방과 치료에 전념하였다.

그러나 그러기 2년도 채 못 되는 1882년 임오군란이 일어났다. 원인이야 군량미의 연체와 부족에 대한 불만이 폭발한 것이지만, 군란이 민간인과 합세하여 배일폭동으로 변질되었다. 그러자 일본 공사관과 지석영이 경영하는 종두장이 기습을 받았고 결국 난민들의 방화로 불에 타 버렸다.

종두법은 일본과 청나라의 두 경로를 통해 도입되었는데, 지석영은 일본을 통해 이 법을 배웠기 때문에 배일감정이 팽창하던 당시로서는 일본놈의 앞잡이로밖에 보이질 않았기에 그에게 체포령이 내려졌고 그의 종두장은 불에 타 버렸던 것이다.

재빨리 몸을 피해 생명을 건진 지석영은 정국이 바뀌자 다시 종두장을 재건하고 지방에도 우두국을 설치하여 선발된 인원에게 종두법을 가르쳤으며, 과거에 급제하여 벼슬을 역임하면서 그 동안 쌓은 지식과 경험을 종합해 《우두신설(牛痘新說)》 2권을 저술하였다.

그러나 조정의 수구파인 서행보(徐行輔)는 지석영이 갑신정변의 잔당으로서 개화당의 박영효(朴泳孝) 등과 작당했다고 주청하여 강진 신지도(新智島)에 유배를 시켰다. 그 후 유배에서 풀려난 지석영은 계속 우두를 보급하면서 경성의학교를 세우도록 제의하고, 그곳 교장으로 10여 년을 재임하면서 의학교육에 전념했을 뿐 아니라, 《자전석요(字典釋要)》를 간행하여 우리말과 글에 대한 그의 애착과 연구의 면모를 보여주기도 했다.

# ● 초의선사와 차

중국에는 당나라 때 육우(陸羽)가 지은 《다경(茶經)》이 유명하고, 일본에는 에이자이[榮西] 스님이 지은 《끽다양생기(喫茶養生記)》가 유명하다면 우리나라에는 초의선사(艸衣禪師)가 지은 《동다송(東茶頌)》이 유명하다.

초의선사의 속명은 장의순(張意恂)이다. 조선 정조 10년(1786년) 음력 4월 5일 전남 무안군 삼향면 왕산리에서 태어나 15세 때 나주시 남평에 있는 운흥사로 출가하고, 19세 때 해남 대둔사에서 구족계를 받았는데, 이때 스승인 완호(玩虎) 윤우(倫佑)로부터 '초의'라는 법명을 받는다. 탱화를 잘 그리는 등

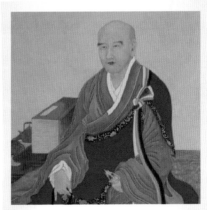

초의(草衣)선사의 초상.
의순(意恂 ; 1786~1866)은 조선 후기의 승려. 호는 초의(草衣), 성은 장(張), 자는 중부(中孚).

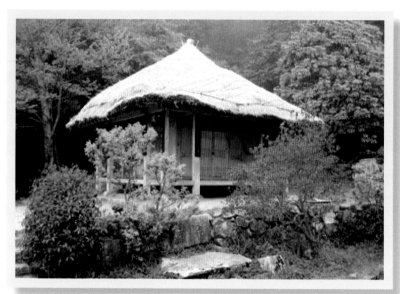

초의선사가 40여 년 간 수행한 숨결이 어린 해남 대흥사 산내암자 일지암.

그림에도 소질이 있어서 소치(小痴) 허련(許鍊)이 그의 문하에서 그림을 배웠다고 할 정도다. 그는 서예에도 뛰어나 추사 김정희와도 교류한다. 39세 때 대흥사 뒤편에 일지암을 중건하고, 55세(1840년)에 헌종으로부터 '대각등계보제존자초의대종사'라는 존호를 받았으며, 1866년(고종 3년) 음력 7월 2일 입적한다. 세수(世數) 81세, 법랍(法臘) 66세다. 그는 《다신전(茶神傳)》, 《동다송(東茶頌)》 등을 저술했다.

《다신전》은 중국의 다서인 《만보전서(萬寶全書)》에서 발췌한 것이며, 《동다송》은 그의 선문(禪門) 뜨락에서 차를 재배하고, 달이고, 즐겨 마셨던 체험을 바탕으로 정조(正祖)의 부마(駙馬 : 홍해거)의 부탁을 받고 저술한 책이다. 특히 《동다송》은 그의 체험에 바탕

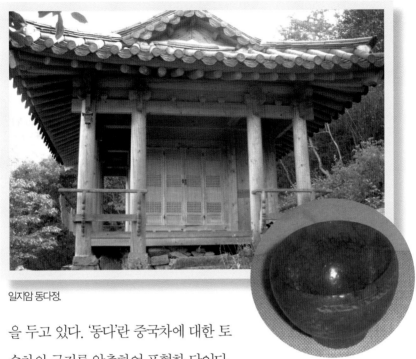

일지암 동다정.

초의선사가 사용했다고 전하는
청자찻잔(대흥사 박물관에 전시).

을 두고 있다. '동다'란 중국차에 대한 토
속차의 긍지를 압축하여 표현한 단어다.
마치《동의보감》의 '동의'와 같이 우리나라
차의 역사성과 우월성을 압축해서 표현한 말이다.

　《동다송》에는 "천선인귀구애중(天仙人鬼俱愛重)", 즉 천상의 신선
도, 땅과 산속의 신선도, 땅위의 보통 사람들도, 하물며 귀신까지도
다같이 매우 사랑하는 것이 차라고 했다. 이토록 귀하고 모두가 사
랑하는 차이건만 그 중에도 특히 지리산 화계고을 차가 맛과 약효
가 다 우월하다고 하였다.

　차는 신라 때부터 마셔왔다. 그런데 조선에 들어와 거의 전멸되
다시피 했다. 초의선사와 각별히 교류했던 다산 정약용은 차의 수

탈이 심해 차나무가 거의 고사해 버렸다고 한탄하는 시를 쓴 적이 있다.

차는 예로부터 관례, 제례, 혼례 때 쓰였고 불교나 도가에서는 헌다공양의 예를 갖추어 왔다. 이것을 다례(茶禮)라 하였다. 물론《이아석본》에는 차로 국을 끓여 먹었던 기록이 있고,《안자춘추》에는 차로 나물을 무쳐먹었다는 기록이 있다. 그러나 무엇보다 유용하게 쓰인 것은 약용이다.

차의 약용을 간략하게 정리해 보자.

첫째, 중추신경계의 작용이다. 즉 차는 중추신경에 작용하여 정신을 흥분, 각성시키며 사고력을 증진시키며, 피로를 회복시키고,

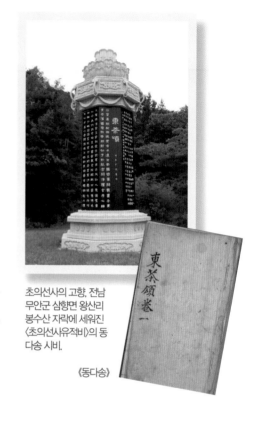

초의선사의 고향, 전남 무안군 삼향면 왕산리 봉수산 자락에 세워진 〈초의선사유적비〉의 동다송 시비.

《동다송》

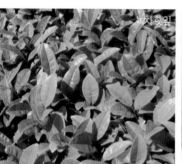

녹차 햇잎

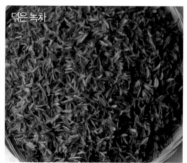

덖은 녹차

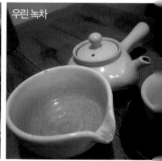

우린 녹차

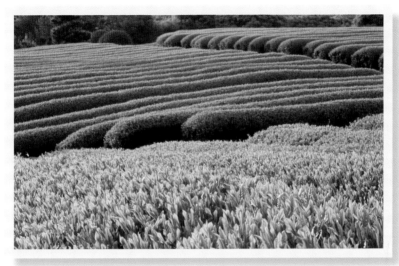
녹차밭

두통을 다스린다는 것이다.

둘째, 혈당강하작용이다. 옛 약물서적에는 '소갈증'을 다스린다고 표현하고 있다. 일본 후지의대에서 동물실험으로 그 약효를 입증한 바 있다.

셋째, 해독작용이다. 소련 카즈츄예프는 차의 카테친 성분이 방사성동위원소의 독성을 해독시킨다는 것을 밝혔고, 일본의 시즈오카의 오카다후미오는 카테친이 담배 니코틴을 해독한다는 것을 밝힌 바 있다.

넷째, 항암작용이다. 중국의학과학원 암연구센터 청슈친 교수는 녹차 속의 항산화제 성분이 돌연변이와 암을 억제하는 작용이 있다고 발표했다.

다섯째, 이뇨 및 혈압강하작용이다. 중국농업과학원 다엽연구소 소장 천정마오는 차의 이뇨작용과 혈압억제 효과 및 충치예방 효과를 발표한 바 있다.

여섯째, 술의 해독작용이다. 실험에 의하면 알코올을 주입해 움직이지 못하는 실험쥐에게 찻잎에서 추출한 액을 주입시켰을 때 10~20분 후에 깨어나 운동을 시작했다고 한다.

일곱째, 피부미용 효과다. 옛 서적에는 '기부청(肌膚淸)'이라고 표현했다. 차를 마시면 피부까지 시원함을 느끼게 되고, 피부가 아름다워진다는 뜻이다. 고급 녹차일수록 비타민 C의 함량이 높은데, 찻잎 중의 사포닌 성분이 염증 때 모세혈관 투과성을 정상화시켜서 항염증작용을 한다고 한다.

이외에도 찻잎의 폴리페놀은 위장 긴장성을 높여 위 운동을 촉진하고, 장관 긴장성을 풀어주므로, 스트레스성에 의한 변비에도 효과가 있다.

# ● 퇴계 이황과 인삼갈비찜

《음식디미방(飮食知味方)》의 저자는 안동 출신 장계향(張桂香)이다. 아들 이현일(李玄逸)이 이조판서를 지내게 되어 정부인(貞夫人) 품계를 받아 '정부인안동장씨'로 불린 여인이다. 소설가 이문열 님의 선대 할머니로 알려져 있는데, 시와 그림에도 뛰어났다고 한다. 《음식디미방》은 그녀가 딸

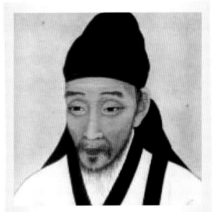

이황(李滉 ; 1502년 1월 3일(1501년 음력 11월 25일)~1571년 1월 3일(1570년 음력 12월 8일))은 조선 중기의 문신, 학자, 교육자, 시인. 자는 경호(景浩), 호는 퇴계(退溪)・퇴도(退陶)・도수(陶叟). 영남학파의 창시자인 대학자 이언적의 「주리론」의 영향을 받고 이를 계승・집대성시킴으로써 한국을 대표하는 성리학자로 꼽힌다.

들과 며느리들에게 전하기 위해 모두 146개 항에 달하는 음식 조리법을 저술한 한글 최초의 요리서다. 표지에 '규곤시의방(閨壼是議方)'이라고 씌어 있는데, '규곤(閨壼)'이란 '규방의 여자'라는 뜻이다.

그리고 《음식디미방》의 '디미', 즉 한자로 '지미(知味)'는 '맛을 알다'는 뜻이다. 이 《음식디미방》에는 개장, 개장고지느르미, 개장찜 등이 나온다. 이 중 특이한 것은 개장이다. 개를 삶아 고기만 발라 갖은 양념을 하여 개의 창자에 넣어 쪄서 초와 겨자를 쳐서 먹는 음식이다. 일종의 개순대다.

장계향은 안동 성리학자의 집안 딸로 태어나 역시 성리학자인 이시명(李時明)에게 출가하였는데, 이시명은 퇴계(退溪) 이황(李滉)의

## 퇴계 이황의 활인심방 도인법

*퇴계 이황 선생이 《활인심방(活人心方)》에 직접 그려 넣었다는 도인법 8가지 동작. 〈귀 뒤쪽 튕겨주기〉에서 〈발 잡아당기기〉까지 모든 동작들이 사실적으로 묘사되어 있다.*

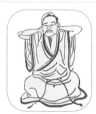

**고치집신(叩齒集神) – 치아운동**
양다리를 책상다리로 꼬고 앉아서 눈을 감고 마음을 가라앉힌다. 정신을 집중하여 아래윗니를 딱딱 부딪치기를 36회 반복한다. 두 손을 목덜미 뒤로 깍지끼고 조용히 숨소리가 들리지 않게 9회 숨을 들이쉬고 내쉰다.
그런 다음 두 팔꿈치를 앞으로 하여 천천히 당겨 팔목이 턱에 닿게 한 다음 두 손으로 양쪽 귀를 덮고 집게손가락을 가운뎃손가락에 겹쳤다가 미끄러뜨리며 뒤통수를 탁탁 퉁기는데 좌우 각각 24회씩 반복한다.

**수악천주(手握天柱) – 목운동**
왼손으로 오른쪽 손목 안쪽에 있는 천주혈을 잡고 고개는 왼쪽 방향으로 돌리고 오른팔과 어깨를 24회 흔든다.
오른손으로 같은 동작을 24회씩 한다.

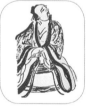

**설교행화(舌攪行火) – 허운동**
입안에서 혀를 골고루 휘저어 이의 구석구석을 닦아내듯 36번 돌려서 생긴 침을 세 번에 나누어 삼킨다. 침(액)은 용(龍)이고, 기(氣)는 호(虎)이다. 이어서 코로 맑은 기를 들이마신 후 호흡을 잠시 쉬었다가 두 손으로 콧등과 얼굴을 문질러 따뜻하게 하고 천천히 기를 내보낸다. 양손을 주먹 쥐고 위로 뻗쳐올렸다 굽혀내렸다를 반복한다.

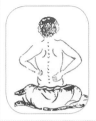

### 마신당(摩腎堂) – 옆구리운동

두 손을 돌려 허리 뒤의 신장 부위를 36회 문질러 준다. 손을 모아 앞가슴의 심장 주변을 마찰한다. 두 손을 모아 붙잡고 숨을 한 번 들이마신 후 입과 코의 호흡을 멈추고 심장의 따뜻한 기운을 배꼽 아래 단전(丹田)쪽으로 내려보낸다. 반복하여 따뜻해지면 코로 숨을 천천히 마셔 새로운 기를 받아들여서 한참 멈춘 후 기를 단전에 보낸다.

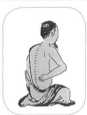

### 단관록노전(單關轆轤轉) – 어깨운동

자리에 앉아 머리를 앞으로 숙이고 한 손을 주먹쥐어 허리 뒤에 대고 어깨를 올렸다 내렸다 하면서 36회 회전한다. 팔을 바꾸어 다시 36회 한 뒤 코로 숨을 들이마셔 잠시 멈추고 단전에 기를 보낸다.

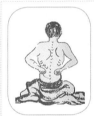

### 쌍관록노전(雙關轆轤轉) – 양어깨운동

두 손을 모두 주먹 쥐어 허리 뒤에 대고 어깨를 36회 회전시키고 단전으로부터 기가 척추를 거쳐 머리에 오르게 한다. 맑은 공기를 들이마셔 잠시 멈춘 후 내보내고 두 다리를 쭉 뻗는다.

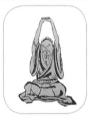

### 양수탁정(兩手托頂) – 양손운동

두 손을 깍지 끼고 손바닥이 하늘을 향하게 하여 밀어올린다.
3~9회 반복한다.

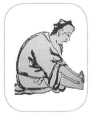

### 저두반족(低頭攀足) – 다리운동

자리에 앉아 두 다리를 뻗치고 두 손으로 발바닥 중심부를 감싸듯이 잡고 숨을 들이마시면서 발을 잡아당기며 머리와 가슴을 앞으로 굽힌다. 허리를 펴면서 숨을 내쉰다. 이 동작을 13회 한다.
다리를 굽혀 모으고 단정히 앉는다. 끝으로 입을 다문 채 혀를 저어 침을 만든 뒤 3회에 나누어 천천히 삼켜 마무리한다.

학통을 이어 받은 학자다. 그렇다면 장계향의 남편 이시명이 개고기를 먹은 것처럼 퇴계 이황도 개고기를 먹었을까?

우선 퇴계의 인간미부터 알아보자.

퇴계는 조선의 위대한 인걸이다. 그의 어머니가 꾼 태몽은 공자님이 문으로 들어오는 꿈이었단다. 그 꿈이 예시했던 것일까. 그는 성리학의 대가로서 일흔 나이에 타계할 때까지 많은 저술을 남겼고 많은 제자를 길러냈다. 대쪽 같은 선비였으면서 또한 열애에 빠지기도 했던 다정다감한 분이기도 했다. 마흔여덟 나이에 단양군수로 있을 때 열여덟 두향이라는 관기와 사랑에 빠졌는데, 풍기군수로 부임하게 되자 생이별이 서러워 시를 써 남겼는가 하면 고향땅에 있을 때 두향으로부터 난초를 받자 밤을 지새우며 괴로워했다고 한다. 이토록 순수한 사랑을 앓던 인간적인 분이었다.

이렇게 다정다감했던 분이라면 개고기를 먹지 않았을 터인데, 답을 내리기 전에 퇴계의 건강상태를 알아보자.

퇴계는 평생 많은 병을 앓던 분이었다. 태어난 지 7개월 만에 아버지를 여의고 편모슬하에서 자랐으며, 어릴 적부터 병약했다. 이미

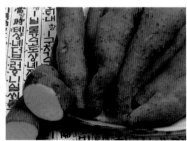

참마                                              지황

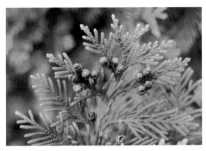
측백나무 어린잎

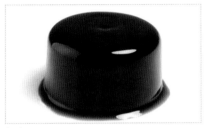
녹각교

중년에 병으로 벼슬을 버리고 낙동강 상류의 고향 퇴계로 낙향하는가 하면, 다시 부름을 받고 벼슬길에 올랐다가 다시 낙향하는 등 평생을 힘겹게 지냈다. 한때는 병세가 위독하여 옷을 입은 채 대변을 실금까지 했다고 한다. 허약했던 만큼 그는 의학서적에 심취했다. 그렇게 해서 남긴 저술이 《활인심방(活人心方)》이다. 이 저서의 원전은 《활인심법(活人心法, 臞仙活人心方)》이다. 구선(臞仙)은 명나라 주홍무황제(朱洪武皇帝)의 16째 아들로 영헌왕(寧獻王)으로 봉해졌던 분으로 의학에 능통했고, 만년에 도학을 배워 스스로 '구선'이라는 호를 지어 불렀던 분이다. 현주도인(玄州道人)이라고도 불리며 함허자(涵虛子)라고도 불렸다. 구선이 지은 두 권의 양생법을 다룬 의서가 《활인심법》이다. "병이 나기 전에 사람의 마음을 다스리라"고 주장했던 분답게 마음을 다스리는 법을 비롯해서 의학체조를 다룬 도인법, 보양 음식과 처방 등을 그림과 함께 설명한 책이다. 도가의 사상을 널리 알린 저술로 유명하다. 바로 이 의서를 원전으로 한 것이 퇴계의 《활인심방》이다.

그럼 이제 퇴계가 개고기를 들었느냐는 답을 하자. 허약해서 의학에 심취했고, 허약하기 때문에 뭔가로 보양해야 할 필요가 있었던 분이기에 개고기를 들었다. 그렇다면 어떻게 들었을까? '무술주(戊戌酒)'로 만들어 들었다. 일명 구주(狗酒)다. 복날에 개를 잡아 가죽, 내장은 버리고 묵처럼 걸쭉하게 고아서, 찐 찹쌀 서 말과 함께 누룩으로 술을 담근 것이다.

퇴계의 저서 《활인심방》에는 몇 가지 술이 더 나온다. '서여주(薯蕷酒)'가 있다. 참마를 열흘 동안 햇볕에 말린 뒤 껍질을 벗겨 쪄서 말린 다음 가루 내어 우유에 반죽해 계란 만

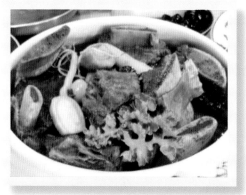

인삼갈비찜

하게 빚어 두었다가 술에 담근다고 했다. 개고기와 함께 먹으면 효과가 더 낫다고 했다. '지황주(地黃酒)'도 있다. 쌀 한 말에 생지황 서 근의 비율로 함께 쪄서 누룩에 띄운 뒤 술을 담근다고 했다. 지황은 일명 '지수(地髓)'라 불릴 정도로 골수를 보강하고 강장, 보양하는 작용이 뛰어나다고 했다.

퇴계의 저서 《활인심방》에 밝힌 보양식 중에는 '백탕(柏湯)'이라 하여 측백나무의 어린잎을 따서 실에 꿰어 큰 독에 늘어뜨리고 종이로 잘 봉한 다음, 잎이 바싹 말랐을 때 가루 내어 단지에 담아 바람을 쐬지 말고 보관해 두었다가 차처럼 끓여 마시는 것이 있다. 또

'유죽(乳粥)'이라 하여 쌀을 우유에 끓인 죽 위에 소젖을 가공해 만든 진소(우유를 정제하여 만든 버터 같은 농축액)를 넣고 끓인 것도 있다. '녹각죽(鹿角粥)'이라 하여 녹각을 졸여 묵처럼 굳어지게 만든 녹각교를 가루로 만들어 흰죽 한 사발에 뿌리고 소금으로 간을 하여 먹는 것도 있다. 뇌수를 보하고 정혈을 더하여 기력이 난다고 퇴계는 그 효력을 설명하고 있다.

여기서 빼놓을 수 없는 것이 있다. '인삼갈비찜'이다. 풍기인삼과 쇠고기를 배합한 요리다. 물론 콩나물, 소백산 나물도 배합되어 있는 요리다. 인삼은 맛이 달면서 약간 쓰다. 단맛은 양기를 보하고 쓴맛은 음기를 보한다. 성질은 약간 따뜻하다. 달고 따뜻하면 폐의 원기를 크게 보한다. 폐가 왕성하면 오장의 기가 다 왕성하다. 정(精)이 스스로 생하면 형체 또한 스스로 왕성해진다. 인삼은 또 정신을 안정시킨다. 인삼과 쇠고기를 배합하면 폐와 더불어 비위의 세 경락을 강화시킬 수 있다. 그래서 폐의 원기를 보함과 더불어 비위를 건실하게 하며 기운을 돋우고 진액을 생성시킨다.

그런데 인삼이나 쇠고기는 모두 성질이 따뜻한 식품이기 때문에 평소 몸이 항상 뜨겁고 찬물을 좋아하며 소변의 양이 적고 대변이 굳으면 잘 맞지 않는다. 이때 콩나물을 배합하면 해열, 해독 및 몸 안의 습기를 제거하는 효능이 있어 식품으로서의 조화를 갖추게 된다.

퇴계 이황이 가려 뽑은 이들 보양식은 허약한 몸의 기력을 돋우는 데 큰 도움이 된다.

# ● 팽조와 도인법

팽조(彭祖)는 전설상의 인물이다. 옛날하고도 아주 옛날 중국에 육종이라는 분이 있었는데, 팽조는 그분의 셋째아들이었다고 한다. 어진 임금으로 회자되는 요(堯) 임금의 신하로 나라를 태평하게 이끌었다는 팽조는 800세까지 장수했다고 한다. 그래서 요 임금 시절부터 상나라, 주나라에 이르기까지 벼슬을 했다고 한다.

중국 한나라의 제7대 황제 무제(武帝) 때, 무제는 어느 날 여러 신하와 환담하던 중 이런 질문을 했다고 한다. "상(相) 보는 책에 코 아래 인중의 길이가 한 치 되면 백 살을 살 수 있다고 하는데 어떤가?"라고. 그러니까 코 아래부터 윗입술 사

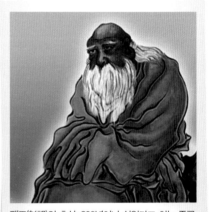

팽조(彭祖)의 초상. 800년이나 살았다고 하는 중국 전설 속의 인물.

이에 파여진 홈인 인중이 한 치가 되면 백 살을 살 수 있다고 관상책에 쓰어 있던데, 이 말이 사실이냐는 질문이었다. 그러자 무제의 신하였던 삼천갑자 동방삭이 박장대소하면서 이렇게 아뢰었다고 한다. "팽조는 팔 백 살이나 되도록 살았는데, 그렇다면 인중의 길이가 여덟 치나 되었을 터이니 그의 얼굴

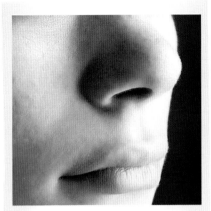

긴 인중을 가진 사람은 지도력이나 행동력이 강하며, 감각이 예민하고 인정이 많은 편으로 장수한다고 알려졌다. 남성의 경우 인중이 길면 음경도 길고, 호색하는 경향이 있을 수 있다.

길이는 얼마나 되겠사옵니까?"라고. 흔히 머리털이 돋은 경계에서 아래턱까지의 길이가 1자라고 하는데, 인중만 8치라면 그 모양이 기괴하기 짝이 없을 터였다. 그러니 무제 역시 크게 웃지 않을 수 없었다고 한다.

여하간 팽조는 의학에도 관심이 많았고, 의학적 예지도 깊었던 모양이다. 한 예로 그는 상사병을 치료하는 묘한 방법까지도 밝힌 바 있다.

상사병을 예전에는 '화풍증(花風證)'이라고 했다. 일명 '연병(戀病)' 또는 '회심병(懷心病)'이라 하는데, 짝사랑으로 얻은 병은 '상사증'이고, 혼인은 했지만 혼인생활이 원만치 못해서 얻은 병은 '사니증'이라고 한다. 매사에 짜증스럽고 우울하며 혹은 웃다가도 때로는 울고,

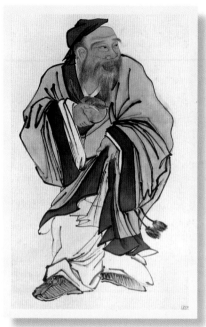
복숭아를 들고 있는 동방삭.

식욕이 떨어져서 심지어 음식을 전폐하는 경우도 있다. 이 때문에 체력이 소모되고 몸이 수척해진다. 때로는 오한이 들다가도 열이 후끈 달아올라 얼굴이 붉어지며 몸은 번조롭고 권태로우며, 진땀이 나기도 한다. 혹은 밤마다 성교하는 꿈에 시달리기도 한다. 이런 꿈을 '귀교'라 한다. 마치 귀신과 교접하는 것 같다고 해서 이렇게 부른다.

팽조는 여성이 상사병으로 귀교 증세까지 있을 때는 "그 여성을 남성과 관계하게 하면 된다"고 아주 간단한 방법을 제시하고 있다. 소원성취 되는 것이니 이처럼 간단하고, 또 이처럼 확실한 치료법도 없을 것이다. 그런데 그 방법이 묘하고도 어렵다. 팽조는 이렇게 세부 방법을 제시하고 있기 때문이다. "그때에 그 남성은 사정해서는 안 된다. 이와 같이 하며 낮이나 밤이나 쉬지 않고 행하면 중한 병이라도 7일이면 반드시 치료된다"라고.

어쨌거나 팽조는 장수했으며 의학에 조예가 깊었던 분이다. 그래서 지금도 '팽조도인법'이라는 것이 전해져 내려오고 있다. 물론 후대 사람들이 신비로움이나 효능을 강조하기 위해서 팽조의 거룩한 이름을 빌려서 작성한 도인법이다.

'도인(導引)'이란 지체운동을 하면서 호흡운동 등을 배합하여 진행하는 일종의 신체를 단련하고 질병을 치료하는 방법이다. 병을 예방하면서 치료할 뿐 아니라 강장강정을 시키면서 보건의 의미까지 지니고 있는 도인법은 가장 적은 노력으로 가장 큰 효과를 얻을 수 있도록 고안된 방법이다. 《성제총록》이라는 의서에는 "기가 흐르지 않으면 병이 나는데, 도인법은 혈기를 행하게 하여 관절을 이롭게 하고 밖에서 들어오는 사기를 쫓아내어 들어오지 못하게 한다"고 했다. 도인법에서는 주로 동물의 동작을 모방하는 경우가 많다. 예를 들어 호랑이, 사슴, 곰, 원숭이, 새의 동작을 본떠 신체를 굴곡하기도 하고 신전하기도 한다. 그래서 《장자》에도 이런 말이 나온다. "크게 숨을 내쉬면서 호흡하여 묵은 기를 뱉어내고 새로운 기를 받아들이는데, 마치 새가 날개를 펴고 곰이 고개를 떨구듯이 하면 장수한다"고 했다. 그러면서 장자는 이렇게 부언하고 있다. "이는 팽조처럼 장수하던 사람이 즐겨하던 것이다"라고.

그렇다면 '팽조도인법'이라는 것이 어떤 것인지, 그 내용을 간략히 요약해 보자.

첫째, 허리를 펴고 5회 호흡한다. 둘째, 양 발가락을 구부리고 5회 호흡한다. 셋째, 양 발가락을 위로 들어 5회 호흡한다. 넷째, 양발을 마주보게 하고 5회 호흡한다. 다섯째, 뒤꿈치를 안쪽으로 향하게 하여 5회 호흡한다. 여섯째, 왼쪽 정강이로 오른쪽 무릎을 누르면서 5회 호흡한다. 일곱째, 정강이와 양 발가락을 편 상태에서 5회 호흡

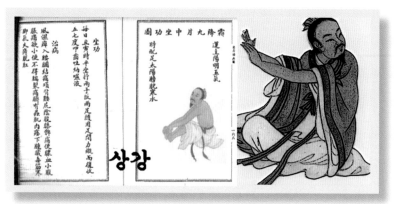

팽조도인법은 호흡법에 중점을 두고, 안마법과 지체(肢體) 운동이 곁들여져 있다. 안마 및 운동으로서는 얼굴과 수족의 안마, 상지(上肢)의 굴신, 안면근(顔面筋)의 운동, 이를 두드리는 것, 침을 삼키는 것, 귀와 머리칼을 당기는 것 등을 들고 있다.

한다. 여덟째, 두 손으로 무릎을 끌어당겨 가슴에 닿도록 하여 5회 호흡한다. 아홉째, 머리를 풀고 동쪽을 향해 앉아 한동안 숨을 쉬지 않고 손을 들어 좌우의 기를 도인하며, 손으로 두 귀를 가리고 손가락으로 양쪽 귀의 낙맥을 5회 누른다.

이렇게 하면 음양이 조화롭게 된다. 따라하기 쉽고 효과가 있으니 보건체조처럼 평소에 해봄직한 방법이다.

참고로 인중이 길면 장수한다는 말은 맞는 말일까? 보편적으로 맞는 말이다. 일반적으로 인중이 길고 홈이 또렷하게 파여야 좋은 것도 사실이다. 《동의보감》에는 "인중이 뚜렷치 못해지면 며칠 못가 사망한다."고 했을 정도였으니 멀쩡하던 인중이 뚜렷치 못해지거나 비뚤어지거나 나쁜 색이 나타난다면 안 좋은 징조임도 사실이다.

남성의 경우, 인중이 길면 음경도 길고 호색하는 경향이며, 인중이 얕고 짧으며 평평하거나 혹 비틀어져 있으면 발기부전이 의심된다. 여성의 경우, 인중이 길면 길수록, 깊으면 깊을수록 성감이 오묘하다. 자궁발육부전 때는 인중이 짧고 평평하며 혹은 얕고 넓어진다. 자궁이 극도로 약하거나 불임일 경우도 이런 경우가 많다. 자궁전굴 때는 인중이 얕거나 혹은 인중의 위가 넓고 아래가 좁다. 그러니까 인중이 역삼각형 모양이다. 자궁후굴 때는 이와 반대로 인중의 위가 좁고 아래가 넓다. 그러니까 인중이 삼각형 모양이다.

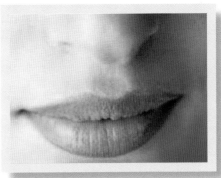

여성이 자궁발육부전일 때는 인중이 짧고 평평하며 혹은 얕고 넓어진다.

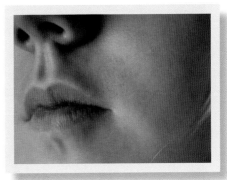

여성의 인중이 위가 좁고 아래가 넓으면 자궁후굴을 볼 수 있다.

임신 중에 갑자기 인중이 짧아질 때, 혹은 인중의 위가 넓어지면서 아래가 좁아진다면 유산의 징조일 수 있다. 또 임신 중에 인중이 누렇게 뜨고 메마르면 유산의 징조일 수 있다.

# ● 편작과 성(性) 감별법

편작(扁鵲)은 중국 춘추전국시대에 전설적인 명성을 떨치던 명의였으며, 지금도 명의의 대명사로 회자되고 있다. 성은 진(秦), 이름은 월인(越人)이라고 한다. 제(齊)나라와 조(趙)나라를 오가며 의료활동을 했는데, 조나라에 있을 때 '편작'이라는 이름을 얻게

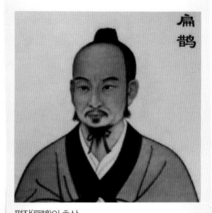

편작(扁鵲)의 초상.
BC 4세기 무렵 중국 춘추전국시대의 명의(名醫).

되었다고 한다. 서남아시아 출신이라는 설이 있으나 발해 막군 출신이 정설로 보고 있으며, 전해지는 생존연대도 들쭉날쭉하지만 기원전 406년에 태어나 기원전 310년까지 생존한 것으로 보고 있다.

편작은 젊은 시절에 역마차를 갈아타는 역의 여관 책임자였다고 한다. 그러다가 장상군(長桑君)이라는 선인을 만나 10년을 배웠는

데, 장상군이 준 신비의 약을 먹고 30일 후에 투시력을 갖게 되었다고 한다. 그래서 환자의 오장육부를 훤히 투시했다고 한다. 그러나 편작은 투시력에만 의존하지 않았다. 맥을 보고, 모습을 살피는 망진을 했으며, 소리를 듣고, 정신상태도 관찰했다. 괵(虢)나라 태자가 죽었을 때도 편작은 이와 같이 맥진하고, 망진하고, 문진하고 사형(寫形)까지 한 후, 침을 놓고 치료하여 태자를 살렸다. 그래서 편작은 죽은 이도 살리는 명의로 알려지게 되었는데, 이를 시기한 진나라의 태의 이혜(李醯)의 손에 암살되었다.

편작은 한 곳에 정착하지 않고 여러 곳을 편력하며, 제자들과 더불어 종합적인 의술활동을 하였는데, 한단에서는 부인과 병을 잘 본다 하여 대하의로 추앙 받았고, 낙양에서는 노인병을, 함양에서는 소아병을 잘 치료하여 존경을 받았다. 그만큼 모든 질병의 치료에 뛰어났었다. 편작은 의사를 사(士)로 간주하던 당시의 인식에 공(工 : 테크놀로지)으로서 자신을 드러낸 것이다. 아울러 그는 왕후장상의 병이나 돌보며 호의호식하던 의사가 아니라 천하를 주유하면서 가난한 이웃을 돌봐주고 어린이를 사랑했다. 편작이 지금도 존경받는 이유는 그의 뛰어난 학식과 신통한 의술, 그리고 테크놀로지로서의 철저한 직업의식, 그리고 헌신적인 인술 때문이다.

편작은 일찍이 병을 치료하는 데는 여섯 가지 고칠 수 없는 경우가 있다고 역설한 바 있다. 이른바 '병유육불치(病有六不治)'이다. 《사기(史記)》『편작창공열전(扁鵲倉公列傳)』에 의하면, 첫째 교만한 경우(驕恣不論於理), 둘째 몸을 가볍게 여기고 재물을 중히 여기는 경우(輕身重財), 셋째 의식주가 적절치 않은 경우(衣食不能適), 넷째 음양과 내장 기운이 안정치 않은 경우(陰陽臟氣不定), 다섯째 몸이 허해서 약을 복용하지 못하는 경우(形羸不能服藥), 여섯째 미신을 맹신하고 의사를 신뢰하지 않는 경우(信巫不信醫)이다. 맞는 말이다. 교만하고 방자하여 제멋대로인 환자를 어찌 고칠 수 있겠는가. 병을 치료하는 데 재물을 아까워하는 환자를 어찌 고칠 수 있겠는가. 생활습관이 적절치 못하고 함부로 하는 환자를 어찌 고칠 수 있겠는가. 오장의 기가 불안정하고, 몸이 허약해서 약도 못 먹는 환자를 어찌 치료할 수 있겠는가. 귀가 얇아 미신이나 사이비 치료에 매달리면서 막상 의사를 믿지 못하는 환자를 어찌 치료할 수 있겠는가. 구구절절 옳은 말이다. 의사나 환자 모두 가슴에 깊이 새겨둘 편작의 명언이다.

여하간 편작은 명의이다. 특히 편작은 맥을 보아 태아의 성을 감별했다고 한다. 임부의 왼쪽 맥이 크면 아들이요, 오른쪽 맥이 크면 딸이라고 편작은 자신의 경험을 밝힌 적이 있다.

초음파가 발달한 오늘날에야 초음파 하나로 아들인지 딸인지 쉽고도 정확하게 진찰할 수 있었지만 예전에는 그렇지 못해 맥을 보거나 안색을 살피는 등 여러 방법을 통해 성을 감별했으며, 민간에서는 경험상 갖가지 예측법이 전해지고 있다.

예를 들어 임부가 걸어갈 때 뒤에서 불러보아 왼쪽으로 돌아보면 아들이요, 오른쪽으로 돌아보면 딸이라고 하는 것들이 있다. 일종의 태향(胎向)에 따른 감별법의 하나일 텐데, 통계에 의하면 태아의 등

허리가 어머니 왼쪽을 향해 앉은 제1태향인 경우는 딸인 경우가 많고, 반대로 앉은 제2태향일 때는 아들인 경우가 많다는 통계와 비슷한 감별법이다.

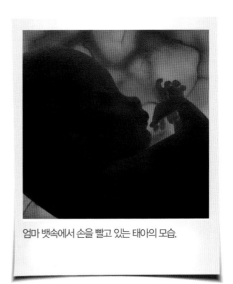

엄마 뱃속에서 손을 빨고 있는 태아의 모습.

이외에는 임신 전 최종생리의 첫 날짜에 3일을 더해 짝수이거나, 부부 나이와 해산할 달수를 합해 홀수이거나, 109에서 임부의 나이를 빼고 3으로 나누어 1이 될 때에도 아들이라는 말이 있으며, 또 49에 임신한 달수를 더하고, 이 수에서 임부의 나이를 뺀 후, 그 남는 수에서 1, 2, 3…… 을 순차적으로 빼다가 더 이상 빼지 못하게 되었을 때, 그 남은 숫자가 짝수이면 딸이고 홀수이면 아들이라는 말도 있다.

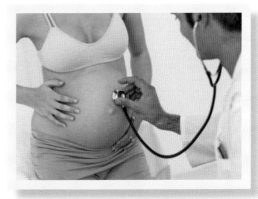

태아의 심음으로도 성감별의 가능성이 있다. 프랑겐 호이사 박사는 태아의 심음을 조사한 결과 1분에 124 이하면 아들, 144~160까지면 딸이라고 발표하였는데 적중률은 80%였다.

한편 유방의 몽고메리씨선이 뚜렷하고, 유두를 자극할 때 유두가 일어서며 수축될 때엔 아들일 확률이 높은데, 이 방법은 거의 69.5%나 적중한다고 한다. 또 임신 3~4개월에 임부의 배꼽이 나오면 딸이요, 8~9개월에 배꼽이 나오면 아들이라는 설도 있는데, 이 감별법의 적중률은 거의 90%에 이른다고 한다. 그리고 태아의 심음이 상대적으로 빠르면 딸이고 상대적으로 느리면 아들이라

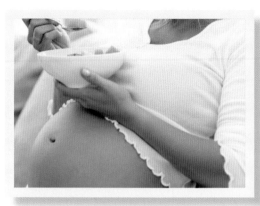

입덧은 임신 후 나타나는 자연스러운 현상이지만 남편으로부터 받은 이물이 모태 혈액에 맞지 않아 일어나는 것으로 개인차에 따라 심하거나 수월하게 일어나는 것이다.

는 설도 있다. 실제로 프랑겐 호이사 박사는 태아의 심음을 조사한 결과 1분에 124이하면 아들이고 144 이상 160까지면 딸이라고 발표한 바 있으며, 적중률도 80%라고 했다.

그밖에도 임부의 상태를 보아 태아의 성을 감별하는 방법도 있다. 예를 들어 임부가 별로 고단함을 느끼지 못하고 소화도 잘 되나, 맥박이 약하거나 상부가 부르면서 펑퍼짐하고, 허리가 굵어지며 엉덩이가 나온 뒷모습이 흉하게 보일 뿐 아니라, 왼쪽 상부에서 태동이 심하고 배꼽이 연할 때엔 아들이라는 것이다. 또 입덧은 남편으로부터 받은 이물이 모태 혈액에 맞지 않기 때문에 일어나는 것인데, 이 이물이 남편을 많이 닮을수록 이러한 중독증이 심해지는 까닭에 입덧이 심한 경우엔 아들을 낳을 확률이 높다고 한다.

# ● 평순과 의료과실치사

우리나라 삼국시대의 의학은 중국과 인도의 의학이 전래되어 우리 고유의 의술과 혼합 발전된 것이라고 본다면, 일본 의학은 이런 삼국시대 의학이 그대로 이식되어 발아한 것이라고 볼 수 있다.

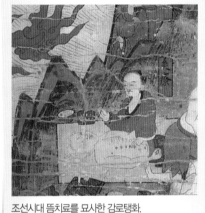
조선시대 뜸치료를 묘사한 감로탱화.

신라 실성왕(實聖王) 13년(AD.414), 일본 윤공주(允恭主) 3년 때의 일이다. 윤공주가 병에 걸려 명재경각에 이르자 신라는 의사 김파진한기무(金波鎭漢紀武)를 보내어 치료케 하였다. 이때부터 '의(醫)'라는 글자가 일본 역사상 처음 나타난 것이다.

또 백제의 개로왕(蓋鹵王) 5년, 즉 일본의 웅략주(雄略主) 3년(AD.459)에 의사를 파견해 줄 것을 요청해 오자, 백제는 고구려 의사인 덕래(德來)를 보내어 자손대대로 의업에 전념케 하였다. 이때부터 세의문벌(世医門閥)이 일본에 처음 생겨난 것이다.

백제 성왕(聖王)이 의박사(医博士)와 채약사(採藥師)를 파견한 것이 일본이 약물을 알게 된 시초이며, 신라 선덕왕(宣德王) 때 일본 유학생에게 침술을 강습시킨 것이 일본 침술의학에 새로운 계기를 만들었다.

백제의 승의(僧醫)였던 관륵(觀勒), 법장(法藏), 법명(法明) 등이 왕과 대신을 치료하고 의술을 교습시켰으며, 특히 다상(多常)은 한 절에 머물면서 병자들을 돌보니 병자들로 문정성시를 이루었다. 소수니(小手尼)는 칭덕주(稱德主)의 생식기 종양을 그의 능통한 부인과 수술로 완치시켰으며, 억인(億仁)은 천무주(天武主)의 시의(侍醫)로 활약하였다고 한다.

이밖에도 많은 의사들이 일본에서 활약했는데, 고려에 들어서서는 공인된 왕래가 거의 없게 된 반면, 대마도를 중심으로 사상(私商)들의 왕래는 계속되어 일본에서 수은·유황·해조 등의 약물이 진상되었다. 이로 보아 삼국시대 의학을 전수받은 일본의 의학이 매우 진전된 것이 아닌가 싶다.

그 한 예로 고려 문종이 풍비병(風痹炳 : 일종의 風濕性 관절염, 즉 rheumatic arthritis와 유사한 질환)으로 고생할 때 일본 의사 단파 아충(丹波雅忠)의 의술이 매우 뛰어다나는 소식을 듣고 일본 장사꾼 왕즉정(王則貞)에게 부탁하여 왕진을 청할 정도였으니, 일본 의술이 어떠했는가를 짐작할 수 있다. 더구나 왕즉정이 전한 고려 문종의 서신이 매우 무례한 문구로 쓰여 있다는 트집을 잡아 일본 조정이 의사를 파견하지 아니했다니 의술의 발전과 아울러 그들의 국제 신장과 국민성을 확연히 엿볼 수 있다.

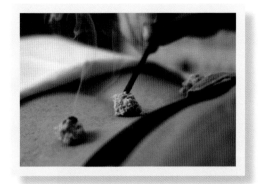

뜸

조선 건국 초부터는 일본과의 교린이 다시 활발해져서 약재의 상호 왕래도 빈번해졌다. 우리나라에서는 인삼·송자 같은 약재가, 일본으로부터는 석고나 백반, 또는 소목이나 호초 같은 약재가 오고갔다.

또 대마도의 종정무(宗貞茂)가 중풍이나 신경통 등으로 추측되는 질환에 고생하여 약을 구하므로 태종은 청심원·소합원·보명단·양비원 같은 약을 보낸 적이 있다.

한편 이 시기에는 일본인으로서 우리나라에 귀화하는 사람들이 많았다. 이들을 향화왜인(向化倭人)이라고 불렀는데, 고려 말기부터 발호하던 왜구를 조선 건국과 더불어 "오는

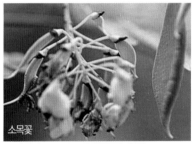

소목꽃

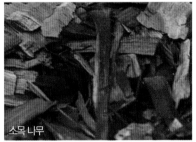

소목나무

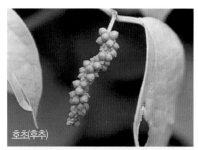
호초(후추)

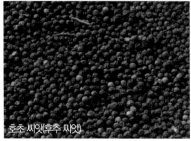
호초 씨앗(후추 씨앗)

자는 막지 않고 가는 자는 쫓지 않는다(來者莫拒 去者勿追)"는 적극적인 국가 정책에 따라 왜구는 줄어들고 대신 향화자가 늘어나게 된 것이다. 조선 건국 초 약 10년간만 하더라도 대략 2,000명이나 되는 향화왜인들이 있었다고 한다.

이들 중의 태반은 왜구 출신으로 질도 좋지 않았다고 하지만, 우리나라에서는 이들에게 전답과 가옥을 주고, 혹은 선략장군(宣略將軍)이라는 종4품의 벼슬을 비롯하여 각종 무관직을 하사하기도 했다.

향화왜인 중에는 소수의 의술인 및 기술자도 있었는데, 이 중에서 일본 승려 원해(原海)가 태조 6년 8월에 처자를 거느리고 귀화한 일이 있다. 원해는 의술에 능통하였으므로 조정은 그에게 종8품 전의박사(典醫博士)를 내리고 '평(平)'이라는 성씨를 쓰게 하니, 그 후로부터 그를 평원해(平原海)라고 불렀다. 그는 성심성의껏 치료에 임하였기 때문에 그의 의료 공로를 치하하는 의미에서 태종 3년 5월에는 노비를 하사하였고, 계속하여 내의(內醫)에 머물게 하면서 왕은 그를 매우 총애하였다. 그리하여 태종 9년 4월에는 종3품 판전의감사(判典醫監事)까지 오르게 되었다. 향화왜인 중에 있는 의사들

가운데 가장 성공한 자가 바로 평원해라고 할 수 있다.

평원해의 아들 평순(平順)도 아버지의 뒤를 이어 내의로 근속하면서 세종, 세조의 양조(兩朝)에 명성을 떨쳤다. 물론 평순의 시대에도 유명한 향화왜인 의사가 한둘이 아니었다.

대마도에서 온 숭태(崇泰)가 의술에 뛰어나므로 세종은 전순의·김지·변한산 등을 그에게서 학습하도록 시켰으며, 희익(喜益)이 침술과 의방에 정통하므로 단종은 김길호. 정차량 등 내의를 보내어 그의 의술을 전수받도록 하였다. 그런데 이들은 대개 절에 머물면서 강습을 위주로 했기 때문에 전문적으로 내의에 근속했던 평순과는 성격이 다르다.

평순은 정통한 임상의였다고 할 수 있다. 그러나 그의 임상 실례를 낱낱이 알 수 있는 기록은 없다. 다만 그의 대표적 치험 공적으로, 세조 3년에 내의로 있을 때 경상도 관찰사 조효문(曹孝門)의 고질적이고 매우 위독했던 손목 종양을 치료했으며, 예종 1년에는 명나라 사신 최안(崔安), 정동(鄭同)의 질병을 맡을 정도로 그의 의술은 탁월하고 공인하는 임상의였다. 그래서 성종 9년 12월에는 좋은 말 한 필을 왕으로부터 친히 하사받았으니, 이미 노쇠한 그였지만 격려의 매서운 채찍질이라 생각하고 감격하여 얼마 남지 않은 여생을 의업에 불태우며 구료(救療)의 길을 마쳤다.

그러나 명의라고 실수가 없으란 법이 없고, 평순이라고 해서 온갖 난치병을 다 고치란 법도 없으며, 또 실수나 혹은 의술 부족으로 의료과실이 없으란 법도 없다.

세종 17년 10월의 얘기다. 동지중추부원사(同知中樞府院使)로 있던 계순(瘐循)이 단독(丹毒)이라는 일종의 급성 피부열독병증에 걸렸기 때문에, 평순이 이를 치료하게 되었는데, 그만 뜸을 잘못 시술하여 환자가 치료 중 사망하고 말았다. 평민이나 상민에게서 일어난 의료과실치사가 아니라, 적어도 내의로서 고관대작을 치료하다가 야기된 과실치사였으니, 일은 커지고 말았다. 형조에서는 그의 사형을 주장하였고, 한편에서는 그의 구명운동이 활발하였다. 결국 사형이 마땅한 그의 죄를 풀어 곤장으로 매듭짓는 파격적인 판결로 귀착을 보았다. 그의 아버지 평원해가 향화왜인으로 상왕의 총애를 받고 의료의 공적이 매우 크므로, 이를 보아서도 평순을 사형시킬 수 없다는 것이었다. 아버지 덕에 목숨을 건졌던 것이다.

# ● 포박자와 창포

포박자(抱朴子)는 갈홍(葛洪)이다. 중국 서진의 무제 4년(283년)에 단양구용(丹陽句容 : 현 강소성 구용현 오도진)에서 태어나 동진의 목제 원년(343년)에 사망했다. 스스로 호를 '포박자'라 불렀으며, 그래서 그의 저서도 《포박자》다.

갈홍(葛洪 ; 283년~343년?)은 중국 동진(東晉) 때의 문학가·도교 이론가·의학가·연단술가(煉丹術家). 자는 치천(稚川), 자호는 포박자(抱朴子).

그의 조부의 종형제에 갈현(葛玄)이 있다. 《삼국지》를 통해 조조(曹操) 앞에서 자유자재로 환술을 부려 조조를 기만하며 괴롭혔다는 선인이 바로 갈현이다. 바로 이 갈현이 제자인 정은(鄭隱)에게 연단비술을 전수했으며, 갈홍은 이 정은에게 사사했다. 물론 그의 스승으로는 좌자(左慈)라는 선인도 있었다. 좌자는 《후한서(後漢書)》 「방술열전(方術列傳)」과 《삼

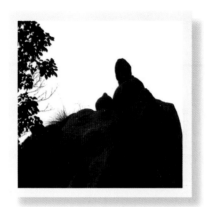

갈홍헌단은 남청원경구에 위치해 있다. 도교의 단정파 창시인의 한 명인 갈홍은 삼청산의 개산 시조로 모셔지고 삼청산에서 극히 존경과 숭배를 받고 있다. 공원357년부터 361년까지 갈홍이 삼청산을 유람하면서 이곳에 오두막을 짓고 도를 닦았는데 삼청복지는 지금까지 그가 당시 남긴 흔적을 보유하고 있다. 이 산봉우리 정상이 도사가 약호리병을 들고 있는 모습과 유사하기에 사람들이 "갈홍"의 이름을 따서 개산시조에 대한 기념으로 남겼다.

국지 위지(魏志)》『무제기(武帝記)』「화타전(華佗傳)」 등에 나오는 실제 인물이다. 조조의 궁궐 벽에 용 한 마리를 그리더니 그 용의 배를 갈라 피가 뚝뚝 떨어지는 용의 간을 꺼내 조조에게 주는가 하면, 조조의 궁궐에 앉아서 송강의 농어를 잡아 촉 땅에서 나는 생강을 함께 먹어야 맛있다며 조조에게 주는가 하면, 조조에게 쫓기자 양으로 변해 양떼 사이에 숨는 등 기상천외의 기술을 맘껏 부렸던 선인이다. 이 좌자도 갈홍의 스승이었다고 한다. 또 갈홍은 남해 태수 포현(鮑玄)에게도 배웠는데, 훗날 갈홍은 포현의 딸과 결혼했다.

그래서 그는 '연단술'과 '신선술'에 관심이 많았다. 그래서 교지(交址 : 베트남)에서 단사(丹砂)가 나온다는 말을 듣고, 황제의 허락으로 조카를 데리고 교지에 가기 위해 광주까지 다다랐으나, 광주 자사가 그 이상 가는 것을 허락하지 않아 중도에 포기하고 나부산(羅浮山)에 머물면서 연단을 연구하는 한편, 저서《포박자》의 완성에 심혈을 기울었다.

그는 오랜 동안 연단술에 심취하여 장생불사하기를 갈망했는데,

이 과정에서 단사(丹砂)나 웅황(雄黃) 등의 화학 변화의 비밀을 발견하여 연단화학 사상 상당한 공헌을 하였다. 그는 구하기 쉬운 약재로 치료하는 방법이나 농가에서도 쉽게 활용할 수 있는 방법을 많이 발표했으며, 특히 고대 면역학의 개척을 시도한 바 있다.

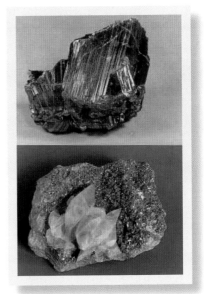

웅황

의약자이면서 도가였으니 그는 죽을 때 앉은 채 잠자듯이 죽었다고 한다. 이것을 '시해선(尸解仙)'이라고 한다. 즉 껍데기만 남아 있는 것처럼 죽는 것으로 도교의 궁극적인 모습 중 하나다. 그러나 그의 저서에는 도가와 유가의 사상을 함께 갖추고 있다. 그의 저서 《포박자》는 20세에 시작하여 십 여 년 후인 317년에 완성을 본 저서이다.

그의 저서 《포박자》에는 다음과 같은 말이 있다. "지혜 있는

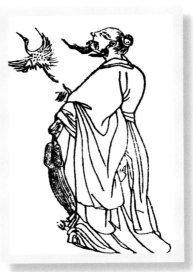

좌자(左慈 ; ?~?)는 중국 후한 말의 도인. 자는 원방(元放). 호는 오각. 흔히 오각선생이라 한다.

사람은 병들기 전에 예방하고 무사(無事)할 때에 유사(有事)를 염려하여서 이미 당한 뒤에 후회하는 일이 없는 것이다. 대저 사람의 몸은 조양하기는 어렵고 위태하기는 쉬운 것이며, '기가 비록 맑으나 탁하기가 쉬운 까닭에…… 기욕을 끊어서 혈기를 견고히 하여야 한다"고. 참으로 좋은 말이다.

《포박자》에는 또 이런 글도 실려 있다. "한나라 대신 장창(張蒼 : 기원전 275~기원전 206)은 우연히 자그마한 기교, 즉 여성의 젖가슴의 분비액을 빠는 방법을 배우게 되었다. 그렇게 함으로써 그는 180세까지 살았다"고. 유방의 분비물을 남자의 정력을 증강시키는 약으로 여겼던 것이다. 유방의 분비물은 여자의 침과 질의 분비물과 함께 '세 봉우리의 묘약(三峰藥)'으로 후일 널리 알려져 왔다. 《수진연의(修眞演義)》에 의하면 여체의 가운데 봉우리에 들어 있는 약은 불로장생의 복숭아, 흰 눈 혹은 산호의 액이라 부른다. 이 약은 여성의 두 젖무덤에서 나오고, 그 색깔은 하얗고 감미로운 냄새가 난다. 남자가 이것을 핥아먹어 단전에 이르게 되면 능히 비장과 위장을 기르는 정신에 이롭게 된다. 이것을 들이마시면 능히 여자로 하여금 경맥이 상통하게 하여 몸과 마음이 천천히 풀려지게 할 것이다. 그것은 위로 꽃의 연못까지 이르고 아래로 신비의 문에 화답하기 때문에 몸의 온갖 기운이 증강, 발전된다. 여체의 상, 중, 하 세 가지 봉우리 가운데 이 봉우리에 가장 주목해야 한다. 아직 아이를 낳은 적이 없고 가슴에서 젖이 나온 일이 없는 여자라야 제일 이롭다고 한다.

이제 갈홍이 지은 《신선전(神仙傳)》을 보자.

한나라 무제가 승산에 올라가 신전을 세우고 신하인 동방삭 등에게 명하여 제사를 올리게 했는데, 그날 밤에 홀연히 한 선인이 나타났다고 한다. 키는 20자나 되고 귀는 머리보다 위로 올라가 있고 아래로는 어깨까지 처져 있는 범상치 않은 선인이었단다. 이 선인이 무제에게 절을 올리며 말하기를 "나는 구의산의 신이다. 험한 바위 틈새에 나 있고 1치에 9마디가 져 있는 창포를 장복하면 장생할 수 있다"고 하고는 사라졌단다. 그 후 무제와 신하들은 바로 이 구절창포(九節菖蒲)라는 것을 캐다가 먹기 시작했는데, 모두가 도중에 그만두고 오직 호곡에 살고 있던 왕홍이라는 자만이 이 말을 끝까지 믿고 계속 복용하여 언제까지나 건강장생할 수 있었다고 한다.

창포, 특히 구절창포가 무병장수의 신성한 약재라는 것을 《신선전》에서 강조하고 있는 것이다. 그래서 중국에서는 옛부터 창포뿌리를 잘게 썰어 술을 담가 마시는 풍속이 전해져 왔으며, 고려시대

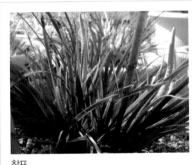
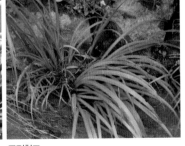

창포    구절창포

창포와 구절창포는 잎사귀와 뿌리의 모습, 잎을 뜯어 비볐을 때 나는 방향(芳香), 꽃의 모양이 모두 비슷하다. 차이점은 크기로, 창포는 구절창포보다 훨씬 크다. 가장 중요한 차이점은, 창포는 겨울이면 잎이 시들지만 구절창포는 난(蘭)처럼 잎이 푸르다.

《목은집(穆隱集)》에도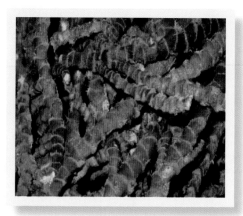
"꽃창포 배금술잔에 창꽃
이 떠 있다"는 시구가 있
을 정도로 창포술을 즐겼
다고 한다.

구절창포는 알타이 은
연화(銀蓮花)의 뿌리줄기
를 건조한 것이다. 품질

구절창포의 뿌리.

이 좋고, 방향성(芳香性)과 개규(開竅)의 효능이 석창포보다 강하다
고 한다. 구리칼로 황흑색의 딱딱한 껍질을 제거하고 뽕나무가지와
함께 쪄서 뽕나무가지를 빼버린 후 햇볕에 말려 썰어 쓴다.

창포는 의식이 몽롱하거나 의식장애가 있거나 번조, 불안, 호흡촉
박, 안면홍조 및 눈이 충혈되고 머리가 어찔거리며 귀가 멍멍할 때
주약으로 쓰이고 있다. 건망증, 간질, 망상형정신분열증 등에도 응
용된다. 건위 작용도 한다. 소화액의 분비를 촉진하면서 위 장관의
이상발효를 억제하며, 장관의 평활근 경련을 안정시키는 진통 작용
을 한다.

단, 양기가 항진되고 음기가 소모된 자, 음혈이 부족한 자, 정활
(精滑)하고 땀이 많은 자, 혀가 붉은 자, 성적 흥분이 항진된 자, 체
내에 열이 많은 자 등은 쓰지 않는다.

# 허임과 침 요법

허임(許任)은 침의 명의다.

광해군 9년 음력 6월 6일, 왕이 명을 내렸다. "허임, 유대명을 급속히 올려 보낼 것을 경기감사에게 하유(下諭)하라."고. 광해군은 왜 허임 등에게 입궐할 것을 명했을까? 광해군은 자신의 손에 난 종기가 심각하게 중해졌기 때문에 약보다는 종기를 절개하고 파농시키는 것이 보다 효과적일 것이라 생각하고 침의 명의인 시의 허임 등을 입궐토록 한 것이다.

그렇다면 임금의 옥체에 침을 찌르는 것은 가능한 일이었던가? 당시로서는 옥체에 침을 찌르거나 칼을 들이댈 수 없는 것이 통례였다. 아니나 다를까, 《응

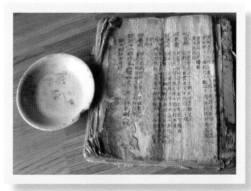

허임이 자신의 독자적인 침술 경험을 저술한 『침구경험방』. 1664년 전주에서 처음 간행된 이래 거듭 간행되었다. 허임의 후손이 소장한 필사본. 옆의 백자는 허임의 무덤을 이장할 때에 출토된 유물이다.

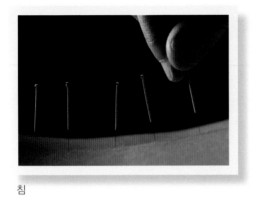
침

천일록》에 의하면, "듣자옵건대, 손에 난 종기가 극히 위중하여 침을 맞으려 하신다 하니, 지극히 놀랍고 염려됨을 견딜 수 없습니다."라고 약방이 광해군에게 아뢰었다고 한다. 그러나 광해군은 "여전한 모습이니 걱정하지 말라"고 타이르고 허임으로부터 침을 맞았다고 한다. 광해군이 이처럼 배짱으로 침치료를 받았지만 이로부터 20여 일이 지난《응천일록》의 기록을 보면, "일기가 매우 뜨거울 뿐만 아니라, 내 증세가 아직도 쾌히 낫지 않았다."는 광해군의 얘기가 실려 있다. 이쯤 되면 시의 허임이 마땅히 문책 받을 일이었다.

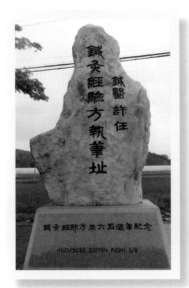
허임 기념비

시의는 명의가 아니면 도저히 오를 수 없는 영예의 직위이지만, 목숨을 건 위험한 직책이었다. 다행히 치료 효과가 좋으면 임금의 총애를 받아서 보다 높은 벼슬에 오르고 하사품도 받게 되지만, 그렇지 못하면 문책을 받아 하옥의 신세를 면치 못하거나, 혹은 고의

적으로 소홀했을 뿐 아니라 오치하여 옥체를 훼상시키려 했다는 누명을 쓰는 날엔 귀양 아니면 사형도 각오해야 했다. 광해군 즉위 원년, 어의의 수장으로서 선왕(선조)의 환후를 소홀히 한 죄로 허준(許浚)이 벼슬을 박탈당한 채 귀양살이를 했던 것도 시의로서 겪어야

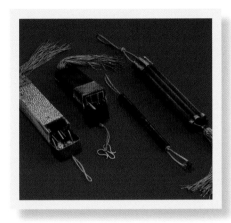

할 숙명이었던 것이다. 그러나 허임은 광해군의 총애를 한껏 받고 있는 몸이라, 그의 실치를 문책 받지는 않았다.

허임은 원래 선조 31년 그의 고향인 하양(河陽 : 지금의 경북 경산)에서 부름을 받고 상경하여 입시

침통(조선 / 길이 15,0 직경2,5cm / 나무 / 한양대학교박물관 소장) 침을 넣어두는 작은 통으로 일정한 모양과 크기가 없이 사용인의 취향과 휴대에 편리한 크기나 형태로 만들어졌다.

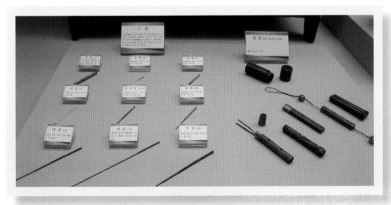

왼쪽 맨 뒤의 구침부터 원침, 호침, 참침, 피침, 원리침, 봉침, 대침, 장침, 시침 등. 오른쪽은 여러 종류의 침통. (대구약령시한의약박물관 전시물)

(入侍)했는데, 선조를 8년간 모시면서 뛰어난 침술요법으로 임금을 치료한 공으로 동반(東班)의 위계를 받았다. 그러다가 전란 중 광해군을 시종 배행하면서 정성을 다해 모셨기 때문에, 광해군의 총애를 받게 되었다. 그래서 그해에 3등공신에 오르게 되었고, 허준

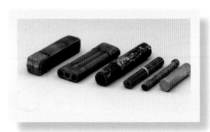

침통(조선 / 10cm~14cm / 재질 - 금속, 나무, 뼈 / 연세대학교 의과대학 동은의학박물관 소장).
백동(구리, 아연, 니켈을 합금한 것), 대나무, 짐승의 뼈 등으로 만들어진 침통에는 가죽을 붙이거나 술을 달아 장식과 휴대의 편의를 꾀하였다. 침을 종류에 따라 나누어 보관하도록 침통 안을 구분하기도 하였으며, 침통에 구멍을 뚫어 습도를 조절하고 침이 녹스는 것을 방지하기도 하였다.

과 함께 《의관록》에 기록됨으로써 허준과 쌍벽을 이루는 동렬의 명의로 대접받게 되었다. 그 후 광해군은 자신이 미령(未寧)할 때마다 허임으로 하여금 입시할 수 있도록 하기 위하여 그를 경기지방의 목민관으로 발령하였다.

허임이 자신의 경험방을 정리한 저술이 《침구경험방》이다. 이 저술의 자서에서 허임은 "내가 불민하나 일찍 친병(親病)을 위하여 의가에 종사"하게 된 연유를 밝히고, 질병 진단의 요점과 병리의 기전을 비롯해서 침과 뜸으로 보사(補瀉)하는 방법 등을 자세하게 설명하였다.

예를 들어 0.5촌을 자

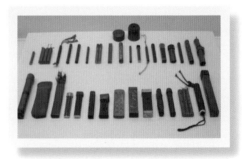

은제 침통 ; 조선 18C / 금속 / 한독약품 의약사료관 소장.

침할 때 먼저 0.2촌 정도 찌른 다음 조금 있다가 다시 0.2촌을 찌르고 잠시 후에 0.1촌을 마저 찌른 후 환자로 하여금 숨을 들이쉬게 하면서 침을 단번에 빼고 손가락으로 자침한 부위를 문질러 주는 것이 보법이며, 반대로 단번에 0.5촌 깊이로 찌른 다음 조금 있다가 0.2촌 빼고 다시 조금 있다가 0.2촌 뺀 후 한참 있다가 환자로 하여금 숨을 내쉬게 하면서 침을 마저 빼고 자침한 부위는 문지르지 않은 채 그대로 두는 것이 사법이라고 했다.

이 같은 허임의 침구 보사법은 예전의 여느 의서와는 달리 자신의 경험을 토대로 독특하고 창조적인 이론을 제시했다는 데서, 의사학적인 가치가 인정되고 있다.

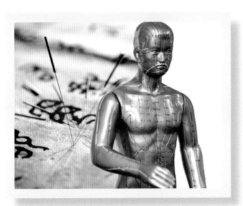
침의 항상성 유지 작용은 효과가 크다.

침의 효과 중 빼놓을 수 없는 것이 체내의 항상성 유지 작용이다. 다시 말해서 외부로부터 우리 몸을 항상 일정하게 유지시켜서 질병으로부터 우리 몸을 방어하거나, 질병 상태에서 이겨낼 수 있는 힘을 부여한다는 것이다. 이 작용을 가장 적절하게 이끌어 내는 기법이 바로 허임이 밝힌 보사법이다. 인체의 기능이 상항진을 사법으로 저하시키고, 인체의 기능이상저하를 보법으로 항진시키는 두 가지 기법이 '기'의 불균형을 조화시키는 침의 효과

중 하나다.

　침의 효과 중 가장 두드러진 것이 진통 작용이다. '생체 내 몰핀'으로 불리는 엔도르핀의 생성을 증가시키기 때문이다. 이밖에 소염 작용과 염증방지 작용을 하며, 부신피질을 자극하여 ACTH(부신피질자극호르몬)나 코티졸 등의 호르몬을 분비시키며, 또 세포에 활력을 주어 새로운 세포를 증식하고 신경 기능을 높인다. 침치료를 하면 침 주위 조직에 음전자가 모이고 그 부근의 조직에는 양전자가 모여서 전위차가 일어나 전류가 흐르게 되어 세포의 전기활성이 왕성하게 된다고 한다. 한편 전류가 흐르면 그것이 침의 끝에 모여드는데, 이때 혈액, 림프, 기타 어떤 질환을 고치는 물질도 함께 흘러와서 병적 긴장을 일으키고 있는 부위에 치료기전을 만든다고 한다.

　이토록 다양하며 놀라운 효능이 침에 있다고 하지만, 침이라고 다 같을 수 없다. 침을 찌르고 빼는 데도 법이 있으며, 환자의 호흡에 어떻게 맞추느냐에 따라 침의 효능이 달라진다. 또한 침을 뺀 후 어떻게 해주느냐에 따라 정기가 빠져 나가지 못하게 할 수도 있고 나쁜 병적 기운이 잘 빠져 나가게 촉진할 수도 있다. 따라서 침의 달인은 침을 다루는 수기법에 능해야 한다. 그야말로 '약손'이 따로 있기 마련이다.

# ● 허준과 양생오난(養生五難)

세상에 장차 큰 변동
이 일어나려면 자연
적 변화나 인위적 변화, 혹은
요언(妖言)들이 나돌기 마련
이라 한다. 백제 말기 의자왕
때에도 그랬다지만, 조선 선조
(宣祖) 임진년에도 그런 요언
이 나돌기 시작했다. 양양, 삼
척, 울진 등 동해안 지대에 개
미가 떼를 지어 바다로부터
밀려 들어와 해안에서 서로
싸우다가 날아갔다느니, 죽산
에서는 돌이 저절로 일어섰다

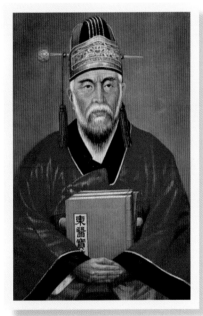

허준(許浚 ; 1539년~1615년)은 조선 중기의 의관·의학자. 《동의보감》의 저자. 생전의 관직은 숭록대부양평군에 이르렀으며, 사후엔 정품 보국숭록대부 양평부원군으로 추증되었다.

느니, 선산에서는 버들잎만한 참새가 까치만한 새끼를 낳았다느니
하는 헛소문이 나돌았다. 또한 3월 보름날 건원릉(健元陵)에서 망제

(望祭)를 지낼 때 봉분에서 울음소리가 들렸다고 하며, 4월엔 경복궁 후원에 괴상한 새들이 떼를 지어 날아와 밤새도록 울고 갔다고 하며, 4월 13일에는 궁중 우물에서 푸른 무지개가 일어나 임금을 쫓아다니며 괴롭혔다는 변괴가 나돌았다고 한다.

그리고 4월 14일 왜적은 10만 여의 대군을 끌고 조선을 쳐들어 왔으니, 이가 곧 임진왜란이다. 전쟁은 살육과 약탈과 도탄을 가져오지만, 한편으로는 명장(名將)을 낳고 의인(義人)과 명신(名臣)을 낳으며, 의학발전의 획기적 계기가 되고, 아울러 명의(名醫)를 낳기 마련이다.

명의 허준(許浚)이 바로 임진왜란과 정유재란의 양대 전쟁 와중에서 태어났다고 단언해도 틀리지 않는 인물이리라.

물론 허준은 임진년 이전에 벌써 왕실에 출입하는 내의원(內醫院)의 의관(醫官)으로서 그의 뛰어난 의학과 의술로 많은 공적을 세워 녹피(鹿皮)나 숙마(熟馬) 등의 상을 여러 차례 받은 바 있다. 왕실의 총애를 두텁게 받는 처지이기는 했지만, 임진왜란 때 허준은 임금이 환궁하는 날까지 하루도, 한시도 임금 곁을 떠나지 않고 임금의 건강을 돌보았기 때문에 환궁과 함께 영예의 가자(加資)를 받았다. 그리고 전쟁 뒤끝에 당연히 따르는 피폐와 참담과 질병의 만연에 개탄한 임금의 명을 받고 이를 타개할 수 있는 간편하고 실용적인 의학서적의 편집에 착수하게 된 것이다.

《의방신서(醫方新書)》라는 새 의서의 편집에는 물론 양예수를 비롯하여 정석, 김응탁, 이명원, 정예남 등이 참여했지만 5년 후 다시 정유재란이 일어나 참여 의학자들이 모두 제각기 흩어지게 되자, 그는 불굴의 의지로 중단 없이 단독으로 이 일을 강행했다. 이런 강행군 속에서도 그는 선조의 어명으로 이미 세조(世祖) 때 만들어진 몇 가지 의서를 우리말로 번역 개편하여《언해구급방(諺解救急方)》,《언해두창집요(諺解痘瘡集要)》등을 저술하여 구급, 두창 및 태산 등에 대한 치료 방법들을 널리 알리는 데 힘써왔다.

그의 공적과 끈기와 학문과 의술이 이러하니 선조는 그를 더욱 아끼어 선조 37년에는 '충근정량호성공신(忠勤貞亮扈聖功臣)'의 벼슬을 내렸고, 2년 후엔 의원으로서 최고 영예인 '양평군보국숭록대부(楊平君輔國崇祿大夫)'라는 어마어마한 벼슬을 내렸다. 한낱 의원에게 양평군이라는 부군(府君)의 호와 보국(輔國)이라는 벼슬을 내렸으니, 당쟁과 모함을 일삼던 당시의 대신들이 가만히 있을 리 없는 일이었다. 그 부당성을 지적하고 개정할 것을 여러 차례 간하니, 마침내 임금도 어찌할 수 없어 그 명을 취소하도록 하고 그의 사후에 다시 보국의 벼슬을 추증(追贈)하도록 하였던 것이다.

총애와 신임과 영예 뒤에는 항상 시기와 모함도 있기 마련이다.

선조 40년 10월 임금의 환후(患候)가 위급하여 종묘사직과 선천에 기도제를 지내고 청심원(淸心元)과 죽력(竹瀝)을 써서 위기를 면하자, 며칠 후 약방에 털옷을 내리어 격려하였다. 그러나 사간(司諫) 송석경은 "성후가 미령하심이 봄으로부터 여름을 지났으니 약을 쓰는 한 가지 일이 지극히 긴중한데 양평군 허준은 신분이 수의(首醫)로서 스스로 자기 의견을 고집하여 가벼이 준제(峻劑)를 쓴 죄는 다

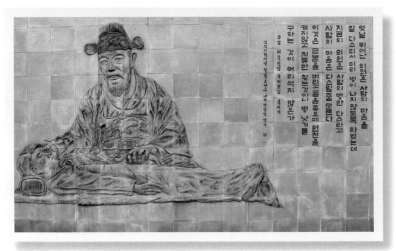

서울특별시 강서구 허준로에 자리한 허준박물관 벽화에 의성 허준 선생이 환자를 진료하는 인자한 모습의 벽화가 있다.

스리지 않을 수 없으므로 직위를 파하고 처단함이 마땅하다"고 아뢰었다. 대사간(大司諫) 유간 역시 "허준의 죄는 온 나라 사람들이 함께 아는 바요, 참으로 한 터럭만큼도 용서할 수 없다"고 했다.

이에 선조는 "대간이 허준을 논죄코자 하는 뜻은 알 수 없거니와, 이는 약을 쓸 수 없게 하려 함이요, 또한 고요히 조섭할 수 없게 하려 함이다. 허준은 별로 맞지 않는 약을 망령되이 쓴 죄는 없다"고 이들의 논계를 오히려 일축하였다.

그러나 다음 해인 선조 41년 2월 1일, 허준은 마지막 집진(執診) 후 선조의 빈천(賓天)을 알리게 되었고, 다음날 사간원과 사헌부가 어의를 나포하여 국문하라는 합계(合啓)를 받고 윤허한 광해군의 명에 따라 구금 신세가 되었다. 그러나 이미 명의의 명성을 듣는 터인지라 곧 풀려나고 광해군의 총애를 받게 된다.

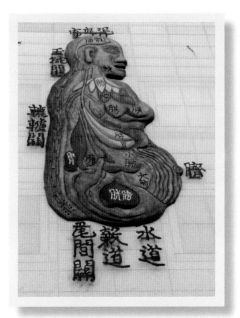

《동의보감》에 기록된 〈장부도〉를 허준박물관 벽화에 표현
하였다.

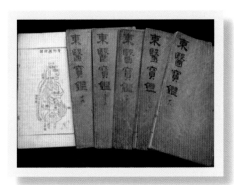

《동의보감(東醫寶鑑)》은 한의학에 대한 임상의학 백과사
전으로서, 1596년(선조 29)부터 편찬하여 1610년(광해 2)에
완성된 의학서이다. 당시 의학을 집대성했다는 평가를 받
고 있다.
허준이 직접 간행에 관여하여 나온 《동의보감(東醫寶鑑)》
의 어제본(御製本)은 국립중앙도서관과 한국학중앙연구
원에 소장 중으로, 각각 국보 319호와 319-2호로 지정되었
으며, 유네스코 세계기록유산으로 등록되었다.

그리고 광해군 2년에 드
디어 16년의 각고 끝에 의
학백과사전을 완성하게 된
다. 내과·외과·잡병(유행
병, 부인병, 소아병 등)·약
물·침구(鍼灸)편 등 다섯
강목(綱目)에 총 25권 25책
으로, 당시까지 전해오는
의학의 집결이라는 뜻에서
동의(東醫)라는 낱말을 처
음 사용하여 책명을 《동의
보감(東醫寶鑑)》이라 붙이
고, 광해군 5년에 첫 간행하
였다.

허준은 《동의보감》 편찬
후, 광해군 7년(1615년) 11
월 최고 영예인 부군의 호
와 보국의 벼슬을 갖고 세
상을 떠났다. 그러나 허준
은 죽었으나 아직도 동양3
국 의학계엔 그의 이름이
살아 숨쉬고 있다.

눈 오는 어느 겨울날 눈길을 그냥 걷고 싶어 했던 인간 허준, 그래서 남산골 납작집에서 다 죽어가는 그 집 외동아들을 사내들 손때가 묻은 장기알을 삶아 먹여 회생시켜 준 이술(異術)의 기인, 그의 《동의보감》엔 현대인들에게도 절실한 이런 교훈도 적혀 있다.

"양생(養生)하고 장수하는 데에는 다섯 가지 어려움[五難]이 있으니, 그 첫째가 명(名)을 내고자 한다든지 이(利)를 억지로 추구하고자 하는 사사롭고 욕된 마음을 버리지 못하는 것이요, 둘째는 사소한 일에도 신경을 쓰고 노하기를 잘하고 너무 지나치게 기뻐함을 버리지 못하는 것이요, 셋째로 언어와 태도가 법도를 벗어남을 삼가지 못하는 것이요, 넷째는 술과 맛있는 기름기 음식을 버리지 못하는 것이요, 다섯째는 정신을 피로케 한다거나 너무 무절제한 방사(房事)를 멀리하지 못하는 것이니, 만일 이러한 어려움을 이겨 지킨다면 정신은 맑고, 도덕은 날로 온전하여 선(善)을 빌지 않아도 복이 따르고 오랜 수(壽)를 누릴 수 있으니, 이것이 양생 즉 장수의 대지(大旨)가 되는 것"이라고.

# 홀과 허홀(許笏)

첫인상 ① 1890년 10월 10일. 조선 해안이 시야에 들어왔다. 가까이 갈수록 당분간 내가 살 이 나라를 비상한 관심을 갖고 바라봤다.

첫인상 ② 전반적으로 볼 때 이런 방법(온돌 입원실)이 좋은 것 같았다. 첫째 이유는 환자들이 조선 사람이기 때문이다. 그들은 서양식 침대는 매우 춥다고 생각한다. 둘째는 환자가 침대 밖으로 떨어질 염려가

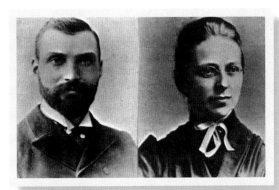

〈왼쪽〉 제임스 홀(William James Hall,1860~1894 / 〈오른쪽〉 로제타 홀 (Rosetta Sherwood Hall : 1865~1951))

없다. 방 전체가 하나의 침대나 마찬가지니까. 셋째는 온돌방은 청결하여 소독하기가 매우 쉽다. 마지막으로 자선병원의 입장으로는 좀 말하기 곤란한 이유지만 아주 경제적이란 점이다.

첫인상 ③ 우리는 그 집(왕진 간 집)에서 일을 시작하기 전에 앉아서 뭘 먹어야 했다. 만일 음식을 거절하면 실례를 범하는 것이 된다. 나는 조선 사람들이 매우 좋아하는 김치라는 음식을 맛보았다. 이것은 양배추를 소금에 절인 독일음식인 사우어크라우트를 연상시켰다. 빨간 고춧가루가 들어 있어 대단히 매워 조금밖에 맛보지 못했다.

첫인상 ④ 위패는 밤나무 판을 두 겹 붙여서 만든 것인데, 나무로 만든 받침대 위에 세워져 있었고, 죽은 사람의 이름이 적혀 있다. 패의 왼쪽에는 작은 구멍이 뚫려 있어서 혼령이 이곳을 통하여 들어온다고 한다.

첫인상 ⑤ 여성들에게는 정중하게 대하는 것이 이 나라의 관습이지만, 자기 가족 이외의 다른 여성에게 말을 걸거나 쳐다보는 것은 나쁜 태도로 간주된다. 아직도 조선에서는 여자들은 혼(魂)도 없고 이름을 지닐 가치가 없는 존재라고 믿는다.

첫인상 ⑥ 서울에는 넓은 거리와 좋은 건물이 몇 채 있지만 전체적으로 볼 때 이 도시는 내가 본 도시 중 가장 더럽고 보잘것없다. 거리의 더러움은 말하지 않는 게 좋을 정도다.

첫인상 ⑦ 이 두 소녀(일본 소녀와 조선 소녀인 점동이)를 훈련시키는 것은 나를 돕는 데만 쓰자는 게 아니다. 그들의 시야를 넓혀 장래에 쓰일 수 있는 사람이 될 수 있게 돕고자 하는 것도 목적의 하나이다.

첫인상 ⑧ 먼저 내 몸에서 피부를 떼어낸 다음 환자의 몸에서 필요한 피부를 떼어내려고 했지만 환자는 나의 의도를 전혀 알아차리지 못했다.

첫인상 ⑨ 선교 사업에 있어서 어쨌든 의술은 대단한 도움이 된다고 본다. 그래서 미력한 나로 하여금 이러한 방법으로 하나님을 위해 봉사할 수 있게 허락하여 주신 데 대해 마음속 깊이 감사를 드린다.

이상은 미국 감리교 해외선교회에서 조선의 여성전용병원에서 근무할 의료 선교사로 파견된 닥터 로제타 셔우드 홀(Rosetta Sherwood Hall)이 약 31m나 되는 두루마리에 적어 뉴욕의 가족에게 보낸 첫인상을 적은 편지를 발췌한 것이다.

그녀는 첫인상 ①에서와 같이 1890년 조선에 와서 조선에서는 첫 번째인 여자학교 이화학당(梨花學堂)과 한 장소에 위치하고 있던 여성전용병원에 부임했다. 병원은 정통 조선식 기와단층의 구조를

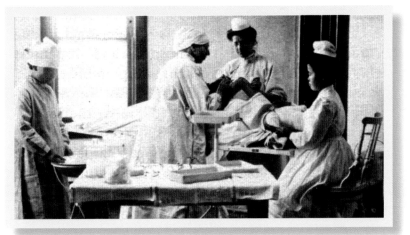

로제타의 수술 모습.

약간 고쳐 충분히 넓은 대기실과 약국, 진찰실, 수술실, 세탁장 등이 만들어졌고, 첫인상 ②에서와 같이 온돌로 된 입원실이 협소하지만 5개나 있었다.

그녀는 이 병원에서 약 4년 동안 근무하면서, 그동안 닥터 윌리엄 제임스 홀(William James Hall)과 결혼하였고, 서우드 홀(Sherwood Hall)이란 사내아이를 낳았는데, 이 아이가 조선에서 태어난 최초의 서양인이었다. 또 그녀는 첫인상 ③에서와 같이 신기하기만 하던 조선의 음식에도 익숙해져서, 쌀밥과 메밀묵을 아침식사로 즐길 정도가 되었다. 비록 결혼한 사이라 해도 그녀는 많은 시간을 홀로 보냈다. 남편 닥터 홀이 평양 선교기지 개척의 임무를 띠고 네 번씩이나 모험의 여행길에 올라야 했기 때문이다. 이 길은 많은 시련과 위험과 모진 고통의 길이었다. 그 당시는 아직도 첫인상 ④와 같이 조선 특유의 속신(俗信)이 뿌리박혀 있을 뿐 아니라, 내지(內地)에서는 외국인이 거주할 수 없다는 금령(禁令)이 발표 중이었고, 기독교 포교자는 사형에 처하던 시절이었다.

그러나 닥터 홀은 "만일 하나님이 한 사람을 희생시켜서 이 도시의 문을 여실 생각이라면, 나는 그 희생자가 되기를 피하지 않겠다"는 일념으로 선교기지를 개척하였고, 그 결과 그녀도 여성전용병원, 동대문 밖 새 진료소(현 이대병원), 이화학당의 의학강의 등에서 손을 떼고 아들과 조수들을 이끌고 평양으로 이주했다. 그녀는 바로 평양 땅을 밟는 최초의 백인여자였던 것이다.

몰려든 군중의 호기심만 이들을 기다리는 것이 아니었다. 구타,

투석, 구금, 사형의
위협 등을 홀의 가족
과 조수들이 당하면
서도, 그녀와 남편은
성문 옆 한옥에서 진
료를 시작하였다. 진

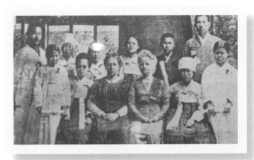

평양 광혜여의원(앞줄 왼쪽에서 세번째가 로제타 홀 여사)

료와 함께 선교를 벌이며, 한 신자의 맹인인 어린 딸 오봉래에게 교
육을 시켰고, 한편으로는 호기심 많은 군중들에게 자신을 구경시키
는 일도 해야만 했다. 안경을 쓴 야무지고 지성적인 29세의 미모 여
의사였기에, 관심은 더욱 고조되었을 것이다.

그러나 동학란과 그에 연관된 청일(淸日)전쟁의 고조로, 그들은

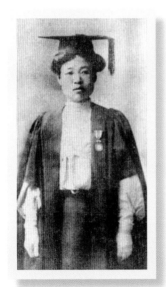

김점동(에스더 박)

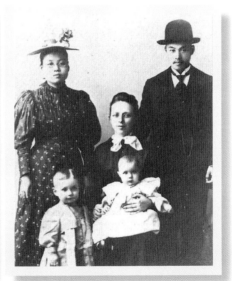

(왼쪽 위부터) 박에스더, 박유산, 로제타 홀 박사와 그의 아이
인 셔우드, 이디스

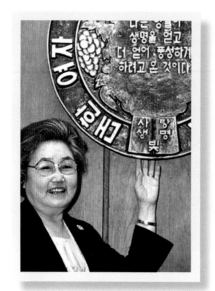

만 1년 만에 평양을 떠나 서울로 돌아와 진료에 임했다. 전쟁이 끝나자 남편은 선교기지의 재구축 목적으로 다시 평양에 갔다가 과로와 비위생적인 환경으로 말라리아와 발진티푸스에 이환되어 겨우 서울로 후송되기는 했지만, 다시 깨어날 수 없었다.

첫인상 ⑥에서와 같이 조선 제일의 도시 서울이 그토록 더러운데, 전쟁 후의 평양이야

명동에 있는 YWCA연합회 건물은 '박에스더기념관'이라고도 불린다. 기념관 건물 1층 현관에 있는 기념 동판 앞에 서 있는 박에스더 선생

말해 무엇하겠는가.

그녀는 한강변 양화진에 남편을 묻고 곧 뉴욕의 친정으로 돌아갔다. 첫인상 ⑦에서와 같이 조수로 훈련시키던 점동이와 그녀의 신랑 박유산도 함께 가서, 점동이를 의과대학에 진학시키니, 바로 점동이가 최초로 서양의학을 공부한 한국인 에스더 박(朴)이다.

뉴욕 친정생활에서도 그녀는 쉬지 않았다. 평양에 남편을 기념하는 '홀 기념병원'을 세웠고, 남편의 생애를 편찬한 작품을 출판하고, 유복녀 에디스 마거리트를 출산하는 등 부산한 생활을 계속하였다. 그러다가 3년 만에 다시 조선으로 나와 보구여관(保救女館)에서 진료하다 다음해 평양으로 다시 이주했다. 평양에 온 지 20여 일만에

그녀는 만 세 살밖에 안 된 딸을 여읜다. 오염된 식수원으로 이질에 걸려 세상을 뜬 것이다.

그녀의 슬픔은 대단했으나 좌절할 수 없었다. 그녀는 여성병원인 광혜여원(廣惠女院)을 세우고 아동병원인 '에디스 마거리트 어린이 병동'을 신축했다. 이것은 우리나라 최초의 소아과병원이며, 평양에서는 최초로 건축된 이층집이었다. 그리고 물탱크 저수장을 만들어 다시는 수인성(水因性) 질환으로 딸의 생명처럼 귀중한 인간들의 목숨을 앗아가지 못하게 했다.

그녀는 맹인 오봉래에게만 교육시키던 것을 늘려, 최초로 한글 점자책을 만들고, 최초의 맹인학교를 설립하여 많은 맹인들을 전문적으로 교육시켰다. 특히 첫인상 ⑤와 같이 천시와 차별과 학대를 받는 조선 여성의 인권을 위해 활동하며, 또 이를 위한 여성 교육도 실시했다.

43년 간 조선에 헌신하던 그녀는 은퇴하여 뉴저지의 한 양로원에서 여생을 보내다가, 양로원에 퍼진 독감을 치료하던 중 병균에 감염되어 1951년 4월 5일 여든다섯 살로 세상을 떠났으며, 그녀의 시신은 화장되어 남편과 딸과 손자가 묻힌 한강변에 같이 안장되었다.

첫인상 ⑧과 첫인상 ⑨에서와 같이 그녀는 자기의 살을 에면서 하나님이 그녀에게 부여해 주었다고 믿는 의술로 봉사하고 사랑을 베풀며 한 생애를 마쳤다. 그녀의 한국이름은 허홀(許笏)이다. 참으로 위대하다.

# ● 화제와 맥박 이상

화제(和帝)는 후한 (後漢)의 제4대 임금 이었다. 열 살밖에 안 된 어린 나이에 즉위했기 때문에 두태후(竇太后)가 섭정했고, 두씨의 외척이 극악하게 세도를 떨치는 것을 감수해야 했다. 그러던 중 화제가 분연히 용단을 내려 환관의 세력을 이용하여 두씨 세력을 물

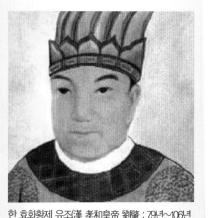

한 효화황제 유조(漢 孝和皇帝 劉肇 ; 79년~106년, 재위 88년~106년)는 후한 제4대 황제.

리쳤다. 그리고는 왕권의 확립과 정치적 안정을 꾀했다. 그렇지만 두씨 세력을 물리친 환관들의 지나친 득세로 화제는 자신의 뜻이 물거품이 됨을 겪어야 했다. 이후로는 외척과 환관의 끝없는 정쟁(政争) 속에서 화제는 그냥 방관할 수밖에 없는 처지가 되고 말았다.

이런 세력 다툼의 와중에서 말단관직이라고 어디 인품과 능력에

따라 등용시켰겠는가. 신진
세력들은 수문장을 비롯해
서 한낱 심부름꾼들까지도
화제와 전혀 교감도 없이 자
기 세력의 동조자 일색으로
등용시킬 지경이었다. 하물
며 한 나라에 한 명뿐인 태의
(太醫)를 비롯하여 4명에 불
과한 약승(藥丞)과 방승(方
丞)을 어찌 자기 세력들이 독

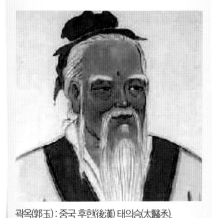

곽옥(郭玉) : 중국 후한(後漢) 태의승(太醫丞).

식하도록 하지 않았겠는가. 그래서 당시의 태의였던 곽옥(郭玉)에 대
해서도 사람들은 좋지 않은 입방아를 찧어대곤 했었다. 더구나 곽옥
은 어부 출신에 불과한 신분이었으니 구설이 만만치 않았다.

그러나 곽옥은 귀신이 곡할 만큼 정교한 의술을 바탕으로 출세한
명의였다. 그의 의술이 얼마나 뛰어났는지를 가늠할 수 있는 좋은
예가 있다. 임금인 화제가 어느 날 손목이 부드러운 신하 한 명과
아름다운 여자 한 명을 방안에 숨기고 각각 한쪽 손목에 실을 매게
하고는, 그 실을 방 밖에 앉은 곽옥에게 건네주면서 진맥을 명하였
다고 한다. 진맥을 마친 곽옥은, 왼쪽은 음(陰)이요 여자 맥상이고,
오른쪽은 양(陽)이요 남자의 맥상이라, 이같이 이상한 맥상으로 보
아 이인(異人) 같으므로 그 이유를 모르겠노라고 아뢰었다고 한다.
맥진의 오묘함을 절감케 하는 이야기이다.

맥을 보는 것은 이만큼 정교해야 한다. 그래서 의사는 모름지기 첫째로 마음을 안정하고 정신을 모아야 하며, 둘째로 딴 생각은 다 잊어버리고 그릇된 생각을 하

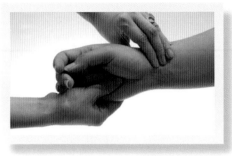

맥진(脈診) : 맥박의 진단

지 않아야 하며, 셋째로 숨을 고르게 쉬어 기를 안정해야 한다고 옛 의서는 가르치고 있다.

'맥(脉)'이라는 글자는 달 '월(月)'자와 길 '영(永)'자를 합쳐서 이루어진 글자다. 맥이 고르고 힘이 있어야 오래 살 수 있다는 뜻이다. 숨을 한 번 내쉴 동안에 맥이 두 번 뛰고, 숨을 한 번 들이쉴 동안에도 역시 두 번 뛰며, 숨을 내쉬고 들이쉬는 동안에는 맥이 다섯 번 뛰는데 간간이 길게 한숨을 쉴 수 있는 것을 정상적인 맥이라고 한다.

그런데 맥이 고르지 않고 정상이 아닐 때가 있다. 병적인 맥인데 27가지가 있다. 그 중에는 맥이 오고가는 것이 빠르면서 때로 한 번씩 멎었다가 다시 뛰기도 한다. 이를 '촉맥(促脈)'이라고 한다. 맥이 뛰다가 멎었다가 다시 뛰는 경우도 있다. 이를 '대맥(代脈)'이라고 한다. 또 한 번 숨 쉴 동안에 여섯 번 뛰는데, 맥이 오가는 것이 짧고 급한 경우가 있다. 이를 '삭맥(數脈)'이라고 한다. 요즘말로 맥이 빨라서 1분 동안에 100회 이상 뛰는 것을 '빈맥'이라 하고, 맥이 규칙적

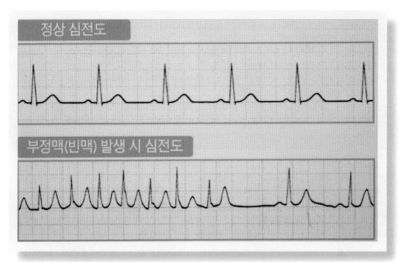

정상 심전도와 부정맥(빈맥) 발생 시의 심전도 그래프

으로 고르게 뛰지 않는 것을 '부정맥'이라고 한다. 그리고 이 두 가지를 겸한 상태를 '빈맥성 부정맥'이라고 한다.

심장은 스스로 지니고 있는 자동능력에 의해 규칙적인 속도로 자극을 일으키고 있으며, 동(洞)결절에서 일어난 이 자극은 일정한 전도 통로를 통해 일정한 속도로 전달되어 심실에 수축을 일으켜 심장에 일정한 박동이 일어나는 것인데, 이때 어떤 원인에 의해 동결절의 이상으로 일어난 빈맥은 '동성(洞性) 빈맥'이며, 그렇지 않은 것은 '발작성 빈맥'이라고 한다.

맥이 고르지 않으면 가슴 두근거림이 자주 나타날 수 있다. 숨도 가빠오고 어지럽기도 하며, 심하면 가슴에 통증이 오며 식은땀을 흘린다. 증세가 악화하면 의식이 혼미해지며 경련이 일어나거나 사망할 수도 있다. 흔히 '돌연사'라고 불리는 급사는 대부분이 심실세동

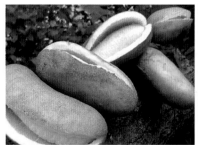
연복자(으름덩굴 열매)

연자(연꽃씨)

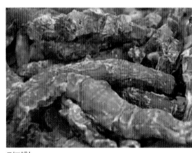
건지황

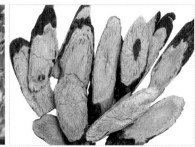
감초

및 심실성 빈맥에 의해 일어난다.

맥이 고르지 않은 것은 주로 심장질환일 때나 고혈압증·갑상선 기능항진증·만성폐쇄성폐질환 등일 때 나타난다. 그러나 기질적 병변이 없이 기능적인 것이 원인이 될 수도 있다. 따라서 원인 질환을 찾아 개선해야 하지만 지나친 스트레스를 피하고 적절한 휴식과 충분한 수면, 규칙적이면서도 가벼운 운동을 해야 한다. 그리고 커피나 술, 담배 등을 자제해야 한다.

《동의보감》에는 심장을 돕고 맥을 고르게 하는 데 도움이 되는 단방을 소개하고 있다.

첫째가 감초다. 맥이 고르지 않을 때 쓰는 가장 대표적인 처방으로 알려진 「자감초탕」의 주재료가 감초이듯이, 감초는 맥이 고르지 않으면서 가슴이 두근거리는 것을 다스리는 묘약이다. 《동의보감》에는 "볶은 감초 80g을 물 3되에 넣고 달여 절반이 되면 세 번에 나누어 마신다,"고 했다.

둘째로 맥을 고르게 하는 데에 좋은 식품으로는 연복자(燕覆子)가 좋다. 으름덩굴의 열매다. 맛도 좋다. 연자(蓮子)도 좋다. 연꽃의 열매다. 달여서 먹거나 껍질을 벗겨 말려 가루로 내어 죽을 쑤어 늘 먹으면 좋다. 강정효과까지 대단하다.

셋째로 맥을 고르게 하고 혈맥을 잘 통하게 하며 보하는 약재로는 건지황(乾地黃)이 좋다. 알약을 만들어 먹는다. 석고(石膏)도 좋다. 석고는 특히 빈맥을 다스리는 효과가 뛰어나다. 1일 8~12g을 물 500cc~700cc 로 끓여 반으로 줄여 하루 동안 나누어 마신다.

# 화타와 오금희(五禽戲)

관우(關羽)는 대춧빛 얼굴에 아름다운 수염을 나부끼며 청룡도를 휘두르는 의리의 명장으로 잘 알려진 인물이다. 어느 날, 관우가 번성을 에워싸고 공격해 들어갈 때다. 500의 궁노수들이 한꺼번에 쏘아대는 화살을 막아내지 못하고 그만 오른팔에 화살을 맞고 말

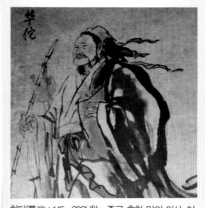

화타(華佗 ; 145~208년)는 중국 후한 말의 의사. 이름은 부(尃), 자는 원화(元化).

에서 떨어진다. 양아들 관평(關平)이 관우를 구해 진채에 돌아와 의원을 불러 팔에 꽂힌 화살촉을 뽑았으나, 화살촉에 발라진 오독(烏毒)이 이미 뼛속으로 스며들고 있었다. 그대로 두면 팔을 영영 쓰지 못하게 될 상황이다. 이때 강동에서 조각배를 타고 관평을 찾아온 사람이 있었다. 머리에는 방건을 쓰고 몸에는 헐렁한 옷을 걸치

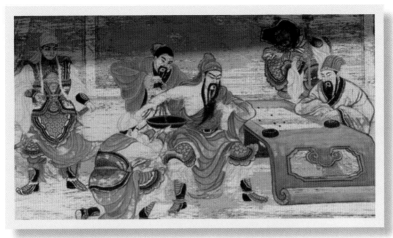
관우의 상처를 치료하는 화타. 관우는 뼈를 갉아내고 독을 빼는 치료를 받으면서도 태연하게 바둑을 두었다고 한다(중국벽화 중에서).

고 팔에는 푸른 보따리 하나를 꿰찬 노인이었다. 그가 바로 명의 화타(華佗)였다. 강동에서 지난날 동오의 주태(周泰)를 치료해 줬던 화타가 오늘은 천하의 영웅인 관우가 독화살을 맞아 괴로움을 겪고 있다는 것을 알고 그것을 고쳐주려고 먼 뱃길을 마다하지 않고 찾아온 것이다. 화타는 든든한 기둥을 세우고 거기다가 쇠로 된 고리를 박고, 그 쇠고리에 관우의 다친 팔을 끼우고 온몸을 동아줄로 꽁꽁 묶은 뒤 수술해야 한다고 했다. 그러자 관우는 껄껄 웃으며 그럴 것까지 없다 하고는 술을 마시며 마량(馬良)과 바둑을 두면서 수술을 받았다.

중국에서는 이미 기원 전 3,000년경에 유부(兪跗)라는 명의가 수술을 행한 적이 있지만, 후한 말기의 명의 화타가 나타나 당시의 의학지식으로는 상상을 불허할 외과수술을 감행하여 세인을 놀라게

만들었다. 화타는 자를
원화(元化)라 하며 패
(沛)나라 초군(譙郡) 땅
의 사람이다. 그는 「마비
산」이라는 마취약을 사
용하여 마취시킨 뒤 수
술을 행했다. 무릎의 종
양 따위는 대수롭지 않

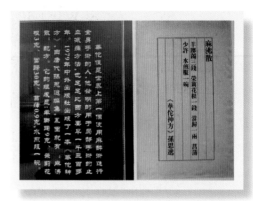

「마비산」의 내용(화타사당).

은 수술로 여겼고, 요사이 표현으로 천공성화농성 복막염으로 사경
에 이른 18세의 어여쁜 처녀, 정비(靖妃)의 복부를 절개하여 병소를
적출해 내고 장을 꺼내 약탕으로 씻고 실로 봉합하는 최초의 복부
절개수술마저 성공시켰던 명의였다.

그런 명의 화타가 조조(曹操)를 만난 적이 있다. 조조는 화타에게
두통으로 너무 심한 고통을 받고 있으니 고쳐달라고 했다. 조조를
진찰한 화타가 말했다.

"대왕의 머리가 그토록 아픈 것은 머릿속에 바람이 일기 때문입
니다. 병의 뿌리가 골을 싸고 있는 주머니 안에 있어 바람기를 걷어
낼 수 없으므로 약으로는 고칠 수 없습니다. 다만 한 가지 방법은
마취약을 드신 후 잠드신 뒤에 날카로운 도끼로 머리를 쪼개 그 안
에 있는 바람기를 걷어내는 수밖에 없습니다."

이 얼마나 끔찍한 소리인가. 조조는 이놈이 나를 죽이려 하는구
나 하고 의심하여 화타를 옥에 가두게 했다. 옥에 갇힌 45일째 되는

날 화타는 사약을 받는다. 신기
에 가까운 그의 의술을 시샘하
는 조조 휘하의 전의 웅립 등이
조조에게 화타를 살려둬서는
안 된다고 모략질을 한 결과였
다. 사약을 마실 찰나에 오보라
는 화타의 제자가 달려와 전하
는 말은, 사모님인 정비께서 독
약을 먹고 자결했다는 것이다.
최초의 복부절개수술로 천공성
화농성 복막염을 수술 받고 회
생했던 그 어여쁜 처녀 정비,

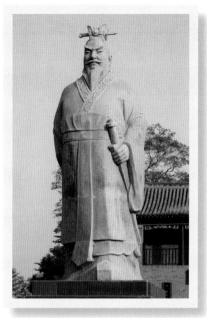
조조의 동상

치료 후 서로 사랑하게 되어 결혼한 그 어여쁜 정비가 자결하다니!
백 살의 나이에도 동안 그대로 양 뺨이 발그스레한 화타, 그의 두 뺨
에 눈물이 흐르며, 독약의 잔을 마신다. 한시라도 빨리 정비의 뒤를
따르려고.

그렇다면 화타가 백 살의 나이에도 동안을 유지할 수 있었던 비
결은 무엇이었을까? 그 비결은 도인법의 하나인 〈오금희(五禽戲)〉
를 꾸준히 실행했던 것이다. 오금희는 바로 화타가 창안한 체조법
이다.

《삼국지》「화타전」에 이런 기록이 있다. "옛날 선도인들은 장생불
사를 위해서 도인법을 실행했으니 이는 마치 곰이 앞발을 들고 나

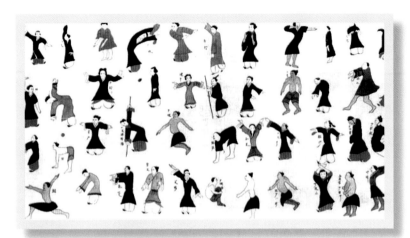

신의(神醫) 화타가 창시하였다고 하는 〈오금희〉는 양생법으로써 2,000여 년의 역사를 지니고 있다. 약 2,000년 전쯤의 한나라 초중기의 고분인 마왕퇴에서 다양한 건강양생법의 동작을 기록한 도인도(導引圖) 가 발굴되었는데, 고식화타오금희의 동작과 동일한 그림들이 많다.

무에 기대어서 호흡하듯이 하거나, 올빼미가 몸을 움직이지 않고 머리만 돌리듯 하고 허리와 몸을 이끌고 당기고 해서 모든 관절을 운동시켜 늙지 않도록 했으니, 나에게도 이와 같은 뛰어난 방법이 있다."고. 화타는 자신에게도 이런 비법이 있다고 했다. 동물의 특성을 본떠서 창안한 운동법이 있다는 것이다. 화타의 이 운동 비법을 '오금희'라고 한다.

다섯 가지 동물의 희롱하는 모습을 본받아 만든 이것을 《삼국지》 「화타전」에서는 이렇게 설명하고 있다. "오금희의 첫째는 호랑이요, 둘째는 사슴이요, 셋째는 곰이요, 넷째는 원숭이요, 다섯째는 날짐승이다. 내가 이 다섯 가지 동물의 희롱하는 모습을 본받아 그대로 운동하였더니 언제나 병들지 않았고 다리가 튼튼하여 걷는 데도 불편함이 없었다. 어찌 선도인들의 도인법에 못하다 하겠는가."라고.

오금희는 세계에서 가장 오래된 체조다. 기를 몸 전체의 구석구석까지 스며들게 하여 원활한 기의 순환을 방해하는 체내의 폐색부를 개방시켜서 신체의 불균형을 교정하고, 불필요하고 해로운 부분을 제거함으로써 신체를 강건케 하며, 조직의 노화를 방지함은 물론 질병을 치료하는 것을 목적으로 하는 체조다.

하지만 구태여 어떤 동물인가를 가릴 필요가 있겠는가. 고양이든 뱀이든 호랑이든 곰이든 기린이든 상관없지 않겠는가. 고양이는 경쾌한 도약이 특징이다. 뱀은 전방위의 방어와 공격에 몸을 비튼다. 호랑이는 사냥감을 덮치기 전에 전신을 수축시켰다가 용수철처럼 튀어 오른다. 기린은 높은 나무에서 잎을 따먹으려고 온몸을 늘린다. 곰은 동면할 때 몸을 구부려 좁은 나무구멍에 들어간다. 즉 체조의 기본은 여기에 있는 것이다. '신(伸 ; 늘린다), 축(縮 ; 줄인다), 염전(捻轉 ; 비튼다), 굴절(屈折 ; 구부린다), 도약(跳躍 ; 뛴다)'의 5가지가 체조의 기본인 것이다. 이 기본만 따르면 모든 내장, 근육, 신경에 유효한 역할을 해서 저하 직전의 몸 상태를 회복할 수 있다. 이러한 체조를 '도인(導引)'이라고 한다. 일종의 신축(伸縮) 양생법이다. '도인'은 이처럼 간단한 방법으로 최대의 효과를 얻는 것이다. 그러니까 '생명의 경영술'인 셈이다. '도인'을 계속하면 내재해 있던 강인한 생명력이 힘차게 머리를 쳐들고 체내 자연치유력이 왕성해져서 내외부의 온갖 것이 개선될 것이다.

# ● 환공과 마음의 병

제(齊)나라 환공(桓公)은 춘추시대에 최초의 패자(覇者)였다. 환공을 이렇게 만든 이는 제갈량(諸葛亮)과 함께 중국의 2대 재상으로 불리는 관중(管仲)이다. 관중은 원래 환공과 뜻을 같이 했던 인물이 아니다. 그 극적인 사연은 이렇다.

망나니 양공(襄公)이 사촌동생 공손무지(公孫無知)의 손에 죽자 양공의 배다른 두 형제 중 형뻘인 규(糾)는 사부 관중을 따라 노(魯)

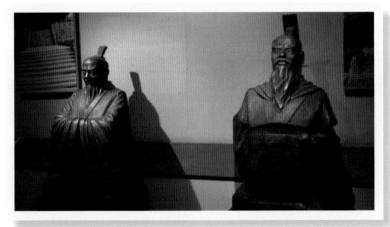

관중(왼쪽)과 제환공(오른쪽)의 조각상.

나라로 피신하고, 동생뻘인 소백(小白)은 사부 포숙아(鮑叔牙)를 따라 거(莒)나라로 피신했는데, 공손무지가 대신 옹름(雍廩)에게 살해되어 제나라의 왕위가 비게 되었다. 규와 소백은 서로 먼저 제나라의 수도 임치(臨淄)에 입성하여 군주가 되려고 서두르는데, 이때 관중은 임치로 향하는 소백에게 활을 쏘았고, 소백이 죽은 줄 알고 규와 관중은 방심을 하였다. 그러나 허리띠에 화살을 맞아 살아난 소백은 죽은 척하다가 서둘러 임치에 먼저 입성하여 왕위에 오르니, 소백이 바로 환공이다. 그러니까 관중은 환공의 손에 죽어 마땅한 자였다. 그런데도 환공은 관중을 재상으로 중용했다. 천하의 패자가 되려면 마땅히 관중을 중용해야 한다는 포숙아의 충고에 따른 것이다. 관중을 천거한 포숙아는 관중 밑에서 그를 보필하였다. 이렇게 하여 관중과 포숙아의 우정은 지금도 '관포지교(管鮑之交)'로 일컬어지고 있다. 하지만 환공의 통 큰 혜량도 역사에 기릴 만한 용단이라 하겠다. 여하간 환공은 관중에 의해 패자로서 열국의 제후와 9회에 걸친 회맹을 하는 등 위세등등하게 나라를 부강시켰다.

어느 날 이야기를 하자. 환공은 관중과 함께 늪가를 거닐었다. 헌데 놀랍게도 환공은 귀신을 보았다. 관중에게 뭔가 보지 않았냐고 묻자, 관중은 아무것도 못 보았단다. 그날부터 환공은 병이 났다. 바깥출입도 못하고 뭔가 웅얼웅얼, 마치 홀린 사람 같았다. 이때 고오(告敖)라는 자가 말하였다. "귀신은 분명 존재한다. 그러나 어찌 귀신이 산 자를 상하게 할 수 있겠는가. 환공 스스로 자상(自傷)한 것이다. 무릇 한이 쌓이면 흩어내기 어렵다." 라고 하였다. 그러면서

"기가 위로 솟아 내리지 않으면 화를 내어 풀 수 있고, 기가 아래에 맺혀 오르지 못하면 잊게 하여 풀 수 있지만, 위도 아니고 아래도 아니고 몸 가운데 마음에 맺히면 병이 된다(上而不下, 則使人善怒, 下而不上, 則使人善忘, 不上不下, 中身當心, 則爲病)"고 했다. 그러니까 환공의 병은 귀신의 장난이 아니라 환공 자신의 마음의 병이라는 말이다.

《동의보감》에 이런 말이 있다. "어떤 부인이 밤에 도둑을 당하여 놀라고 난 후부터 조금만 소리가 나도 놀라 까무러쳐서 인사불성이 되었다. 의사가 마음의 병으로 치료했으나 효험이 없었다"고. 마치 환공과 다를 바 없는 병이다. 《동의보감》은 그러면서 다음과 같이 설명하고 있다. "놀람은 밖으로부터 받아 마음속으로 들어오는 스트레스요, 무서움은 마음속으로부터 느껴 밖으로 표현되는 감정이다. 따라서 놀람은 스스로 모르지만 무서움은 자기 자신도 알고 있다. 담력이 있어야 용감하게 되는데 놀라면 담력이 손상된다. 그래서 결국 부인을 책상 앞 의자에 두 손을 올려놓게 하고 책상을 몽둥이로 쳐서 깜짝 놀라게 하기를 거듭하였더니 차차 놀라지 않게 되어 나중에는 밤에 창문을 두들기는 데도 모르고 깊은 잠을 자게 되었다" 얼마나 희한한 치료법인가!

그러나 이러한 행동요법만으로 다 고쳐지지 못하는 것이 마음의 병이다. 그래서 《동의보감》에는 이렇게 말하고 있다. 정말 가슴에 새겨둘 말이다. "모든 마음 속 의심이나 걱정, 생각, 모든 망념, 모든 불평을 제거해야 한다. 세상만사 모두 공허요, 종일 이루어 놓았다

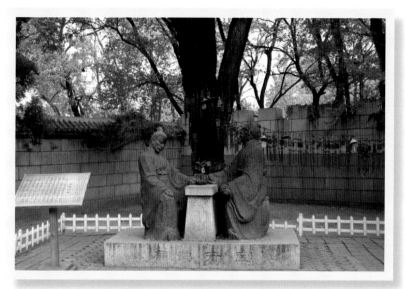
편작행의

는 것도 모두 망상이요, 내 몸도 알고 보면 모두 헛된 환영이요, 길흉화복 모두 본시 없는 것이요, 생사 모두 일몽이라. 한 번 깨닫고 나서 이를 알면 마음이 자연히 청정해져서 질병도 자연히 낫게 된다. 이렇게 되면 약이 입에 이르지 않았는데 병은 이미 잊은 것이 되니, 참된 이가 도에 가깝게 함이 이런 것이다'라고.

이제 환공의 죽음에 대해 이야기하자. 관중이 살아 있을 때만 해도 나라를 부강케 했던 환공은 관중이 죽자 정사에 게을리하면서 향락에 빠졌다. 술과 여자와 음악과 사치로 허송했다. 그러던 어느 날이다. 명의 편작(扁鵲)이 환공을 뵙는다. 《사기(史記)》「편작창공열전」편에 의하면, 이날 편작은 "임금에게는 병이 있어 피부에 머물러 있습니다. 치료하지 않으면 안으로 깊이 침노할 것입니다"라고

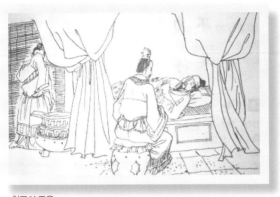
환공의 죽음

한다. 환공은 "과인에게는 병이 없소"라고 한다. 편작이 물러가자 환공은 좌우를 둘러보며 "이익을 탐하는 것도 정도가 있어야 한다. 저 의사는 병도 없는 자를 병자라고 하여 벌이를 하려고 든다"고 하였다. 닷새 뒤에 편작은 환공을 또 뵙고 "임금에게는 혈맥 안에 병이 있습니다. 치료하지 않으면 두려운 일이 있을 것입니다"라고 한다. 이 말에 환공은 또 "과인에게는 병이 없소"라고 한다. 편작이 물러가자 환공은 역시 개운치 못한 얼굴을 한다. 다시 닷새 만에 편작은 환공을 또 뵙고 "임금에게는 위장 사이에 병이 있습니다. 치료하지 않으면 더 깊이 들어갈 것입니다"라고 한다. 환공은 이 말에 응하지 않고 편작이 물러가자 더욱 못마땅한 표정을 한다. 다시 또 닷새 뒤에 편작은 환공을 뵙는데, 이번에는 뵙는 것만으로 물러나온다. 환공은 사람을 보내어 그 이유를 물으니 편작이 말한다. "병이 피부에 그쳐 있을 동안에는 탕약과 외약만으로 들으며, 그것이 혈맥에 있게 되면 쇠침과 돌침으로 치료하지 않으면 안 되며, 그것이 위장에 있게 되면 그래도 탕약으로 들을 수 있으나, 골수에 있게 되면 운명을 맡은 신으로도 어떻게 하는 수가 없습니다. 임금의 병은 이제 골수에 들어가 있습니다. 그래서 나로서는 치료하시라는 말을 할 수가 없습니다." 라고 한다.

그렇다면 환공은 어떻게 되었을까? 과연 닷새 만에 환공은 병이 나기 시작했다. 그래서 사람을 보내 편작을 불렀으나 그는 벌써 달아난 뒤였다. 환공은 마침내 병으로 죽었다.

정말 골수에까지 병이 번져 죽었을까, 아니면 편작의 집요한 세뇌로 환공 스스로 귀신을 보고 병이 들었을 때처럼 자상(自傷)에 의한 마음의 병으로 죽었을까? 《사기》의 사마천은 환공이 교만하여 치료 시기를 놓친 게 사인이라 했지만, 글쎄…….

# ● 황도연과
《방약합편(方藥合編)》

의료인이 아닌데도 의술과 의학에 관심을 갖고 연구 노력하여 훌륭한 공적을 남긴 예는 매우 많다. 삼국시대부터 조선시대까지는 그런 예가 더더욱 많아, 임진왜란 때 영상이던 유성룡(柳成龍)은 평소 의학, 특히 침술에 관심이 있어 선조(宣祖)가 침치료를 받을 때 의원과 동참하였고, 때론 임금 앞에서 침술의 이론과 침의 유사무보론(有寫無補論)을 강론하였으며, 말년에 전문의서인 《의학입문(医學入門)》에 기재된 침구의 경혈(經穴)들을 도표로 요약하여 알기 쉬운 《침경요결(針經要訣)》을 편찬하기도 했다. 《성호사설(星湖僿說)》의 저자로 유명한 숙종 때의 이익(李瀷)도 당시 중국에

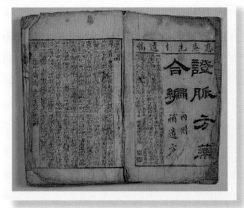

《방약합편(方藥合編)》

와 있던 독일 선교사 아담 샬의 번역서인《주제군징(主制群澂)》을 인용하여 우리나라에서는 처음으로 서양의학의 생리설을 소개했었다. 그 후 학자였던 박연암(朴燕岩)이나 정다산(丁茶山)·이규경(李圭景)·최한기(崔漢綺) 등이 서양의학 관계의 서적을 인용, 번역하여 발표함으로써 일반 의료인들도 이런 지식에 관해 차차 흥미를 갖게 되었다.

그러나 이런 파이오니어들은 일반 의료인과 달리 연구에만 힘쓸 뿐 술업(術業)에는 종사하지 않았다. 영리적 상업 행위는 천박한 것으로 여겼기 때문이다.

이들 중 고관의 권신

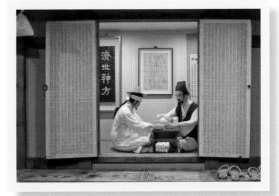

약방

(權臣)들을 제외하고 의학지식을 가진 선구자들을 유의(儒醫)라 불렀으며, 양반계급이 아닌 중서계급에 속하면서 의술을 업(業)으로 삼고 있는 자들은 과거를 통해 의관(医官)으로 선발하거나, 혹은 의원(医員)으로 생업에 종사케 하였다.

점차 근세조선에 올수록 의술을 생업으로 삼고 종사하는 전문직 의원이 증가하게 되며, 그 중 대표적으로 성공한 의원의 하나로 황도연(黃度淵)을 들 수 있다.

황도연은 순조(純祖) 7년, 그러니까 1807년에 태어난 인물로 철종(哲宗) 때부터 고종(高宗) 초기까지 서울 무교동에서 의술을 생업으로 한 전문적 의원으로, 장안이 떠들썩하게 명성을 얻었던 당대의 명의요, 세기(世紀)를 초월한 명의였다. 세기를 초월한다는 것은 그가 실제 의무

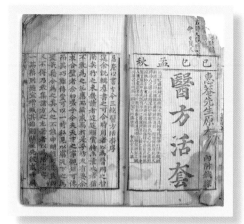

《의방활투(醫方活套)》

에 종사하면서 배우고, 느끼며, 경험했던 바를 저서로 남겨줌으로써 지금도 후학들이 그의 저서를 근간으로 하여 임상하고 있기 때문이다. 그 저서란 요사이 한의사 책상에 반드시 놓여 있을 정도로 유명한 《방약합편(方藥合編)》이다.

본관이 창원(昌原)이요, 호가 혜암(惠菴)인 황도연이 《방약합편》을 편술할 때까지 배우고, 느끼며, 경험한 바는 무엇인가?

그는 주로 《동의보감(東醫寶鑑)》을 근본 삼아 의학을 배우고, 의술을 익혀왔다. 거의 완벽한 의학서적으로 평가되는 《동의보감》을 위주로 임상에 실용했던 그는 《동의보감》이 권질(卷帙)이 많고 병증(病症)의 분류에도 중복된 점이 있어 불편을 느끼게 되었다.

그래서 그는 철종 6년 《동의보감》을 기본으로 하여 각 병증에 따르는 유효한 치료 처방을 수집하였다. 그 치료 처방들에 관한 약물학적 지식은 청나라의 《본초침선(本草針線)》에 의하였으며, 임상

가들이 처방과 약물학적 지식을 쉽게 이해할 수 있도록 《부방편람(附方便覽)》 14권을 저술하였다. 그는 또 고종 5년에 《동의보감》과 기타 의서에서 가장 적절한 처방을 발췌하고, 여기에 그 자신이 경험한 비방과 민간에서 쓰이는 효과 있는 속방들을 붙여 《의종손익(醫宗損益)》 12권을 편술한 데 이어, 중국 의서인 《만병회춘(萬病回春)》에 실린 약성가(藥性歌)를 인용하여, 그 아래 약초의 우리 속명(俗名)을 붙여 《의종손익부여(醫宗損益附與)》 1권을 편술하였다. 약성가란 약물의 성질과 효능을 이해하기 쉽고 외우기 쉽게 자구(字句)를 맞추어 노래처럼 꾸민 것이다.

그의 노력은 여기에서 그치지 않고 《의종손익》과 《의종손익부여》를 편술한 다음 해인 고종 6년엔 《의방활투(醫方活套)》 1권을 편술, 간행하였다.

《의방활투》는 임상에 매우 효과 좋은 처방만 골라 상·중·하(上中下) 세 단계로 분류하여 편성한 것이다. 세 단계를 한의학 용어로 삼통(三統)이라 하는데, 이 중 상통(上統)은 인체의 신진대사를 촉진하고 저하된 생리 기능을 보강시키는 보제(補劑)의 처방으로 묶여져 있고, 중통(中統)은 보강시키지는 못

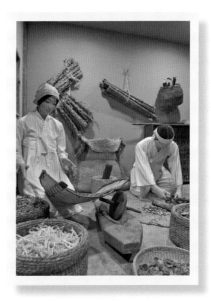

하되 기능의 항진과 저하를 조화시켜 균형 있는 생리 기능을 유지토록 하는 화제(和劑)의 처방으로 묶여져 있으며, 하통(下統)은 질병의 상태가 급진되고 강실하여 성질이 표독하고 효능이 강한 약물로 질병을 공격하여 정상적 생리 기능을 조속히 찾도록 하는 공제(攻劑)의 처방으로 묶여졌다.

그의 이러한 저서들은 실제 임상가들의 응급적 참고 서적이 아닐 수 없다. 그러나 여기에 만족할 수는 없다. 그렇다고 인간이 언제까지 살 수도 없다. 그러기에 자식이 대를 이어 이를 이루고, 후학이 갈고 닦아 부족한 바를 보충하기 마련이다.

황도연이 고종 21년(1884년)에 77세의 나이로 타계하자, 그의 아들 황필수(黃泌秀)가 이를 계승하여, 《의방활투》에 《손익본초(損益本草)》를 합하고, 다시 《용약강령(用藥綱領)》과 《구급금기(救急禁忌)》 등 10여 종을 가하여 한 권의 의서를 편집했으니, 이것이 바로 《방약합편》이다.

지금도 의가(医架)에 상비되는 《방약합편》은 아버지와 아들의 합작이지만, 아무래도 아버지인 황도연의 공헌이 지대하기 때문에, 흔히들 《방약합편》은 황도연의 저술로 꼽는다.

# 황제 헌원과 소녀(素女), 현녀(玄女) 그리고 채녀(采女)

탁록(涿鹿) 벌에서 대격전이 벌어졌다. 치우(蚩尤)가 영제(靈帝) 신농(神農)을 단숨에 무찌르고, 현재의 하남성 근처를 중심으로 백성을 다스리고 있던 헌원(軒轅)에게 덤벼들어, 이 벌판에서 대격전을 벌인 것이다. 이 싸움에서 헌원은 나침판이 달린 지남차를 동원하여 방향을 정확히 판단하면서 응전하여 치우를 섬멸한다. 이때 치우

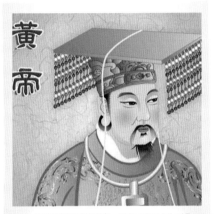

황제 헌원씨(黃帝軒轅氏)는 중국 전국시대 이후로 문헌에 등장하는 오제(五帝) 중 첫 번째 제왕(帝王). 삼황(三皇)에 이어 세상(중국)을 다스렸다고 설명된다. '황제(黃帝)'의 명칭은, 제위시 황룡이 나타나 토덕(土德)의 상서로운 징조가 있다고 하여 붙여졌다. 도교의 시조로도 추앙받고 있으며, 죽어서 신이 되었다고 여겨지기도 한다. 노자와 더불어 실존 여부는 명확하지 않으며, 생존 시기도 확실하지 않다.

는 빨간 피를 토하며 죽는다. 그리고 그 자리에 빨간 핏빛 색의 단풍나무가 자랐다고 한다. 여하간 헌원은 치우도 물리치고 말썽만 피우

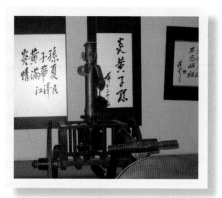
황제가 치우와의 전쟁 때 사용했다는 '지남차'(중국 산시성 황릉현 황제능 전시물).

던 제후들마저 토벌하여 순종시킨다. 이로써 헌원은 어미는 같고 아비는 틀린 형제지간인 신농씨의 한을 풀어주고 명실공히 중앙의 옥좌에서 절대적 권력을 행사하게 된다. 중국 역사상 첫 번째 임금이다. 바로 황제(黃帝)다. 헌원은 한족(화하족)의 조상이며, 성이 공손(公孫) 혹은 희(姬)이며, 소전의 아들이요, 호를 웅씨라 한다. 천하를 평정한 황제는 권력을 집중시키자 곧 무기를 거둬들이고 민심 수습과 치안을 위해 친히 방방곡곡을 찾아다니며 민정시찰을 한다. 스스로 〈전승곡(戰勝曲)〉을 작곡하여 사열식에서 연주케 했으며, 천문을 연구하여 달력을 새로이 만들고, 땅에서 곡식을 키워 먹도록 가르치고, 문자와 도량형도 제정하였다.

나이가 들자 황제는, 그 옛날 한가롭게 지내던 곤륜산 궁전에 들러 그곳에서 생산되는 꿀 모양의 옥고(玉膏)를 건강식으로 들면서, 학문에 정진하기도 했다. 황제는 항상 입버릇처럼 이렇게 말하곤 했다. "성인의 학술은 참으로 심원하여 마치 깊은 못을 들여다보는 것 같고 뜬 구름을 쳐다보는 것 같아 아무리 정진해도 계측하기 어렵고 이해하기 곤란하다"고. 그러면서 "진실은 사람의 마음을 열고 깨닫게 한다"는 일념 아래 진실을 향한 끝없는 노력을 한다.

그러면서 의학자인 기백(岐伯) 등과 더불어 인체의 생리와 병리와 치료를 논하여《황제내경(黃帝內經)》이라는 의서를 저술한다. 기백은 전의(典醫)이면서 황제의 왕사(王師)이기도 하다. 기백은, 일찍이 자연의 이치에 통달하고 얼굴의 색깔을 가름하여 병을 판별하는 망진법과 맥상에 의해 병의 복잡한 변화

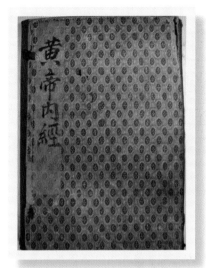

《황제내경(皇帝內經)》

까지 판별하는 이론을 확립한 바 있는 취대계 선생으로부터 의학을 전수 받았기 때문에, 그는 기초의학적 사항으로부터 섭생과 양생 등 예방의학적 사항에 이르기까지 무궁무진한 지식을 갖고 있었다. 까닭에 황제는 기백에게 머리를 숙여 재배하고 의문점을 차근차근 물어가면서 이에 대한 기백의 명석한 해답을 옥석(玉石)에 필기하여 매일 아침마다 이를 복습하며 익혔으니, 이 문답집이 바로 앞에 얘기했던《황제내경》이라는 의서다. 한의학의 최고(最古) 원전이다.

기백은 일찍이 이렇게 말했었다. "옛적과 달라 점차 사회가 복잡해지고 입신출세의 욕망 등 하잘것없는 것에 인간들이 매달리고, 이러한 데에서 오는 정신적인 고뇌는 내장의 기능을 손상시키고 육체적인 과로는 체력을 좀먹게 되고, 술에 취해서는 여자를 찾아 정욕이 동하는 대로 정력을 소모하니, 50세만 되어도 벌써 노화현상이 나

타나게 되며 질병은 잡다하게 변화를 일으키게 된다. 그래서 먼저 마음을 안정하여 여유를 가져서 욕망을 적게 하며, 사물에 동요되지 말고, 각자의 환경에 만족하여 즐겁게 지내며, 신분이 다른 사람들이 서로 그 지위와 생활을 탐내지 않는다면 당연히 신분이 높은 사람이 낮은 사람을 괴롭히려 하는 마음이 없어지고, 낮은 사람은 높은 사람을 원망하는 마음이 없어져서 그 결과로 사회는 원활하게 다스려질 것이다.”라고. 이것은 기백이 추구한 의학적 유토피아였다.

한편으로 황제는 은빛 파문이 이는 호숫가에 구름처럼 펼쳐 있는 현포(懸圃)라는 아름다운 꽃밭에서 양변수나 문옥수에 매달린 진주 같은 열매를 따먹으면서 소녀(素女)나 현녀(玄女), 채녀(采女)로부터 방사의 기교를 들어 익히곤 하였다. ‘소녀’는 성에 초보적인 여자요, ‘현녀’는 성적인 경험이 풍부한 여인을 뜻하며, ‘채녀’는 성의 기교가 가장 완숙한 경지에 이른 여인을 뜻한다.

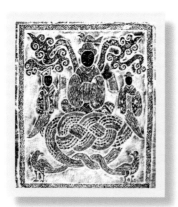

〈서왕모화상〉 (중국 동한, 139년, 56.5×67cm, 산동성 미산현 양성향 출토, 작자 미상)

소녀(素女)는 ‘순수한 여자’로 성의 비법을 지키는 수호자의 한 사람이다. 거문고에 능한 연주자였으며, 왕포(王褒)의 시에 의하면 뛰어난 가수였다고 한다. 100여 종의 곡물이 저절로 자라나고 여름과 겨울철에 땅이 기름지며, 불사조가 노래하며 춤추는 풍요의 신인 후직의 땅에서 태어난 여인이다.

현녀(玄女)는 황제의 스승으로 황제가 괴수를 죽이려고 할 때 황제를 위해 북을 만들어 주었다는 여인이며 병법에 능하였다고 하는데, 때때로 서왕모, 즉 영생하는 복숭아나무가 자라는 낙원을 다스리는 도교의 여신으로도 여겨졌다.

《포박자(抱朴子)》라는 책에 다음과 같은 말이 나온다. "현녀와 소녀는 성행위를 물과 불의 섞임에 비유하면서 사람들이 교접의 올바른 방법을 알고 모름에 따라 물과 불은 사람을 죽일 수도 있고, 또한 새로운 생명을 줄 수도 있다고 말하였다. 따라서 방중술의 비결을 알면 남자가 보다 많은 여성과 관계하면 할수록 그는 성행위로부터 훨씬 많은 이익을 얻을 수 있으나, 이를 무시하고서 여자와 관계를 맺는다면 요절하게 된다는 것이다."라고.

채녀(采女)는 '다양한 색깔'을 지닌 여자다. 아마도 '순수한 여자'를 의미하는 '소녀'의 대립어로 사용된 것으로 여겨진다. 황제가 병을 얻어 치료가 안 되면 마지막 방법으로 채녀가 성적 기교로 회춘시켰다고 한다.

이렇게 방사의 비법을 익힌 탓에, 황제는 존귀하고도 현숙했던 왕비 누조(嫘祖)를 비롯하여 여러 아내를 거느렸건만 환정술(環精術)에 능해서 아들을 25명만 두었으며, 항상 젊음을 지켰다고 한다.

그러다가 백 살이 되었을 때 붕어한다. 수양산 꼭대기에서 신룡(神龍)의 아래 턱수염을 잡고 승천하여 구름 사이 어디론가 사라질 때까지 100년 동안 황제가 남긴 업적은 의학적 측면에서만도 실로 헤아릴 수 없다.

가남풍과 원발성 불임증

기황후와 빙떡과 상추쌈

노국공주와 팥

매비와 매실

문정왕후와 붕어

사주당이씨와 태교

상아와 두꺼비

서시와 위앓이

서태후와 대추

양귀비와 음모(陰毛)

여태후와 두발(頭髮)

왕소군과 잇꽃

인수대비와 수리취떡

인현왕후와 게장

장녹수와 낭화

장희빈과 심화병

정순왕후와 돼지 반쪽

정희왕후와 어알탕

측천무후와 숫여우 조건

황진이와 월경이상

제2부

애증의
여인 천하

# ● 가남풍과 원발성 불임증

중국 진(晉)나라의 무제(武帝) 사마염(司馬炎)은 황태자 충(衷)의 인물이 변변치 못해 차라리 동생 유(攸)에게 황제의 지위를 물려주려고 했는데, 갑자기 유가 피를 토하고 죽는 사건이 벌어졌다. 황태자 비인 가남풍(賈南風)이 독살한 것이었다. 그래서 무제 사마염이 죽자 황태자 충이 새

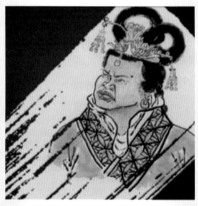

폐후 가씨(廢后 賈氏 ; 257년~300년)는 서진 혜제의 황후로 가규의 손녀이자 가충의 딸. 이름은 가남풍(賈南風), 시호는 혜문황후(惠文皇后)이나 황후의 자리에서 폐위 당하였다.

황제가 되었다. 바로 혜제(惠帝)인데, 어찌나 변변치 못한 인물인지 '백치황제'로 불렸다고 한다.

황후가 된 가남풍은 차례로 원로들을 죽였고, 심지어는 황태자 휼(遹)을 독살하려고 독주를 내려 보낸 적도 있었다. 황태자 휼이 눈

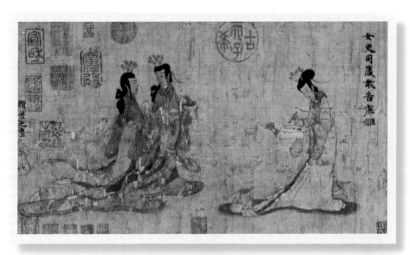

〈여사잠도(女史箴圖)〉(중국 동진(東晉)의 화가 고개지(顧愷之)(꾸 카이즈, 344~406)가 그렸다는 인물화. 황후 가씨(賈氏)의 방종을 걱정한 장화가 여사(후궁에서 황후의 범절을 맡는 여자. 양가 집안의 부녀로서 글과 교양을 갖추었던 여인이 뽑혔다)의 직책을 훈계하고, 황후 일족을 풍자할 의도로 지었다고 한다. 런던 대영 박물관 소장.

치를 채고 독주를 마시지 않자 측근을 보내 몽둥이로 때려 죽였다. 이 일로 결국 쿠데타가 일어나 황후 가남풍은 죽임을 당했다.

  황태자 휼에게 줄 독주를 만든 이는 궁중의 의원이었다. 이 의원은 황후 가남풍과 내연의 관계였기 때문에 독살 사건에 연루된 것이었다. 가남풍은 이 의원뿐 아니라 수많은 남성들을 가까이했었다. 이들은 미소년들이었다. 황후의 특별 임무를 띤 무리들이 저잣거리를 돌며 잘 생긴 어린 소년들을 골라 황후에게 바쳤다. 끌려온 미소년들은 황후와 하룻밤을 보낸 후 다음날이면 시체가 되어 고리짝에 담겨 궁궐 후원의 개구멍을 통해 흐르는 개천에 버려졌다. 다행히 황후를 만족시킨 미소년 중에는 선물로 보물을 받고 풀려난 경우도 있었다고 한다.

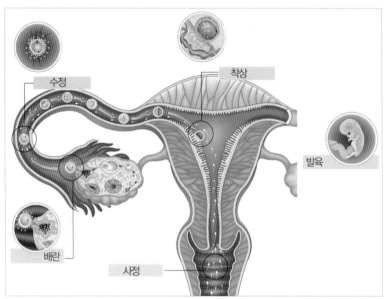

임신의 과정

그렇게 난행을 일삼았는데도 황후 가남풍은 임신을 하지 못했다고 한다. 그래서 친정 동생의 아기를 자기가 낳은 것으로 위장하여 입양시켜 황제의 지위를 잇게 하여 권력을 영원히 거머쥐려는 계책까지 꾸몄다고 한다.

황후 가남풍의 불임증 같은 경우를 원발성 불임증이라고 한다.

원발성 불임증은 선천적인 결함이 있는 경우도 있지만, 한의학적으로는 몇 가지 요인을 들고 있다. 이 몇 가지 요인 중 황후 가남풍의 불임증은 아마도 간울(肝鬱), 담습(痰濕), 혈어(血瘀) 중 하나가 원인이 아니었을까 추측해 본다.

첫째, '간울'의 경우는 과도한 스트레스 축적이 원인인 불임증이다. 대개 정서적으로 우울해 하고 감정 격변이 심한 편이다.

둘째, '담습'의 경우는 비만하거나 기름진 음식을 즐겨 먹어 체내에 습담이 축적된 것이 원인인 불임증이다. 대개 대하가 심하고 월경불순 등을 수반한다. 지나치게 비만하면 무배란성 불임증을 우려할 수 있다. 배란장애로 임신에 지장을 받는 경우가 불임증의 원인으로 18~50%에 이를 정도다.

셋째, '혈어'의 경우는 정서적 손상으로 기혈이 원활히 운행되지 않거나, 혹은 냉기를 받아 혈이 응체하여 어혈이 축적된 것이 원인인 불임증이다. 대개 월경이 시원스럽게 나오지 않고 응어리가 비교적 많으며 혹은 무월경을 띠며, 특히 냉기가 어혈을 정체시킨 경우에는 아랫배가 차면서 아프다. 난관 내강에 염증이 생겨 좁아지거나 막혀서 통관장애가 생겨 불임증이 된 것은 혈어불임증의 하나인데, 불임증의 30~50%를 차지할 정도다.

황후 가남풍의 불임증 원인으로 가능성 있는 몇 가지를 예거했는데, 여기에 예거한 몇 가지가 현대 여성의 불임증에도 주요 원인이 될 수 있다. 따라서 임신을 원하는데도 빨리 임신이 안 될 때는 '간울'이 되지 않게

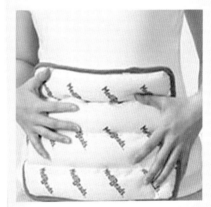

항상 복부를 따뜻하게 하여 기혈이 원활해져야 임신이 순조롭다

정서적으로 편히 하고, '담습'이 되지 않게 비만을 개선하려는 노력과 더불어 식이요법을 잘 해야 하고, '혈어'가 되지 않게 꾸준히, 그러나 가볍게, 그러면서도 자주 운동을 하고 항상 손발과 복부를 따뜻하게 해야 한다.

아울러 부인과 검진을 정기적으로 받아 이상 유무를 확인하고 이상이 있을 때는 조속히 치료 받도록 해야 하며, 특히 택지(擇地), 양종(養種), 승시(乘時), 투허(投虛)의 4가지 조건을 잘 갖추도록 노력해야 한다. 이를 쉽게 표현하면 성숙한 난자의 배란, 정자의 정상적인 사출, 교접시간과 원활한 교접, 자궁내막의 착상에 좋은 조건 등 4가지이다. 이 4가지 요건이 모두 충족될 때만이 비로소 임신이 원활해질 수 있는 것이기 때문이다.

# ● 기황후와 빙떡과 상추쌈

기황후(奇皇后), '원나라 사람이 된 고려 여인'이다. 같은 시기의 노국공주가 '고려 사람이 된 원나라 여인'이었던 것과 무척 대비되는 여인이다.

기황후는 고려의 뼈대 있는 귀족가문 출신의 여인이었다. 원나라에 공녀로 차출되어 가게 된 기구한 여인이

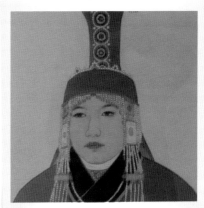

기황후 초상화(행주기씨 종중 소장).
기황후(奇皇后 ; 1301년/1315년경~?)는 고려 출신으로, 원나라 혜종의 황후.

었지만 원나라 순제(順帝)의 황후가 된 여인이다. 기황후가 원나라 공녀로 끌려가게 된 시점은 1333년, 순제 즉위 때다. 이때 고려 출신의 환관이던 고용보에 의해서 원나라 황실에서 차를 따르는 궁녀로 황제 곁에 머물게 되었고, 결국 황제 순제의 눈에 들어 제2황후로 책봉된다.

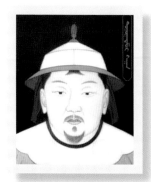

원나라의 마지막 황제 순제
(북원의 효종)

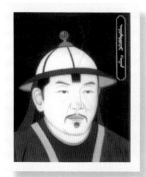

기황후의 아들 아이유시리다라.
(북원의 소종)

그렇다면 원나라 순제는 어떤 인물일까? 칭기즈 칸의 후예로 중원을 장악했던 원나라의 15대 황제로 12대 명종의 아들이다, 아니다, 말이 많았다. 순제는 몽골에 살던 한 여인과 그곳에 순행을 간 명종과의 사이에서 낳은 아이라 하기도 하고, 이미 그 여인이 임신 중에 명종을 만났기에 명종의 아이가 아니라고 주장하기도 한다. 어쨌건 순제는 라마교에 심취했다. 그래서 희한한 방중술에 빠져들었다. 황접아(黃楪兒)를 전수 받고, 춘궁화에 빠지고 춘약(春藥)을 탐닉했다. 원앙보(鴛鴦譜)라는 서른여섯 미녀를 거느렸던 그의 절륜의 비결, 즉 그가 즐긴 춘약은 진주를 깨끗이 씻고 명주천에 싸서 두부와 물을 넣고 2시간 끓인 후, 꺼내어 깨끗이 씻고 찧은 다음 물을 조금 넣고 곱게 가루 내어 말려서 호랑이 기름으로 개어 빚은 알약이다. 순제가 진주로 빚은 이런 춘약을 탐닉했다는 것은 그가 무척 음란하고 호방했음을 알려주고 있다. 결국 순제는 주원장이 일으킨 반란군의 손에 응창(應昌) 땅에서 목이 잘려 죽는다.

여하간 기황후는 이런 황음무도한 순제의 제2황후가 된 것이다. 제1황후였던 타나실리의 엄청난 핍박을 받았으나 제1황후 타나실리가 그녀의 형제들의 모반사건에 연루되어서 죽고, 기황후가 아들 아이유시리다라[愛猶識理達臘]를 낳자 황후로 책봉된다. 황후가 되자 조정의 실권을 장악하고 원나라 재정은 물론 군사권도 장악하였으며, 아들을 황태자로 책봉하게 한다.

그러자 기황후의 오빠인 기철(奇轍)과 기원(奇轅) 등이 고려에서 갖가지 만행을 일삼는다. 기씨 가문은 고려 왕실과 동격이었고, 또 기황후 역시 이들을 이용해 고려에 대한 지나친 내정간섭을 했다. 이에 못마땅한 공민왕(恭愍王)은 즉위 후 반원정책을 펼치면서 이들을 주살했다.

그러자 오빠들을 잃은 기황후는 충선왕의 서자인 덕흥군을 고려 국왕에 임명하고 자신의 조카인 기삼보노(奇三寶奴)를 왕위 계승권자인 원자(元子)로 삼아서 공민왕을 제거하려고 원나라 군대를 파견했으나, 오히려 고려 군대에 패배하고 만다

이후 원나라는 한족이 세운 명나라에 밀려 북쪽으로 쫓겨간다. 이 와중에 황제 순제는 사망하고, 기황후의 아들인 황태자 아이유시리다라 일행은 겨우 수십 기의 기병에 호위되어 북쪽으로 도망칠 수 있었다. 그래서 막북(漠北)에서 나라를 세웠는데, 북원(北元)이다. 그리고 기황후의 아들이 소종(昭宗)에 즉위한다. 그러나 10년간의 재위 후 소종의 동생 애종이 즉위하지만 명나라 군대에 살해당한다. 이렇게 해서 북원은 2대 39년 만에 막을 내렸다.

기황후가 고려를 핍박하고 있을 당시, 고려에는 반원 항쟁의 결사대가 있었다. 삼별초다. 삼별초는 한때 세력이 컸지만, 여몽연합군

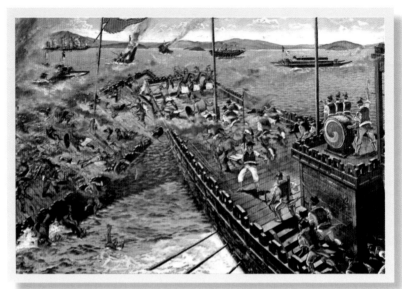
삼별초의 난

에 참패한 후 거우 살아남은 삼별초군사는 탐라(제주)로 들어가 항
전을 계속하다가 한라산 깊은 곳에서 최후를 마친다. 삼별초의 대
몽항쟁은 3년 만에 막을 내리는데, 이때 몽고인에 의해 탐라에 메밀
이 전해졌다.

그래서 지금도 제주에는 메밀 음식이 유명하다. 그 중 하나가 빙
떡이다. 메밀냉면이나 메밀 골동면(骨董麵)과 달리, 빙떡은 메밀가
루를 반죽해서 부친 전 위에 양념한 무채 소를 넣고 빙빙 말아서 지
진 떡이다.

빙떡처럼 메밀과 무를 배합하면 찰떡궁합이다. "메밀의 독을 풀
려면 무를 찧어서 즙을 내어 마신다"고 《동의보감》에서 밝힌 바 있
듯이, 메밀이 무를 만나야 메밀로서의 긍정적 효능이 충분히 발휘된

다. 메밀은 소화율이 좋지만 몸을 냉하게 하므로 평소 위장 기능이 안 좋거나 몸이 찬 체질은 많이 먹지 않도록 해야 하는데, 메밀과 무를 배합하면 걱정할 필요가 없다. 또 메밀과 무가 배합되면 변비 해소와 노폐물 배출 효능이 상승하며 중풍예방 효능도 상승한다. 메밀이나 무, 두 식품 모두가 이런 효능을 갖고 있기 때문에 효능이 배가되는 것이다. 한편 혹시 메밀을 먹고 체질에 맞지 않아 알레르기를 일으켰다면 무를 강판에 갈아 마시면 된다.(무는 메밀의 살리실 아민과 벤질아민이 몸에 부담을 주는 것을 완화시킨다. 그래서 메밀을 먹고 중독된 때나 혹은 알레르기를 일으켰을 때 무가 이 독을 해독시킨다.)

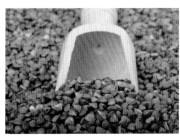
메밀

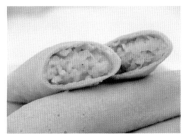
빙떡

한편 기황후처럼 원나라에 공물처럼 바쳐진 고려 처녀들을 공녀(貢女)라 한다. 이들은 원나라 궁중에 상추를 심어 고향의 맛을 느꼈다고 한다. 원나라 시인 양윤부는 고려 상추는 마고(표고)의 향기보다 그윽하다고 감탄하는 시를 쓴 적이 있다.

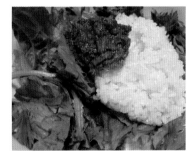
상추쑥갓쌈

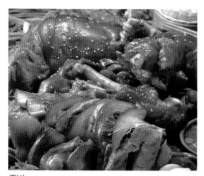
족발

상치를 흔히 '상추'라 부른다. 한자로는 '와거(萵苣)'라 하며, 약효가 천금같이 귀하다 하여 '천금채'라고도 부른다. 잎이 붉은 자와(紫萵)와 잎이 연한 녹색인 백와(白萵)가 있다. 상추의 맛은 쓰고 달다. 그 중에서도 특히 쓴맛이 강한 상추를 고거(苦苣)라 한다. 상추는 가슴에 맺힌 열을 제거한다. 고향땅이 그리운 궁녀들에게 안성맞춤이 상추다. 신경안정 작용이 있어 불안증에 좋다. 소화를 촉진하며 입맛을 돋운다. 상추쌈을 먹을 때 쑥갓을 넣으면 불면증에 도움이 된다. 상추와 쑥갓 모두가 최면 효과가 있기 때문이다. 상추가 모유분비를 촉진하기 때문에 상추쌈을 돼지족과 함께 먹으면 모유가 풍부해진다. 참고로 혹시 상추쌈을 먹고 체했거나 중독이 된 데에 생강즙을 마시면 풀린다.

# ● 노국공주와 팥

노국공주(魯國公主)는 '고려 사람이 된 원나라 여인'이다. 노국공주와 달리 같은 시대 기황후(奇皇后)는 '원나라 사람이 된 고려 여인'으로 대비된다.

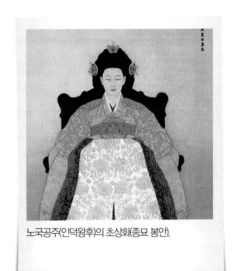

노국공주(인덕왕후)의 초상화(종묘 봉안).

노국공주의 본명은 보르지긴 보탑실리[寶塔實里], 고려 이름은 왕가진(王佳珍)이다. 그녀는 원나라 황족, 즉 위왕(魏王)의 딸이다. 노국공주는 제국대장공주의 혈족이다. 제국대장공주는 고려 충렬왕의 비로 원나라 세조(世祖) 쿠빌라이의 막내딸이다. 그녀는 악행을 많이 저질렀지만, 죽기 전에 궁각 뜰의 작약을 꺾어 눈물을 흘리며 고향을 그리다가 죽었다고 한다. 그녀의 나이 39세였다. 그녀의 맏아들이 후일 충선왕이 된다. 그래서 충선왕 이후 창왕까지 고려왕은 모두 그녀의 후손이다. 또 왕후 역시 모두 그녀의 혈족이다. 노국공주도 그녀의 조카인 원나라 순종의 장남인 아목가(阿木可)의 손녀다.

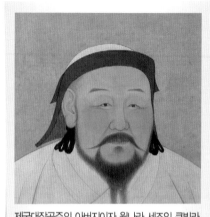

제국대장공주의 아버지이자 원나라 세조인 쿠빌라이의 초상화.

노국공주는, 12세에 원나라에 들어가서 10년 동안 머물러 있던 고려 왕족 빠이앤티므리(伯顔帖木兒)와 혼인한다. 몽골 이름으로 빠이앤티므르라 불리는 이 고려 왕족은 충렬왕의 증손이며 충선왕의 손자이며 충숙왕의 둘째아들이다. 원나라에 볼모로 잡혀 있다가 혼인한 것이다. 그런데 어느 날 뜻하지 않게 이 왕족이 왕위에 오른다. 그래서 고려로 돌아와 즉위한다. 물론 노국공주도 이때 따라온다. 이 왕이 고려 제31대 공민왕(恭愍王)이다.

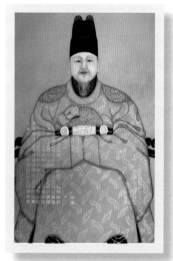

공민왕 초상화

공민왕은 즉위 직후부터 반원정책을 펼친다. 몽고식의 변발과 호복을 폐지하고, 원나라 순제(順帝)의 비인 기황후(奇皇后)의 오빠 기철(奇轍) 등 친원 세력을 전격적으로 주살한다. 이렇게 고려의 자주화와 중흥을 꾀하며 명실상부 명군의 자질을 발휘한다. 노국공주는 "비록 몽골여자이긴 하오나 저는 고려인입니다. 그러니 마땅히 고려의 풍습과 전하의 큰 뜻에 따라야 할 것입니다"라고 말하며 공민왕의 반원정책을 지지한다.

노국공주는 살아서는 왕을 살리고 죽어서는 왕을 죽인 여인이다. 그 사연을 풀어보자.

1363년 윤3월, 친원파 50여 명이 흥왕사에 있던 공민왕의 처소에 침입한 반역이 일어났을 때, 노국공주가 나서서 "저 방에 들어가려거든 나의 목을 베고 가라."고 하여 반란군을 물리치고 왕을 살린 적이 있다. 노국공주는 살아 있을 때 왕을 살린 여인이다. 그런데 노국공주는 죽어서는 왕을 죽인 여인이 된다. 공민왕 14년, 오랫동안 회임하지 못하던 노국공주가 겨우 아이를 가졌고, 출산하다가 난산으로 사망하고 만다. 극심한 충격을 받은 공민왕은 밤낮으로 통곡하

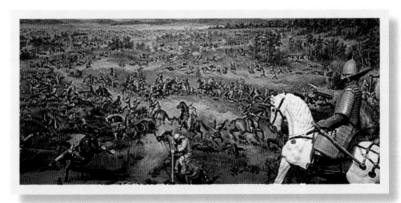

홍건적의 침입

며 정사는 돌보지 않고 술에 빠진다. 그림과 글씨에도 능했던 공민왕은 친히 왕비의 진영(眞影)을 그려 벽에 걸고, 왕비의 죽음을 애도하며 혼제(魂祭)를 지내고 화려한 영전(靈殿)을 짓는다. 결국 죽은 노국공주가 공민왕을 서서히 죽여가고 있던 것이다.

야사에는 연산군(燕山君)이 어머니를 항상 그리워하여, 즉위 후 어느 날 자신의 어머니의 얼굴이 공민왕의 왕비였던 노국공주와 흡사하다는 말을 듣고 전국에 남아 있던 노국공주의 초상화를 수집했다고 할 정도로, 공민왕은 노국공주의 초상을 그리고, 그리고, 참으로 많이 그리며 적적함을 달래갔다. 그러면서 공민왕은 의심이 많아지고 질투가 강해지며 날로 변태적인 성향으로 도착된다. 여장도 하고 화장도 하고, 심지어 미소년들로 '자제위'를 만들어 그들과 남색에 빠지는가 하면 자제위들로 하여금 후궁들과 간통하게 한다. 결국 공민왕은 자제위의 칼에 난자되어 시해 당한다. 그때의 나이가 45세. 노국공주의 죽음이 결국 공민왕의 죽음을 불러온 것이다.

이야기는 다시 앞으로 가자. 때는 공민왕 10년, 홍건적의 침입을 받는다. 홍건적은 원나라 말에 발기한 한족(漢族) 반란군으로 머리에 붉은 수건을 둘렀기 때문에 '홍건적'이라 불렸다. 비밀결사 종교단체인 백련교(白蓮敎)에 뿌리를 두고 있는데, 한때 국호를 송(宋)이라 하고 전성기를 이루었으나 원나라 군대에 쫓기면서 퇴로를 한반도로 잡아 공민왕 8년과 10년, 두 차례 고려를 침공했다. 1차 때는 서경(西京 : 평양)이 함락되고 2차 때는 개경(開京)이 함락되었다. 수도 개경이 함락되자 공민왕과 노국공주는 난을 피해 몽진하게 되고, 12월 강추위 속에 복주(福州)에 이른다. 공민왕은 당시 고을 사람들이 정성을 다 해주었기에, 후일 이 고을을 안동대도호부로 승격시켰다. 여하간 몽진 때, 12월의 찬 강물이 그들의 앞을 가로막았다. 노국공주가 차가운 강물을 맨발로 건널 수 없기에 안동의 부녀자들이 등을 맞대고 인교(人橋)를 만들어 준다.

여기서 유래된 것이 "물이 깊어 어이 왔노 / 인다리를 밟아왔네"라는 노래로 시작되는 '안동 놋다리밟기'다. 이때 부르는 노래는 "놋다리야 놋다리야"라고 끝맺는데, 노래 중에 "접시를 차렸드노 / 칠첩으로 노았드네"라는 구절이 있다. 이 노래에 나오는 '칠첩'은 '칠첩반상'을 가리킨다. 반찬의 수가 일곱 가지인 상차림이다. 예로부터 시어른께 드리는 예단의 하나인 '칠첩반상기' 밥그릇에는 찹쌀과 팥을 담아 드렸다. 팥은 붉은색으로 '벽사(辟邪)'의 의미로 액운을 막으라는 뜻이다. 《동국세시기》에는 "팥죽 국물을 문짝에 뿌려 상서롭지 못한 것을 제거한다"고 했다.

그래서 지금도 팥으로 죽을 쑨 팥죽을 전염병이 돌 때 액운을 막으려고 먹으며, 삼복더위에 더위를 먹지 않고 질병을 예방한다 하여 먹는다. 팥죽은 복날 보신음식

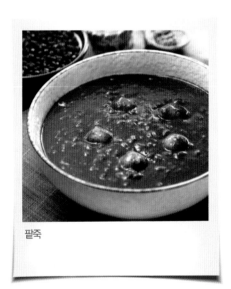
팥죽

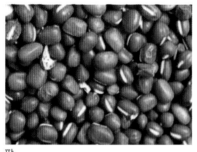
팥

의 하나인 것이다.

팥죽은 색, 향, 맛이 모두 좋다. 팥 10g을 따뜻한 물에 2~3시간 담근 후에 약 150cc 정도의 물을 부어서 팥이 익을 때까지 끓인 후 멥쌀 10g을 씻고 찧어서 넣고 같이 끓여 먹는다. 팥은 딱딱하여 익히기 어려우니 죽을 만들기 전에 먼저 익힌 후에 멥쌀을 넣어야 한다.

팥은 약효도 뛰어나다. 특히 이뇨 작용과 변통 작용이 뛰어나다. 또 해독 작용이 강한 식품이다. 어혈을 제거하며 조혈 작용과 보혈 작용을 한다. 근육통에도 유효하며 다이어트에도 효과가 있다.

팥과 설탕을 배합하면 변비가 되기 쉬울 뿐 아니라 비타민 $B_1$도 소비되어 버린다. 만일 설탕을 넣는다 해도 많이 넣지 않아야 한다. 너무 달면 수분의 배출이 불리하기 때문이다. 그러나 팥으로 만드는 음식에 소금을 넣으면 독을 풀고 배변을 부드럽게 하는 팥의 작용이 더 강화된다. 그래서 팥죽을 먹을 때는 설탕 대신 소금으로 맛을 내는 것이 좋다.

참고로 팥가루와 무즙을 배합하여 환부에 바르면 상처나 부스럼의 고름이 쉽게 낫는다. 또 팥을 잉어(내장과 비늘을 제거한 것)의 뱃속에 넣어 함께 끓이면 체내에 고인 불필요한 수분을 체외로 즉시 배출시켜 주며, 정력에도 좋다. 팥과 파 흰 부분을 배합해도 소변이 잘 나오지 않고 소변의 색이 흐릴 때 좋다.

# 매비와 매실

양귀비(楊貴妃)를 모를 이가 어디 있겠는가! 당나라 현종(玄宗)과 그의 며느리였던 양귀비의 열렬한 사랑, 그리고 양귀비의 비극적인 최후를 모를 이가 없으리라.

그렇다면 매비(梅妃)를 아는 이가 있는가? 양귀비에 가려져 아는 이가 그리 많지 않으리라. 양귀비의 숙명적인 라이벌. 바로 그 여인의 이름이 '매비'다.

당나라의 전성기를 이룰 만큼 명군이었던 현종이 불로장생과 신선술을 내세우는 도교에 빠져든 데다가, 쉰세 살 되던 해에 사랑하던 무혜비를 잃은 후 정치에 염증을 느끼면서 여인에게 관심을 두게 됐다. 그래서 환관 고력사에게 전국에서 미

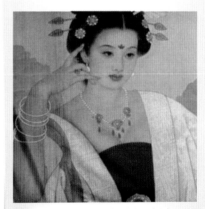

중국 정부가 공식 인정한 양귀비의 초상화 (중국 당 화청궁 소장).

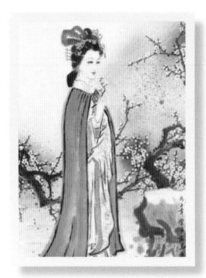

강비(江妃 ; 710~756)의 본명은 江采萍. 매비(梅妃)로 잘 알려짐. 대대로 의학자 집안 출신으로 부친도 의원. 여류시인

녀들을 찾아오게 했는데, 복건성 흥북이라는 곳에 채화라는 미녀가 있다는 소문을 듣고 당장 불러오게 했다. 채화는 늘씬한 키에 생김새도 예쁠 뿐 아니라 학문과 교양을 두루 갖추고 있었으며, 유난히 매화꽃을 좋아했다고 한다. 그래서 현종이 '매화꽃 왕비'라는 뜻의 이름을 지어주었으니, 이 여인이 바로 매비다.

현종은 이 여인을 위해 전국 각지의 매화를 헌상하라고 엄명을 내릴 정도였다고 한다. 양귀비보다 먼저 후궁으로 들어와 현종의 총애를 받던 여인이었던 것이다. 매화처럼 아름답던 여인, 그래서 예쁜 여인을 매화 같다고 하는가!

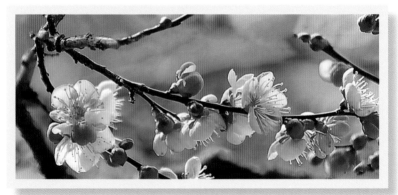

매화꽃

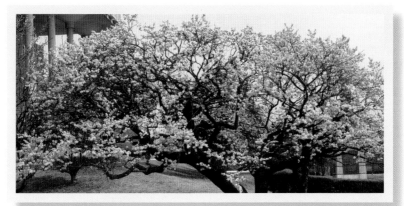
매화나무

매화가 흐드러지게 피는 철이면 온 천지가 화사해진다. 그렇게 예쁜 꽃이다. 그러나 매화는 이른 봄 '춘매'보다 한 겨울 '동매'를 더 꼽는다. 추위 속에 피는 꽃을 '납매' 또는 '설중매'라고 한다. 그래서 매화를 냉염(冷艶)의 꽃이라고 한다. 요염하면서도 어딘지 냉기서린 듯 뾰루퉁한 여인, 그런 여인 같은 꽃이 매화요, 매화 중에서도 납매, 즉 설중매다.

매화나무는 벚나무과에 딸린 낙엽교목이다. 겨울이 다 가기도 전에 잎도 없는 뒤틀린 가지에 화사한 꽃을 피운다. 그래서 '봄을 예고하는 나무'라고 해서 '춘고초'라 하며, 예로

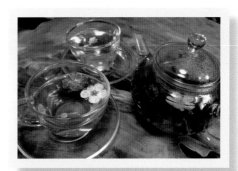
매화차

부터 사군자의 하나로 문인, 묵객들의 사랑을 받았기 때문에 '호문

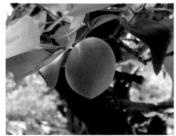
선암홍매

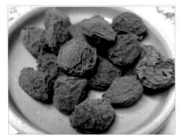
오매

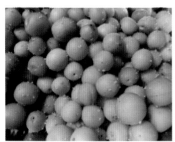
백매

목'이라고도 불린다.

매화를 죽이나 차로 먹기도 한다. 흰죽이 익은 뒤에 매화의 꽃잎을 넣어서 쑨 죽을 '매화죽'이라고 하고, 매화 봉오리를 달여 마시는 것을 '매화차'라고 한다. 향이 특이해서 참 좋다.

그러나 꽃보다 열매의 쓰임새가 더 많다. '탐낼(每) 만큼 아름다운 꽃과 열매를 맺는 나무(木)'라는 뜻으로 나무를 '매(梅)'라고 하고, 그 열매를 '매실'이라고 한다.

매실은 장아찌로 만들어 먹어도 좋고, 매실초를 담가 먹기도 한다. 또 익은 매실을 눌러 짜서 즙을 내어 볕에 쪼여 졸여 먹는다. '매장'이라고 한다. 그러나 가장 손쉬운 방법이 매실주를 담가 먹는 것이다. 덜 익은 푸른 매실 600g을 깨끗이 씻어 물기를 잘 닦고 서늘한 곳에서 하루 동안 말린 후, 기호에 따라 설탕 200g 안팎의 양을 밀폐용기에 켜켜이 재우고 소주 1,800cc를 부은 다음 밀봉해서 서늘한 곳에서 1~3개월 숙성시키면 된다. 보통 1회 20cc씩 1일 1~2회 공복에 마신다.

매실은 열을 떨어뜨리며, 열에 의해 생긴 갈증을 푼다. 또 간 기능을 활성화하고 담즙 분비를 촉진하며, 위장의 작용을 활발하게 하여 식욕을 증진시키며, 정장 작용을 한다. 특히 피로회복에 좋다. 유난히 여름을 타고 스태미나가 부족하며 쉽게 피로할 때 좋은 것이 매실이다. 이외에도 암을 예방하거나 치료하는 비타민 $B_{17}$이 많이 들어 있는데, 씨에 많다.

한편 '오매'와 '백매'를 약으로 쓰기도 한다. '오매'는 음력 5월에 노랗게 된 열매를 따서 볏짚의 재와 미음과 섞은 것에 고루 섞어서 불에 쪼여 연기에 그을려 말린 것이다. 술독을 푸는 데 아주 좋다. 검은콩, 녹두 각 20g에 오매 3개를 넣어 물 500cc로 끓여 반으로 줄인 다음 여러 차례 조금씩 입을 축이 듯 자주 마신다. 알코올 중독으로 항상 열감을 느끼고 얼굴이 벌겋게 달아오르며 헌 데가 잘 나는 데도 좋다. 건위 작용과 지사 작용도 뚜렷하다. '백매'는 매우기(梅雨期 : 6~7월 초순 장마철)에 딴 매실을 볕에 말려 뚜껑이 잘 맞는 그릇에 담아 소금에 절인 것이다. 가래침을 없애는 데 아주 좋다. 모두 건재약국에서 구할 수 있다.

# ● 문정왕후와 붕어

문정왕후(文定王后)는 중종(中宗)의 제2계비(繼妃)다.

중종은 성종(成宗)의 둘째아들로 이복형인 연산군(燕山君)을 반정으로 폐위시키고 제11대 왕위에 오른다. 그리고 즉위 7일 만에 정비인 신씨를 폐출시킨다. 야사에는 쫓겨난 폐비 신씨가 인왕산 치마바위에 치마를 널어서 구중궁궐에 계신 왕이 이를 보고 애틋한 정이나마 갖기를 염원했다고 하지만, 중종은 끝내 폐비 신씨를

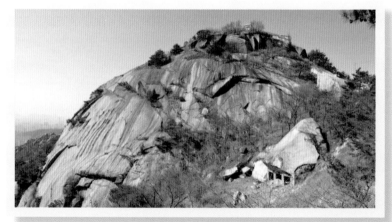
인왕산 치마바위

찾지 않았다. 한때 폐비 신씨의 복위운동이 있었으나 이루어지지 못한다. 오히려 계비로 맞은 장경왕후가 세자를 낳은 후 산후병으로 25세의 나이로 죽자, 상이 채 끝나기도 전에 새 중전을 얻겠다고 할 정도였다. 이렇게 해서 맞이한 제2계비가 문정왕후 윤씨다. 이때 그녀의 나이 17세였다.

문정왕후는 4명의 딸을 낳고, 드디어 가례를 올린 지 17년 만에 아들을 낳는다. 경원대군이다. 이때 제1계비 장경왕후가 낳은 세자는 이미 20세였으니 막 태어난 그녀의 아들 경원대군이 왕위를 계승하는 것은 불가능한 일이었다. 하지만 그녀는 자신의 아들을 보위에 올리고자 세력을 형성한다. 그녀가 형성한 세력이 소윤(小尹)이다. 그래서 세자를 비호하는 세력인 대윤(大尹)과 대립하며 치열히 다툰다. 그뿐 아니라 동궁전에 불을 질러 세자를 죽이려고까지 한다. 이를 '작서의 변'이라고 하는데, 쥐꼬리에 불을 붙여 불을 질렀다는 것이다.

그러나 세자는 죽지 않고, 중종이 승하한 후 즉위하는데, 인종(仁宗)이다. 인종은 중종이 승하 후 식음을 전폐한다. 졸곡이 끝날 때까지 5개월을 미음만 조금 들 뿐이었다. 그러더니 병으로 눕는다. 병세는 급격히 악화되어 눈을 시원히 뜨지 못하고, 손발이 뜨겁고 간간이 헛소리까지 한다. 야사에서는 문정왕후가 건넨 독이 든 떡을 먹은 때문이라고 한다. 결국 이질이 심해지면서 재위 9개월을 채 못 채우고 향년 31세에 눈을 감는다. 인종이 승하 후 문정왕후의 소원대로 그녀의 소생인 아들 경원대군이 12세의 나이로 왕위에 오르니,

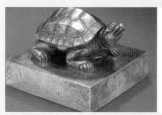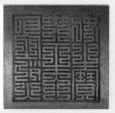

문정왕후 인장인 어보(御寶) : 높이 6.45cm, 가로세로 각 10.1cm 크기로 거북 모양의 손잡이가 달려 있다. 도장을 찍는 면에는 문정왕후의 존호인 '성렬대왕대비지보(聖烈大王大妃之寶)'란 명문이 새겨져 있다.
문정왕후 윤씨(文定王后 尹氏 ; 1501년 12월 2일(음력 10월 22일)~1565년 5월 5일(음력 4월 6일)는 조선 중기의 왕후, 중종(中宗)의 제2계비.

그가 명종(明宗)이다.

문정왕후는 모후로서 수렴청정하면서 반대세력을 무자비하게 죽인다. 그녀의 지지세력인 소윤(小尹)의 영수인 그녀의 동생 윤원형에게 권력을 주어, 인종의 외척이면서 인종의 지지세력이었던 대윤(大尹)의 영수인 윤임을 비롯한 그 일파를 제거한다. 을사사화다. 8년 후 수렴청정을 끝낸다. 그러나 실제로는 그녀의 동생 윤원형과 협력하여 그녀는 정사에 계속 관여한다. 실로 '여인천하'를 이뤄낸 여인이었다. 그러나 그녀도 죽게 되니 명종 20년, 그녀 나이 65세 때였다.

문정왕후 생전에 이런 일이 있었다. 몸이 불편했을 때다. 그녀는 붕어를 먹고 싶어 했다. 그래서 붕어를 잡기 위해 두모포에 그물을 쳤다. 지금의 옥수동 한강변이다. 두물머리(양수리)처럼 한강과 중랑천의 두 물이 합쳐지는 곳이라 하여 '두물개'로 불리는 곳이 한자로 두모포(豆毛浦)이다. 세종 때 상왕(태종)과 함께 대마도 정벌대를 전송하며 잔치를 베풀었던 곳이며, 연산군이 1,000명의 궁녀를 데리고 놀이를 갔던 곳이다. 그리고 문정왕후의 동생인 윤원형의 첩실 정난정이 공덕을 쌓는다며 굶주리는 백성은 아랑곳않고 쌀밥

을 지어 물고기들에게 던져
주던 곳이다. 바로 이 두모
포에 문정왕후를 위해 붕어
를 잡겠다고 그물을 친 것
이다.

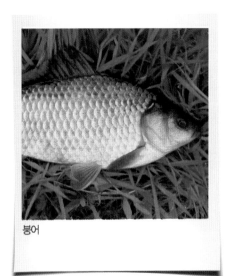
붕어

붕어는 예전부터 귀한 약
재로 써왔던 물고기다. 연산
군과 중종의 아버지인 성종
이 병으로 날로 수척해지면
서 백약이 무효라 몸져누웠
을 때 신하들이 권했던 것도 붕어다. 붕어는 잉어과의 민물고기다.
남성들이 스태미나를 강화한다며 즐겨 먹는 물고기다. 붕어는 비위
를 튼튼하게 하며, 붕어의
지방은 불포화지방산이기
때문에 고혈압이나 동맥경
화증에도 좋고, 칼슘과 철분
이 풍부하여 성장기 어린이
나 빈혈이 있는 여성에게 도
움이 된다. 그러니까 붕어는
남성들뿐 아니라 여성과 어
린이나 노인에까지 두루 좋
은 물고기다.

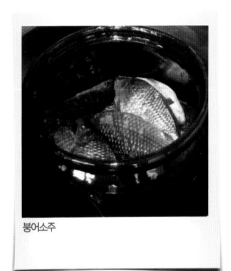
붕어소주

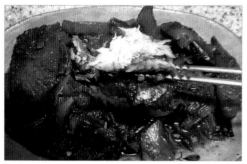
붕어무찜

그렇다면 궁중에서는 붕어를 어떻게 요리해 먹었을까? 찜을 해 먹었다. '부어증(鮒魚蒸)'이다. 그냥 찜이 아니다. 궁중요리법은 매우 번거롭다. 그래서 약이 되면서도 가정에서 손쉽게 활용할 수 있는 방법 몇 가지를 소개한다.

우선 '붕어소주'란 것이 있다. 첫째, 잘 손질한 붕어 1,200g에 당귀, 구기자 각 600g을 넣고 중탕해 먹으면 체력 보강과 빈혈 치료에 도움이 된다. 둘째, 붕어 뱃속에 팥 또는 검은콩을 넣고 중탕해 먹으면 부종에 좋다. 셋째, 붕어 뱃속에 찻잎을 넣고 중탕해 먹으면 당뇨병에 좋다.

붕어찜을 할 때는 붕어와 무를 배합하도록 한다. 기침과 가래가 심할 때 좋다.

# ● 사주당 이씨와 태교

《동의보감》의 첫머리는 "사람은 하늘과 땅 사이에서 가장 영귀한 존재(天地之內 以人爲貴)"라는 구절로 시작된다. 천지와 상응하여 인체가 이루어지고 우주 규율에 따라 인체도 질서를 갖는다는 것이다.

이것이 동양의 근본 사상이다. 그래서 《태교신기》의 첫머리 역시 "인생의 성품은 하늘에 근본하고 기질은 부모에게서 이루어지니 기질이 한쪽으로 치우치면 점점 성품을 가리게 되니 부모는 낳고 기르매 삼가지 아니하랴."고 했다. 부모의 기질이 잘못되면 신성한 우주의 성품을 잃게 되니, 부모는 모름지기 기질을 바르게 하여

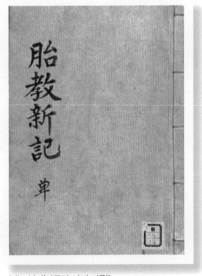

《태교신기(사주당 이씨 지음)》

아기를 가져야 한다는 말이
다.

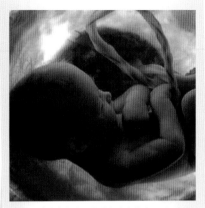

태교는 태어나기 전부터 뱃속에서 올바른 성품을 갖
게 하는 것이다.

까닭에 "아비 낳음과 어미
기름과 스승 가르침이 모두
한가지라. 의술을 잘하는 자
는 아직 병들지 아니함을 다
스리고, 가르치기를 잘하는
자는 태어나기 전에 가르친
다. 그러므로 스승의 10년 가
르침이 어미가 잉태하여 열
달 기름만 같지 못하고, 어미 열 달 기름이 아비 하루 낳는 것만 같
지 못하다."고 했다.

《태교신기(胎教新記)》는 조선조 숙종 때 사주당(師朱堂) 이씨가
저술한 태교 문헌이다. 사주당 이씨는 완산 이씨 집안 출신으로 뛰
어난 학자이신 목천군(木川君)과 혼인하였는데, 그녀는 세상에 재주
있는 사람이 적은 이유를 태교를 하지 않았기 때문이라 생각하고,
임신부가 가져야 할 마음, 보고 듣는 것, 거처와 음식의 절도에 대해
서는 모두 경서에 기록된 예법을 참작하여 모범을 삼고, 의학의 이
치를 깨달아 정리하여 이 책을 저술하였다고 한다.

태교는 올바른 호흡법으로부터 시작되어야 한다.

송어나 연어가 산란기에 급류 속에서 알을 낳는 것은 급류에서
라면 산소를 충분히 섭취할 수 있기 때문이라고 하듯이, 임신 중에

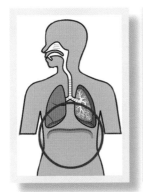
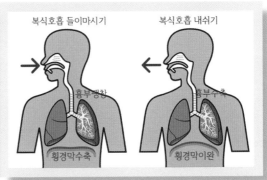

복식호흡 들이마시기  복식호흡 내쉬기

흉부팽창  흉부수축

횡경막수축  횡경막이완

복식호흡은 숨을 마시게 되면 윗복부가 아니라 폐가 팽창되며 횡경막이 장기가 밑으로 내려가게 하면서
윗복부쪽이 다시금 팽창되도록 한다.
복식호흡의 들이마시기와 내쉬기 : 복식호흡으로 들이마실 땐 흉부가 팽창되고 횡경막이 수축되었다가, 내
쉬면 흉부는 수축되면서 횡경막은 이완되게 된다.

도 충분한 산소 공급이 태아에게 좋은 건 당연하다. 태아에게 산소
를 공급함으로써 천재아가 태어나게 하는 실험은 일찍이 하인즈
교수에 의해 시도되었는데, 이 실험을 통해 태어난 아기들 중 많은
아기들이 객관적으로 유의성이 있는 천재성을 보였다고 한다. 따
라서 임신 전부터 올바른 호흡법을 익
혀야 한다.

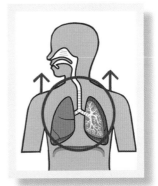

　우선 올바른 흉식호흡법은 똑바로 서
서 자세를 바르게 하고, 늑골을 좌우로
크게 벌려 두 콧구멍으로 숨을 크게 7초
동안 들이마신다. 늑골에 공기를 충분히
채운 뒤에 조금씩 늑골을 압축하는 느
낌으로 10초 동안 숨을 토해 낸다. 이 동
작을 5번 되풀이한다. 다음으로 올바른

흉식호흡은 숨을 들이마실 때 윗복부
가 수축되면서 어깨는 올라가고 흉강
쪽이 부풀게 된다. 흉곽이 사용되는
호흡법이다.

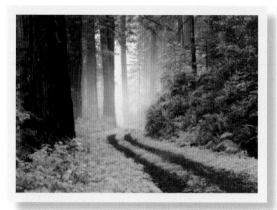
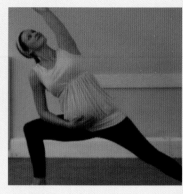

임신부는 맑은 공기를 호흡하기 위해서라도 숲속을 걷는 것이 좋다.　　임신부 체조

복식호흡법은 똑바로 서서 자세를 바로 하고, 숨을 크게 천천히 7초 동안 내뱉으면서 복벽을 조용히 들이민 다음에, 횡격막을 수축해 하강시키면서 크고 조용하게 숨을 들이마신다. 하복부가 가득 찰 때까지 7초 동안 들이마셔서 배를 충분히 부풀게 한 후, 마지막으로 횡격막을 느슨하게 해서, 상승시켜서 복벽을 들이밀면서 7초 동안 숨을 토해낸다. 이 동작을 5번 되풀이한다.

　다음으로 태교의 하나로 운동을 빼놓을 수 없다. 운동은 엄마와 태아 모두에게 필요하다. 임신은 우주 창조의 경이로움 그 자체요, 태교는 건전한 우주를 만들기 위한 창조자의 외경스러운 마음가짐과 최소한의 생활 수칙이다. 그 중에 태교 운동을 예로부터 중히 여겨 임신부에게 많이 움직이게 했다. 태아의 활동을 위해서나 임신부 자신의 건강을 위해서도 좋고, 양수가 풍부해지고, 태아가 거꾸로 앉는 일도 적어질 뿐 아니라 해산을 수월하게 하기 위해서도 그랬다고 한다.

우선 걷는 운동이 좋다. 《의학입문》에는 임신 중의 섭생법의 하나로 "때로 걸어 다닐 것을 지켜야 한다"고 했다. 단, 높은 데나 위험한 데를 걷지 말고 힘들게 하지는 말라고 했다. 그러니까 멀지 않고 평평한 곳을, 즐거운 마음으로, 청정산소를 충분히 흡입하면서, 천천히, 자주 걷는 것이 태교 운동으로 최고의 좋은 방법이라는 것이다. 즐거운 마음을 한층 고조시키기 위해서는 태교 음악을 들어가면서 걷는 것이 좋을 것이며, 청정산소를 충분히 흡입하기 위해서는 삼림욕을 하면서 숲길을 걷는 것이 좋을 것이다.

아울러 체조가 좋다. 맨손체조도 좋지만, 몸을 부드럽게 하면서도 충분한 산소 공급을 위한 체조이며, 또 안태와 안산에 도움이 되는 체조라면 더 좋다. 물론 운동의 강도와 시간, 빈도를 알맞게 조절해야 하며 운동 전후에 몸풀기를 해야 한다.

물론 임신 중 음식을 주의해야 함도 당연하다. 《동의보감》에는 임신부가 술을 마시면 술이 모든 경맥을 흩어지게 하므로 갖가지 질병에 시달릴 수 있다고 하였으며, 울퉁불퉁하거나 벌레가 먹은 과일, 싱싱하지 않은 생선, 제철이 아닌 채소, 그리고 빛깔과 냄새가 좋지 않은 음식은 먹지 말라고 하였고, 이외에도 여러 가지 음식을 임신 중에 금기

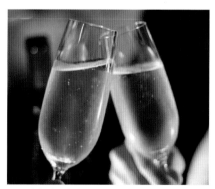
임신 전부터 태교를 위해 술은 먹지 않는 것이 좋다.

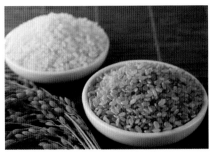

임신중에는 고른 영양섭취가 필수다. 백미보다는 영양이 풍부한 현미에 곡물의 배아나, 콩류를 함께 먹는 것이 좋고, 편식하지 않도록 한다.

하라고 하였다.

임신 중에는 가급적 비타민 A, B, C, E를 비롯해서 충분한 단백질과 칼슘 등을 섭취해야 한다. 예를 들어 현미, 곡물의 배아, 통밀, 콩나물, 신선한 야채나 과일, 고구마, 감잎차, 유자차, 식물성 기름, 양배추, 알류, 뼈 째 먹는 생선, 해조류 등이다. 또 임신부의 혈액에 철분이 부족하면 입덧이 심해지거나 임신중독증을 일으키고 기형아가 태어나기 쉬운데, 임부의 평균 35%는 빈혈을 보이고 있으므로 임신 전부터 빈혈을 막기 위한 식사조절이 있어야 한다. 타닌이 많이 든 식품을 피하고 간, 조개류, 김, 꽁치, 정어리 등을 많이 먹도록 한다.

또 아세틸콜린이 부족해지면 기억력, 의지력, 사고력이 떨어지고 정서가 불안해진다. 따라서 아세틸콜린의 주요 구성 성분이 레시틴이므로, 레시틴 성분이 많이 함유되어 있는 콩, 된장국, 달걀노른자, 동물의 간 등을 많이 들도록 한다. 그밖에도 아연과 구리를 많이 함유하고 있는 육류, 굴 등의 해산물, 달걀, 우유, 콩류 등도 많이 먹도록 한다.

# ● 상아와 두꺼비

옛날 오강(吳剛)이라는 사내가 있었단다. 그는 신선이 되고자 연마에 혼신을 다 했다고 한다. 그러던 중 그는 신의 경지를 넘보는 큰 과오를 범하고 말았단다. 화가 난 천제는 그에게 달 속의 계수나무를 찍어내라는 벌을 내렸단다. 그는 달에 가

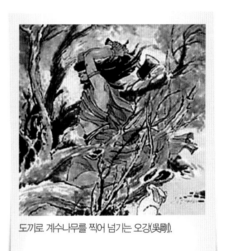

도끼로 계수나무를 찍어 넘기는 오강(吳剛).

서 도끼로 계수나무를 찍어내기 시작했단다. 높이가 5,000척이나 되는 이 나무는 아무리 찍어도 찍은 자국이 곧 아물어 버려 멀쩡해졌단다. 결국 언제까지 찍어도 계수나무는 넘어가지 않았단다. 그래서 계수나무는 지금도 달 속에서 두꺼비와 함께 자라고 있단다. 동양판 시지프스의 신화라 할 만한 이 얘기는 《유양잡조(酉陽雜組)》에

나오는 얘기다.

그렇다면 달 속의 두꺼비는 어떤 이야기일까? 그 이야기를 풀어
보자.

세상의 동쪽 끝에 엄청 큰 뽕나무 한 그루가 있고, 그 뽕나무에는
다리 셋 달린 황금 새 열 마리가 살았단다. 천제의 아들인 이 새들
은 하루에 한 마리씩 번갈아 하늘에 뜨는데, 그러면 세상의 어둠이
걷히고 환해지며 따뜻해졌단다. 사람들은 이것을 '태양'이라 불렀단
다. 그런데 어느 날 열 마리 새가 한꺼번에 떴단다. 태양 열 개가 한
꺼번에 하늘에 떴으니 천지가 온통 들끓으며 만물이 타 죽었단다.
천제는 하늘의 신들 중에서 강궁의 명수인 예(羿)를 지상에 내려 보
내 인간을 도우라고 했단다. 예는 아내 상아(嫦娥 혹은 姮娥)를 데
리고 지상에 내려와 하늘을 향해 화살을 날려 황금 새를 한 마리, 또
한 마리씩 맞추어 떨어뜨렸다고 한다. 아홉 마리 황금 새를 떨어뜨

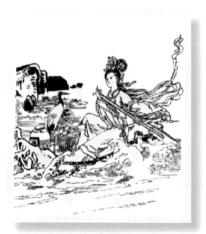

달나라로 도망가는 항아(姮娥).

리니, 그 후부터 태양은 하나가
되었다고 한다. 세상은 이로써
다시 평정되었지만 천제는 제
아들 아홉이 죽은 것에 화가 나
서 예와 상아를 신에서 인간으
로 강등시켰다고 한다. 그러니
까 기아에 시달려야 했고, 더구
나 죽어야 하는 몸이 되고 만 것
이었다. 예는 불사약을 구하러

곤륜산에 사는 서왕모를 찾아 나섰다고 한다. 온갖 어려움을 다 겪으며 곤륜산에 다다라 서왕모를 만난 예는 겨우 두 알의 불사약을 서왕모로부터 얻을 수 있었다고 한다. 한 알을 먹으면 장생불로하고, 두 알을 먹으면 승천하여 다시 하늘나

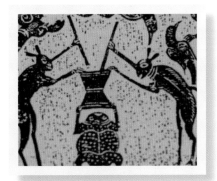

서왕모(西王母)의 권속인 두꺼비와 옥토끼, 약절구에 불사약을 만드는 모습을 새긴 화상석

라 신이 될 수 있다는 불사약이었다고 한다. 예는 간난의 고초를 다시 겪으며 집으로 돌아와 곤히 잠들었다고 한다. 그날 밤 예의 아내 상아는 남편과 한 알씩 먹고 죽음을 면할 것인가, 아니면 혼자 두 알을 다 먹고 하늘에 오를 것인가 고민하다가, 결국 두 알을 혼자 다 먹고 말았단다. 그랬더니 과연 몸이 가벼워지면서 하늘에 오르게 되었단다. 천제는 또 다시 화났단다. 하늘의 뜻을 거역했을 뿐 아니라 남편까지 버린 데에 화가 난 천제는 상아를 달나라 냉궁에 가두고 두꺼비로 만들어 버렸단다. 그래서 지금도 달 속에는 두꺼비로 변한 상아가

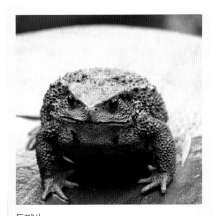

두꺼비

엎드려 있단다.

두꺼비는 머리는 넓고 입이 크다. 큰 눈이 툭 튀어나왔으며 콧구멍은 무척 작다. 몸매는 펑퍼지고 짧다. 몸에는 둥근 사마귀가 촘촘히 나있다. 한마디로 못생기고 징그럽다. 예쁘던 상아의 모습이 이토록 변했을까 싶을 정도다.

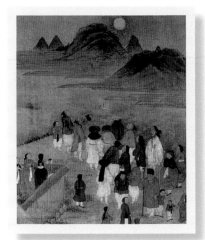

달 구경.
(19세기 후기 조선회화 '경직도 병풍' 부분도)

그러나 두꺼비는 기사회생의 효능을 갖고 있다. 당장 죽을 지경에 이른 인간의 생명을 살리는 묘약을 지니고 있다.

두꺼비를 섬서(蟾蜍)라 하는데, 그냥 말린 것을 '건섬'이라 하고 내장을 빼고 말린 것을 '건섬피'라 한다. 두꺼비의 껍질, 머리, 혀, 간, 담낭 등이 각각 약용

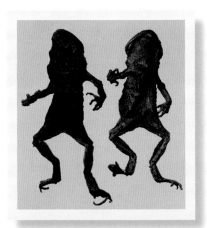

건섬(통째 말린 두꺼비)

되지만 이렇게 두꺼비를 말린 것 자체를 약으로 많이 쓰고 있다. 맛은 맵고 성질은 서늘한데, 독이 있다. 그래서 잘못하면 두꺼비 독에 중독을 일으킬 수 있다. 개가 두꺼비를 물면 개의 입안이 모두 부을 정도로 독이 강하기 때문에 두꺼비 독에 중독되면 메스껍고 토하고

설사하고 어지럽거나 머리가 아파올 수 있는데, 심하면 얼굴이 창백해지면서 손발이 싸늘해지고 맥박이 불규칙해지고 의식을 잃을 수도 있다.

두꺼비에는 이렇게 무서운 독이 있지만 진통, 이뇨, 소종 작용이 강하다. 그래서 동통성 질환에 진통제로 쓰며, 부종이나 종양치료제로 쓴다. 암 치료에 획기적이라는 뜻이다. 물론 결핵성 림프결절이나 만성기관지염에도 효과가 있는 것으로 알려져 있다.

그러나 뭐니뭐니해도 두꺼비의 귀 밑 피부의 샘선의 분비물을 가공한 것이 놀라운 효과가 있다. 이것을 '섬소(蟾酥)'라 하는데, 두꺼비의 미룽골을 손으로 비틀면 분비물을 얻을 수 있다. 두꺼비 입에 마늘이나 후추 같은 매운 것을 넣어주면 분비물을 채취할 수도 있다.

이 하얀 즙을 말린 섬소는 천식 치료제요, 항염 및 항종양 작용이 크다. 또 강심 작용이 강하다. 디기탈리스 작용과 같다. 그래서 섬소를 넣은 강심제가 약국을 통해 판매되고 있다. 실로 엄청난 효과가 있다. 더불어 섬소는 국소마취 작용도 한다. 통증 부위에 바르면 마취 때처럼 통증을 잊게 된다. 그래서 호사가들은 시판되는 섬소 함유의 강심제를 씹어서 음경에 바르기도 한다. 음경이 얼얼하게 마취되어 섹스 때 시간을 끌 수 있다고 한다.

# ● 서시와 위앓이

오월동주(吳越同舟) 라는 말이 있듯이 오나라와 월나라는 원수지간이었다. 오나라의 왕 부차(夫差)는 전쟁 중에 화살에 맞아 죽은 아버지의 원수를 갚기 위해 백전노장 오자서와 백비 장군에게 군대를 주어 월나라를 기습하도록 했다. 크게 이긴 부차는 월나라 왕 구

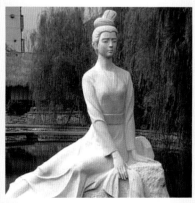

중국 절강성 주지시(서시의 고향)에 위치한 청스광장 공원 내의 서시 동상.

천(句踐)으로부터 항복을 받아냈다. 이때 월나라의 모사 범려가 자기 나라 왕을 살려줄 것을 간청하면서 서시(西施)라는 미인을 오나라 왕 부차에게 진상했다. 서시에게 한눈에 반한 부차는 월나라 왕 구천을 살려줬다. 그리고는 나랏일은 돌보지 않고 오로지 서시만을 총애했다. 이렇게 해서 오나라는 멸망한다.

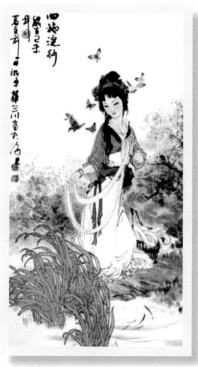
서시의 초상화.

여하간 나라 망할 줄을 모르고 부차 왕은 서시에게 빠져들었다. 부차 왕은 서시를 위해 '향서랑'이라는 복도까지 만들었다. 복도 밑을 파고 옹기를 넣은 다음 위에 널빤지를 깐 복도가 '향서랑'인데, 서시가 이 위를 걸으면 매우 청아한 소리가 났기 때문에 왕이 이를 즐겼다고 한다. 서시는 얼굴뿐 아니라 가느다란 허리가 매력이었으며, '봉심(捧心)'이 또한 매력이었다고 한다. 봉심은 말 그대로 심장 아래 명치를 움켜잡는 것이다. 서시는 어릴 때부터 위앓이를 잘 했는데, 그런 까닭에 때때로 경련으로 배가 뒤틀리며 통증이 몰아칠 때면 명치 밑을 움켜잡는 버릇이 있었던 것이다. 섬섬옥수랄까, 하얀 손으로 배를 움켜쥐며 눈살을 찌푸리곤 하는 서시의 모습이 가련토록 예뻐서 부차 왕은 서시를 더없이 총애했던 것이다. 이렇게 하여 저라산(苧羅山) 서쪽 마을의 나무꾼의 딸로 태어났던 서시의 '경국지색'은 결국 역사에 남게 되었다.

미녀 서시처럼 위앓이를 하는 이들이 많다. 위앓이에는 여러 유형이 있다.

첫째, 위장이 허하면서 냉하여 위앓이를 하는 유형이 있다. 이 경우에는 명치 밑이 은근히 아픈 데 따뜻하게 만져주면 편해진다. 식후에 복부 팽만감이 심해지는 것이 특징이다. 피부도 누렇거나 어두운 색을 띤다.

둘째, 위장에 진액이 부족하여 위앓이를 하는 유형이 있다. 이 경우에는 명치 밑이 뿌듯하게 은근히 아프다. 입과 목 안이 건조한데 잠을 자고 나면 입마름이 한결 더 심해지는 것이 특징이다. 미열을 느끼거나 대변이 건조해지기도 한다.

셋째, 위장에 열이 많아 위앓이를 하는 유형이 있다. 이 경우에는 윗배가 타는 듯 작열감과 통증이 온다. 갈증이 심해 찬물을 자꾸 마시지만 갈증이 풀리지 않고, 먹어도 자꾸 배가 고픈 것이 특징이다. 잇몸이 붓고 아프거나 구취가 심하다.

넷째, 위장에 탁한 피, 즉 어혈이 있어 위앓이를 하는 유형이 있다. 이 경우에는 가슴속이 쓰리고 윗배가 찌르는 듯 아픈데, 아픈 곳이 일정하고 작열감이 심해서 손대는 것을 싫어할 정도이다. 심하면 통증과 함께 팽만감이 오며, 자흑색의 혈액을 토하거나 자흑색의 대변을 보는 것이 특징이다.

다섯째, 슬픔·분노·공포·걱정 등 7가지 정서적 변화로 간 기능을 울결시켜 위앓이를 하는 유형이 있다. 이 경우는 융통성이 없고 빈틈없이 꼼꼼하며 지나치게 도덕적이며 책임감이 강하고 자기능력 이상을 성취하고자 안달하는 성격에서 잘 나타난다. 이 경우는 항상 없힌 느낌이 든다. 명치 밑 상복부가 그들먹하다. 누워서 손바닥으로 눌러보면 복벽 아래에 판지를 깔아 놓은 듯 딱딱한 느낌이 든다. 목에 무엇이 걸린 것 같아 뱉으려 해도 잘 뱉어지지 않고, 삼키려 해도 잘 삼켜지지 않는다. 통증도 온다. 그러나 다른 소화기질환에 의한 위통처럼 쓰린 아픔, 잡아 뜯는 아픔, 경련성 아픔, 참을 수 없는 아픔이 오는 경우는 드물고, 또 24시간 계속 아픈 경우도 드물다. 잠잘 때는 거의 잊어버릴 만큼 동통이 오지 않는다. 눈을 뜨고 각성이 되면 아프다. 생각하면 아프다. 골칫거리가 생기면 골치 아프면서 위장도 아프다.

이럴 때는 우선 미녀 서시가 했던 것처럼 '봉심' 요법을 하면 도움이 된다. 일명 '나폴레옹 요법'이며 '할머니 약손 요법'이다. 나폴레옹이 항상 한쪽 손을 상의 속에 넣어 상복부를 만졌던 것처럼 자주 상

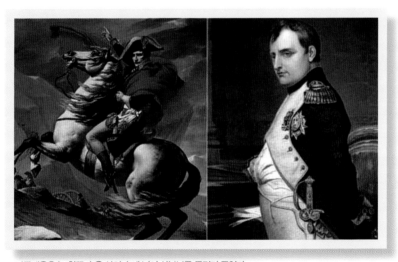

나폴레옹은 늘 한쪽 손을 상의 속에 넣어 상복부를 문질러 주었다.

복부를 어루만져 주는 것이다. 또한 "내 손은 약손이다" 하면서 위앓이를 하는 손자의 배를 어루만져 주던 할머니처럼 손바닥으로 상복부를 문질러 준다. 위장이 허하면서 냉하여 위앓이를 하는 유형에도 이 요법이 좋다. 때로 명치에서 상복부 중앙선을 따라 배꼽을 거

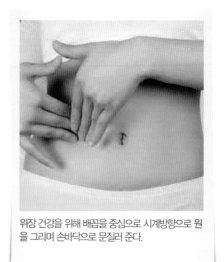

위장 건강을 위해 배꼽을 중심으로 시계방향으로 원을 그리며 손바닥으로 문질러 준다.

쳐 하복부 중앙선으로 해서 치골까지 문질러 주고, 여기서 우측 하복부로 올라와 수평으로 배꼽을 거쳐 좌측 하복부로 내려와 치골까지 이르도록 문질러 준다. 아울러 배꼽을 중심으로 손바닥으로 원을 그리며 문질러 준다. 원은 시계바늘 돌아가는 방향으로 그리며, 처음에는 작은 원을 그리다가 점점 큰 원을 그려 나간다. 물론 식사 직후나, 방광에 소변이 그득 차 있는 상태에서는 안 하는 게 좋다. 누워서 할 때는 베개를 빼고 누워 배를 문질러야 한다.


사족.

'동시효빈(東施效嚬)'이라는 말이 있다. 동시(東施)는 서시처럼 저라산(苧羅山)에 살았는데, 서시는 저라산 서쪽에 살았고, 동시는 저라산 동쪽 감호(鑑湖) 아래에 살았단다. 그런데 경국지색의 서시와

달리 동시는 추녀였단다. 그
런데 서시가 눈살을 찌푸려도
아름다웠기 때문에 동시도 이
흉내를 냈단다. 이것이 '동시
효빈'의 내용이다. 다산(茶山)
정약용(丁若鏞)은 〈제동시효
빈도(題東施效嚬圖)〉라는 글
에서 "제각기 타고난 바탕이
다르거니(天生體質名有分) /
어찌하여 남만 따르고 나를
버리려느뇨(胡爲殉物舍吾身)"
라고 했다. 그렇다. 천생체질

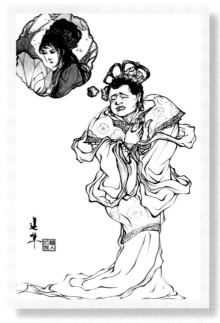

소신 없는 모방에 대한 경고, 동시효빈(東施效嚬)

(天生體質)은 제각기 다른 것이다. 동시의 머리는 다봇머리요 까치
집 같다. 이빨은 드러내 놓고 푸른빛마저 서려 있다. 턱은 사다새처
럼 늘어져 있다. 그런 추녀가 서시의 시늉을 낸답시고 찡그리다 보
니 이마는 활주름이 잡히고 눈살은 속앓이를 하는 환자의 고통스
런 모습처럼 보일 뿐이다. 바탕도 추녀지만, 흉내 내는 그 모습은 타
고난 바탕만도 못한 것이다. 생긴 대로 사는 게 위앓이를 앓지 않는
진리다.

# ● 서태후와 대추

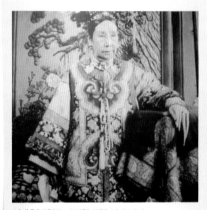

서태후(西太后)는 청나라 말에 권력을 손아귀에 움켜쥐고 휘둘렀던 여걸로 유명하다. 서양에는 '도웨저(Dowager) 왕후'로 알려진 서태후는 열일곱 살의 나이에 후궁으로 들어와 황후가 되어 영광을 누리다가 28세 때에 남편 함풍제(咸豊帝)가 죽자 과부신

서태후(대청국 자희황태후) 실제 사진

세가 되었지만, 그때부터 권력을 장악하여 일흔넷 나이로 죽을 때까지 왕권을 쥐락펴락한 여인이었다.

남편 함풍제의 뒤를 이어 아들 동치제(同治帝)가 즉위했는데, 겨우 다섯 살에 불과하자 모후로서 수렴청정을 하기 시작한다. 이때 동치제의 황후인 동태후(東太后)와 온갖 갈등을 빚으며 권력을 놓

지 않았다. 그러다가
아들 동치제가 죽자,
불과 세 살인 조카를
억지로 즉위시켰다.
어릴수록 부리기 좋
고 수렴청정하기가
수월했기 때문이다.
세 살에 즉위한 이 조

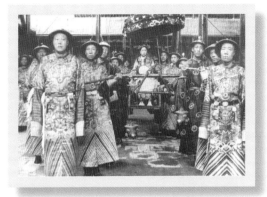

1903년 베이징 서쪽에 새로이 지은 여름 별장 이화원에서 화려한
어가 행렬을 하고 있는 서태후

카가 광서제(光緖帝)다.

여하간 서태후는 만족 출신으로 청나라 말 정권을 농락한 여인으
로 지목되고 있는데, 그녀의 정권욕과 사치가 국운을 더욱 쇠락하게
만들었다고 혹평을 받고 있다.

목단꽃을 수놓은 황금 비단옷에 만주 보석으로 장식하고 어깨에
는 3,500개의 진주를 꿰어 만든 목걸이를 걸치고, 지척의 거리도 어
가 행렬을 장엄하게 펼치는가 하면, 해군 경비정을 건조할 비용으로
이화원(頤和園)을 화려하게 꾸며 낭비하는 등 서태후의 사치는 극
에 달했다고 한다.

서태후는 늙어서도 젊은이를 침실로 끌어들였다는 정열의 화신
이었는데, 그야말로 사디즘과 마조히즘을 정신적으로나 육체적으
로 겸비한 묘한 '동통 음란증' 환자였다고 한다. 그 일화는 여기서 생
략한다. 야화에 의하면 서태후는 취침 전에 대추를 질 속에 넣어 불
렸다가 다음날 햇볕에 말려 먹었다고 한다.

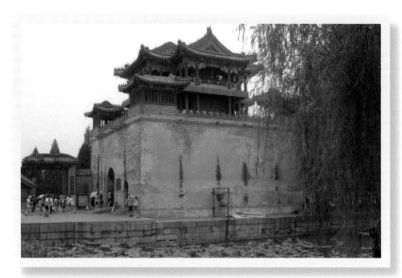

중국 베이징에 있는 서태후의 여름 별장 이화원.

　대추를 질 속에 넣었다 먹는 것은 예로부터 있어 오던 일이다. 《열선전(列仙傳)》에도 서주 땅 목왕의 심부름으로 팽조를 방문한 채녀가 동녀의 질 속에 대추를 넣어 그 음기와 음액으로 퉁퉁 불린 다음 먹는 방법을 일러준다. 《습유기(拾遺記)》에도 서왕모가 자신의 국부 안에 대추를 넣어 불린 다음 목왕에게 주어 기력을 회복시킨 내용이 있다. 따라서 서왕모로부터 시작해서 목왕이 효험을 본 것을 채녀가 일러준 것으로 보인다. 이렇게 대추를 질 속에 넣어 대추에 음기를 듬뿍 주는 데 쓰여진 동녀를 '목밀녀(木密女)'라고 했다. 질 내부의 성스러운 계곡의 주름무늬를 '밀운(密雲)'이라고 하는데, 이 밀운이 유난히 발달한 여자들이 있다. 이를 '용주(龍珠)'라고 한다. 용주만이 목밀녀가 된다. 아무나 되는 게 아니다. 그러니까 서태후도 대단한 용주였던 모양이다.

대개는 남성의 강정을 위해 목밀녀의 질 속에 대추를 넣었다가 남성에게 먹여오던 것인데, 서태후는 자기 질 속에 넣은 대추를 자기가 먹었다. 왜 그랬을까? 야화에 의하면, 대추는 부부화합이 되는 묘약이기에, 자

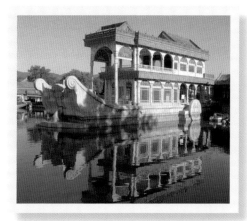

이화원 호수에 떠 있는 돌로 만든 배.

기 자신이 이를 정성껏 먹음으로서 남편인 황제를 기쁘게 모시려는 의도였다고 한다. 그러나 비록 대추가 혈관계통의 긴장력을 증진시키는 효과가 있다 하더라도, 이 방법으로 질이 조이는 긴장감이 얼마나 증대될지에 대해서는 의문일 뿐이며, 다만 서태후는 그의 지병인 히스테리를 고치기 위해 대추를 상복했던 것이 아닐까 생각된다.

어쨌거나 사실이 아닐 야화에 불과할 테니 이쯤에서 이야기를 끝내자. 그렇다면 대추가 정말 히스테리에 효과가 있을까?

그렇다. 이것만은 사실이다. 신경안정제로 그만이다. 신경이 예민하여 괜한 일에도 걱정하고 생각을 깊이 하여 전신이 무기력해졌을 때, 가슴이 울렁대며 잘 놀랄 때, 어린아이가 밤이면 잠을 안 자고 보채며 울어댈 때, 빈혈성 불면증이 심할 때, 그리고 부녀자의 '장조증'일 때 대추는 기막히게 안정을 시킨다. 부녀자의 '장조증'이란 걸핏하면 울고 슬퍼하고 안절부절 못하며 무엇에 쫓기는 듯 초조해

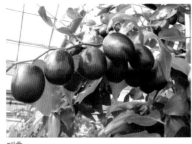
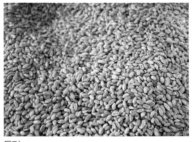

대추                          통밀

하고 감정 격변이 심한 병증이다. 그러니까 요사이 말로 히스테리에 가까운 병증이다. 따라서 대추는 히스테리에 효과가 있다는 말이다.

이뿐만이 아니다. 대추의 약효는 무진하다. 예로부터 '대추를 보고 먹지 않으면 늙는다'는 말이 있듯이 노화를 방지하는 약이다. 또 인체의 방위력을 돋운다. 면역력을 키운다. 거기다 대추는 진정 작용을 한다. 그래서 신경통, 관절염, 복통 등의 통증을 완화해 준다. 이유 없이 배가 잘 아프다고 하는 어린이의 신경성 복통을 비롯해서 편두통과 같은 이치로 배가 아픈 두통성 복통, 그리고 임신 중의 복통에도 전혀 해가 안 되는 진정제 역할을 한다.

또 소화기를 건강하게 한다. 이를 건비화위(健脾和胃)라 한다. 암에 의한 영양결핍과 쇠약을 자양해 주기까지 한다. 거기에다 모든 약을 조화시키며, 유해 성분 등을 중화시킨다. 그래서 한의에서 약을 조제할 때면 으레 대추를 넣는다. 약을 조화시키고 중화시키며 부드럽게 흡수되게 하려는 의도다. 참으로 우리에게 유익한 식품이다. 좋은 약물이다.

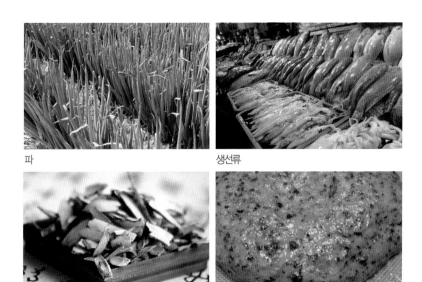

파  생선류

감초  찹쌀대추떡

　대추와 통밀을 배합하면 신경안정 작용이 더 강해진다. 예를 들어 여성이 자주 슬퍼하고 잘 울고, 걸핏하면 하품을 할 때 대추와 통밀을 함께 끓여 마시면 마음이 편해진다. 이때 감초를 소량 배합하면 《동의보감》에 나오는 「감맥대조탕」이라는 안정제가 된다. 대추는 찹쌀을 배합해도 궁합이 잘 맞는다. 찹쌀은 영양분이 많지만 칼슘과 철분을 거의 갖고 있지 않은데, 대추를 배합하면 이 부족한 점을 보완할 수 있다. 그래서 찹쌀과 대추를 섞어 떡을 만들거나 약식을 만들어 먹으면 더 좋다.

　그러나 대추와 파, 대추와 생선을 함께 먹으면 궁합이 안 맞아 좋지 않다.

# 양귀비와 음모(陰毛)

양귀비(楊貴妃)의 본명은 양옥환(楊玉環)이다. 촉주(蜀州)의 하급 관리의 딸로 태어나 열여섯 살에 당나라 현종(玄宗)의 열여덟 번째 아들인 이모(李瑁)의 비가 되었으나, 스물두 살에 쉰일곱 살의 시아버지 현종의 눈에 들어 드디어 스물일곱 살에 귀비가 되고 현종의 총애를 듬뿍 받는다. 그런데도 때로 앵토라져 앙칼지게 대들다가 쫓겨나기도 하고, 쫓겨났다가도 눈물로 머리카락을 잘라 올려서,

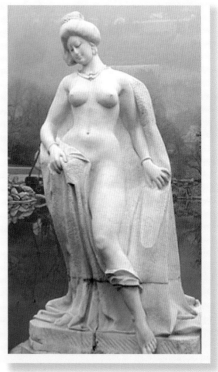

중국 산시성 여산에 자리한 화청지(華淸池)에 있는 양귀비 석상. 당나라 6대 황제 현종은 양귀비를 위해 이곳에 화청궁을 지었다.

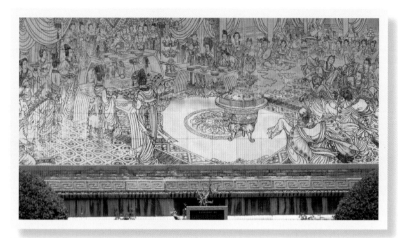
현종이 양귀비를 처음 만나는 장면을 그린 화청지 벽화.

마음이 흔들린 현종으로부터 당장 불림을 받아 환궁하는 등 비익조(比翼鳥) 같이, 연리지(連理枝) 같이 총애 받던 여인이었다. 이 여인으로 거대했던 한 나라가 흔들렸다. 그런 중에 안록산이 난을 일으키자 현종이 피난을 가야 했으며, 결국 민심을 수습해야 할 풍전등화의 위기에 빠지자 현종은 양귀비를 마외파(馬嵬坡)에서 목을 매어 죽일 수밖에 없었다. 경국지색의 여인, 호사를 누렸으나 끝내 비참한 최후를 맞았던 비운의 여인이다.

양귀비는 어떻게 생겼을까. 항간에 나도는 이 여인의 신상명세서를 보자.

우선 그는 키가 165cm였다고도 하고 167cm였다고도 한다. 삼국지의 조조가 161cm였다고 하니까 당시 여성의 평균 키에 비하면 큰 키였을 것이다. 유방 둘레 90cm, 허리 둘레 70cm, 엉덩이 둘레 95cm, 몸무게는 71kg. 이런 몸집에 발은 겨우 10cm였단다. 섹스 때

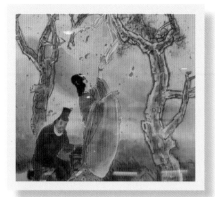
안록산의 난으로 양귀비가 명주수건으로 교살되었다고 전해지는 그림

는 얼마나 많은 음액이 흘러 넘치는지 침구를 다 적실 정도였으며, 기성 또한 대단했다고 한다. 그런데 더욱 놀라운 것은 음모가 무릎을 덮을 정도였다고 한다.

어느 호사가의 허황된 상상력으로 꾸며진 이야기이겠지만, 양귀비만 그런 게 아니라 당나라의 여걸로 늙어서도 구중궁궐 깊은 곳으로 젊은 천인 사내들을 가리지 않고 불러들였던 측천무후(則天武后)도 음모가 석 자를 넘었다고 한다.

여하간 음모가 이렇게 무성하다고 좋은 것은 아니다. 양귀비 뺨치게 배꼽까지 털이 치켜 올라간 여자들은 음란의 극치일 수 있기 때문이다.

음모에는 여러 형태가 있다. 우선 발생형태적 분류에 따르면 삼각형도형(三角形倒型), 난형(卵型), 명형(皿型), 능형(菱型)이 있다. 삼각형도형이란 음모가 역삼각형으로 난 것이며, 난형은 타원형이고, 명형은 네모꼴로 외음부 하단까지 덮쳐진 것이요, 능형은 마름모꼴로 배꼽 아래까지 음모가 올라와 있는 형태다. 한편 음모 윗변을 기준으로 가늠하는 분류법으로는 수평형, 시상형, 첨규형, 분산형이 있다.

일반적으로 여자는 삼각형도형이 40%, 난형이 20%, 명형이 20%,

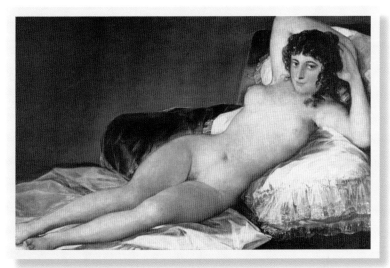

〈옷을 벗은 마하〉 (프란시스코 데 고야, 1795∼1800, 캔버스에 유채, 98x191cm)

능형이 20%로 삼각형도형이 많고, 또 수평형이 많다. 음모가 지나치게 무성하거나 시상형인 경우는 여자이면서도 남자 성격을 많이 띠며 호색하는 경향이 있다. 그래서 음모는 적당해야 하고, 부드러워야 하며, 삼각형도형에 수평형이면 좋다. 그러나 이런 경우라도 듬성듬성 빠졌거나, 음모의 색깔이나 윤택이 뚜렷하지 못하고 초췌하거나, 혹은 음모 사이에 새치가 희끗희끗할 때는 이미 노화했거나 건강이 안 좋은 것이다.

한편 무모증의 여자는 전체의 9.7%에 불과하다. 그것도 음모가 전혀 없는 100% 무모는 1,000명 중 1명에 불과하다. 음모가 치골 부위에는 없지만 가늘고 짧으며 색이 옅은 음모가 음부에만 조금은 있는 치골무모증은 1,000명 중 3명꼴이다. 흔히 무모의 여자는 호색적이라고 일러왔다. 예로부터 여자들의 동성애를 마경(磨鏡)이라고 하는데, 이것은 거울처럼 매끈한 무모의 여자들 간에 호색적인 동성애가 성행한 까닭에 붙여진 말이다.

그러나 《소녀경》을 비롯한 옛 성의학 서적에는 음부에 털이 없어야 입상(立相)여인이라고 했다. 이런 여자를 상대로 얻으면 비록 남자가 법도를 따르지 않아도 몸을 손상하는 일이 없고, 이러한 여자를 얻어서 음양의 도를 행하면 밤을 새고 행하더라도 조금도 피로하지 않고, 자식을 낳으면 부귀하게 된다고 했다. 그래서 예로부터 중국에서는 음부에 털이 없는 백(白), 치구가 불룩한 고(鼓), 살이 부드러운 연(軟), 음문이 붉은 홍(紅), 교접 때 죄는 긴(緊). 이 다섯 가지 조건을 갖춘 여자가 가장 존귀하게 취급되었던 것이다.

그렇다고 무모가 꼭 좋은 것은 아니다. 음모는 무성하지도 않고 무모하지도 않은 것이 좋다. 음모의 역할 중 하나가 성관계 때 마찰에 의해 성기 부위의 피부가 손상되는 것을 막는 것이며, 음모 자체가 성 충동을 높이기 위한 방향물질을 분비한다고 알려져 있으며, 더구나 음모는 성적 성숙의 징표이기도 하기 때문이다.

# ● 여태후와 두발(頭髮)

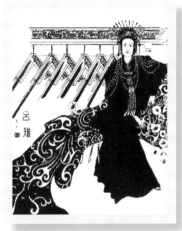

여태후(呂太后)는 정치적 역량이 남다르게 탁월하고 능수능란한 수완과 배짱으로 '여씨천하'를 이룩한 여걸이지만, 이를 데 없이 잔혹하여 중국 역사상 3대 악녀로 꼽히는 여인이다.

여태후의 본명은 여치(呂雉)다. 그녀는 아버지 여공(呂公, 呂文)의 뜻을 좇아 유방(劉邦)에게 시집간다. 궁박한 패(沛)땅 깡촌데기인 데다가 할 일 없이 건달패들과 어울

여태후 : 절대권력을 장악해 사실상의 황제 노릇을 했다. 그녀는 끔찍할 정도로 잔인한 행동과 비정한 숙청을 주도했지만 한나라가 고대 중국을 넘어 세계 제국으로 성장하는 데 발판 역할을 했다.

리며 술이나 퍼마시던 빈털터리 허풍쟁이 시정잡배에 불과하지만, 여공의 눈에는 유방의 관상이 범상치 않아 선뜻 딸을 맡긴 것이다. 여공의 눈에는 번쾌(樊噲)도 범상찮게 보였다. 그래서 여치의 동생인 여수(呂須)를 번쾌에게 시집보낸다. 하는 일이란 패땅에서 개를

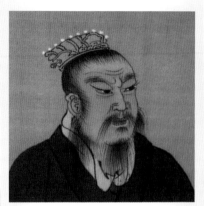

한 태조 고황제 유방(漢 太祖 高皇帝 劉邦 ; 기원전 247년~기원전 195년)은 한나라(漢)의 초대 황제(재위 : 기원전 202년~기원전 195년). 자는 계(季).

때려잡아 파는 개도축업이 고작인 번쾌도 유방과 함께 얼결에 부잣집 사위가 된 것이다.

그런데 유방과 번쾌가 일을 냈다. 진나라를 멸한 후 역발산기개세(力拔山氣蓋世)인 항우(項羽)마저 꺾고 한나라를 창업한 것이다. 그 누가 꿈엔들 짐작이나마 했을까! 유방의 어머니가 어느 연못가에서 설핏 잠들었다가 붉은 용이 몸에 올라오는 꿈을 꾸고 유방을 낳았다더니, 그래서 위업을 이룬 것일까.

여하튼 패땅에서 시아버지를 모시며 아들 하나, 딸 하나 거둬가며 지지리 궁색하게 살다 못해 항우의 진영에 인질로 잡혀 고초까지 겪던 여치는 드디어 황후가 된다. 여동생 여수도 남편인 무양후 번쾌보다 더 설치게 된다.

번쾌(樊噲 ; ?~기원전 189년)는 중국 전한 초기의 무장.

여태후가 된 여치는 창업의 공신들을 하나씩 죽이는 데 앞장선다. 그러다가 재위 8년 만에 한고조 유방이 죽자 아들 유영(劉盈)을 혜제(惠帝)로 등극시키고, 실권을 휘어잡는다. 이번에는 유씨 가문을 깡그리 도륙한다. 그리

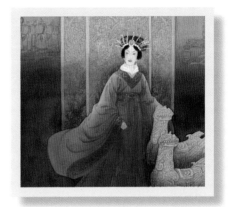

여태후 초상.

고 그 자리에 여씨들을 책봉하여 '여씨천하'를 이룩한다. 어린 소제(少帝)로 뒤를 잇게 하며 16년 동안 국정을 장악했지만, 결국 여태후는 미친 개에 물리는 환영에 시달리다가 예순두 살에 죽는다.

여태후의 잔학성을 적나라하게 드러내는 이야기 하나를 해보자.

여태후가 생전에 가장 잔인하게 죽인 것은 척부인(戚夫人)이다. 척부인은 유방의 총애를 받던 여인이었다. 척씨 부인의 소생인 유여의(劉如意)를 짐독(鴆毒)을 탄 독주로 사살하고, 척씨 부인을 죽이는데, 그냥 죽이기 원통하여 귀와 입에 독약을 부어 벙어리·귀머거리를 만든 후, 불이 벌겋게 달은 화젓가락으로 눈을 뽑아 버리고, 귀도 베고, 두 팔과 두 다리를 모조리 잘라서 두루뭉수리로 만들고, 측간에 처넣고 똥더미 속에서 뒹굴며 살도록 만들었다. 그리고는 '인체(人彘)'라는 이름으로 부르도록 했다. '인체'란 '사람돼지'라는 뜻이다. 측간에서 돼지처럼 고생시키던 끝에 마침내는 사지에 수레를 매어 사지사방으로 끌게 하여 네 조각으로 찢어 죽이고 말았다고

한다.

　여성의 질투심과 증오심은 잔혹한 것이다. 선천적으로 여태후만큼 병적으로 질투심이 강한 여성들이 있다. 꼭 그런 건 아니지만 이런 여성들은 머리카락이 붉거나 노랗다는 옛말이 있다. 그래서 아내감으로는 실격이었다. 까닭에 옛부터 흰머리를 검게 하거나 붉은머리, 노란 머리를 보다 검고 보다 윤택하게 하는 비법들이 연구되어 왔다.

　그 중 아주 확실하다는 방법이 있다. 명나라의 원군이라는 재상이 티베트의 라마승으로부터 황금 10냥쯤을 주고 샀다는 처방이다. 내복하는 이 처방의 이름은 「오마환」이다. 머리카락이 까마귀 빛깔

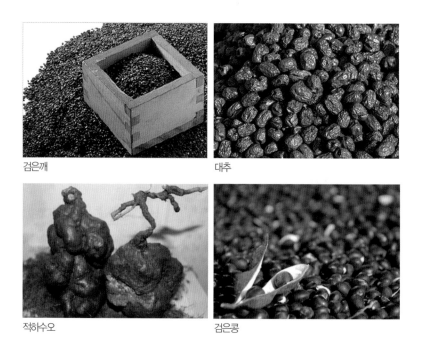

검은깨　　　　　　　　　　　　　　　대추

적하수오　　　　　　　　　　　　　　검은콩

처럼 까맣고 윤기난다는 것이다.

우선 검은깨 1,200g을 아홉 번 찌고 아홉 번 말린다. 그러고선 적하수오 1,200g을 검은콩 1되와 함께 찐다. 검은콩을 제거하고 적하수오만 여덟 번 찌고 여덟 번 말린다. 준비된 검은깨와 적하수오를 합쳐 가루를 낸다. 한편 대추 2되를 쪄서 살만 발라 은근히 달여 고약처럼 만든다. 이를 「대추고」라고 하는데, 대추고로 약가루를 반죽하여 녹두알 크기로 알을 빚는다. 이것을 30~50알씩 따끈한 물 또는 물과 술을 반씩 섞어 따끈하게 한 것으로 복용한다.

재상 원군의 88세 되는 해의 일기에 이렇게 씌어 있단다. "약을 먹기 시작하여 3개월 지난 뒤 몸에서 활력이 생기고, 반 년 뒤에는 살결이 부드러워지며 윤이 났으며, 1년이 지난 뒤에는 흰머리가 검게 되고 주름살이 적어지고 힘이 생기며, 눈이 맑아지고 힘이 생겨 모든 병이 물러가므로 장수할 수 있었다"고 오마환의 효력을 밝혔다는 것이다. 유명한 시인 소동파(蘇東坡)도 자기 시에서 이 약의 효력을 말한 바 있다는, 그런 명약이다.

# ● 왕소군과 잇꽃

왕장(王嬙)이라는 궁녀가 있었다. 왕장의 자(字)가 소군(昭君)이기 때문에 흔히 '왕소군'이라 부른다. 그녀는 양가집 출신으로 중국 한나라 원제(元帝) 때의 궁녀였다. 그녀는 무척 뛰어난 미모를 지녔다고 한다.

제 아무리 예쁘다 해도 워낙 궁녀가 넘쳐나는 곳이 궁궐이기 때문에 황제의 눈에 띄어 총애를 받는 것은 쉬운 일이 아니었다. 황제도 마찬가지였다. 수많은 궁녀 중 누가 예쁜지 다 알아낼 수 없었다. 그래서 황제인 원제는 화공(畵工)으로 하여금 궁녀들의 초상화를 그리게 했고, 그려진 그림을 들춰보면서 황제는 예쁜 궁녀를 골라내어 은총을 베풀었다.

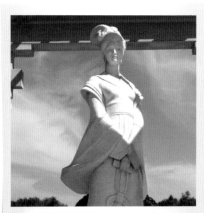

중국 네이멍구[內蒙古] 오르도스(Ordos) 지역에 있는 후허하오터[呼和浩特]시에 있는 왕소군의 묘 청총(靑塚) 입구에 서 있는 조각상.

그러니 그림이 잘 그려져야 황
제의 눈에 띄게 마련이었으며,
까닭에 많은 궁녀들은 제각각
뇌물을 화공에게 바치며 예쁘
게 그려 줄 것을 당부했단다.

왕소군은 뛰어난 미모의 궁
녀였기 때문에 여느 궁녀들처
럼 뇌물을 화공에게 바치지 않
아도 자신이 있었다. 그러나

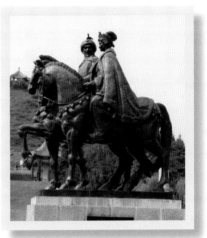

호한야와 왕소군의 동상.

그것은 왕소군의 자만이었으며 현실을 모르는 천진함이었다. 뇌물
을 안 바친 왕소군을 화공이 좋게 볼 리 없었다. 화공은 왕소군을
추악하게 그렸다. 그래서 왕소군은 외로운 궁궐 생활을 할 수밖에
없었다.

기원전 33년. 친선을 도모하고자 흉노의 선우(족장) 호한야(呼韓
邪)가 장안에 와서 황제인 원제를 만났다. 이 자리에서 흉노의 족
장 호한야가 원제에게 궁녀 한 명만 하사해 달라고 졸랐다. 한족 여
자, 그것도 가려 뽑혔을 한나라 궁녀를 데리고 살 수만 있다면 여한
이 없을 정도로 영광이었기 때문이었다. 원제는 화공이 그려 바친
화첩을 뒤적이다가 가장 못생기게 그려진 궁녀 하나를 골랐다. 이
렇게 뽑힌 게 왕소군이었는데, 막상 불려나온 왕소군을 보고 원제는
그녀의 아름다움에 감탄했다. 그러나 아깝지만 약속대로 왕소군을
흉노족 족장에게 줄 수밖에 없었다. 후일담이지만 원제는 원통해서

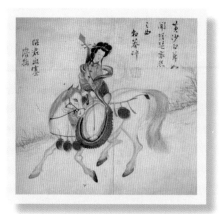

〈소군출한(昭君出塞)〉(종이에 엷은 색, 23.1cm×
26cm, 강희언, 서울 개인 소장).
왕소군이 흉노족 족장 호한야를 따라 국경을 넘으며
한나라 땅을 바라보며 감회에 젖은 모습을 조선의 화
가 강희언(姜熙彦 ; 1738~1784)이 그린 그림.

화공 모연수(毛延壽)를 참형시
켰다고 한다.

왕소군은 말잔등에 올라 흉
노족 호한야를 따라나서며 고
국산천을 뒤돌아보면서 슬픈
마음을 가눌 수 없어서 비파를
켜며 이별가를 불렀단다. 이때
하늘을 날던 기러기가 왕소군
의 미모에 정신을 잃고 날갯짓
하는 것을 잊어 그만 땅에 떨
어졌단다. 이로부터 왕소군을 '낙안미인(落雁美人)'이라 부르게 되
었단다. 물에 비춰진 모습이 너무 예뻐 물속의 물고기가 헤엄치는
걸 잊어 그만 가라앉았다는 '침어미인(浸魚美人)'인 서시(西施), 미모
에 놀라 달이 구름 속으로 숨었다는 '폐월미인(閉月美人)'인 초선(貂
蟬), 꽃보다 아름다워서 꽃마저 수줍어했다는 '수화미인(羞花美人)'
인 양귀비(楊貴妃)와 함께 '낙안미인'인 왕소군을 훗날 사람들은 중
국의 4대 미인으로 꼽고 있다.

여하간 왕소군은 머나먼 북녘, 매서운 찬바람이 휘몰아치는 삭막
한 땅, 지루한 겨울이 가고 봄이 온들 봄 같지 않은 흉노족의 땅으
로 가 살게 되었다. 왕소군은 그곳에서 "춘래불사춘(春來不似春)"이
라는 유명한 시를 지어 읊으면서 고향을 그리워하며 지냈다. 그러
나 그런 속에서도 흉노족 아녀자들에게 천을 짜고 옷을 해 입는 방

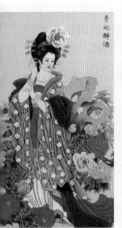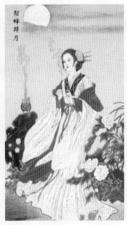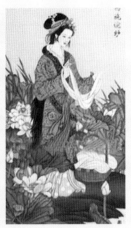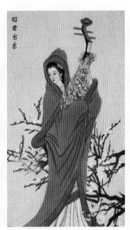

중국의 4대 미인 : 왼쪽부터 양귀비, 초선, 서시, 비파를 타는 왕소군.

법도 가르치며 앞선 문명의 여러 면모를 알렸다. 선우 호한야와의
사이에서 아들 하나를 낳고,
호한야가 죽은 후 호한야의
전처의 아들 복주루(復株
累)가 선우가 되자 그에게
재가하여 그 사이에서 두
딸을 낳으며, 그렇게 살다가
왕소군은 죽었다.

잇꽃(홍화)

 속전에 따르면 왕소군은
흉노족 아녀자들에게 잇꽃
으로 옷감에 물들이는 방법
도 알려주었다고 한다. 잇꽃으로 옷감에 물들

이는 방법은 왕소군 시대 이전부터 있어왔다. 폭군 주(紂)왕의 총애를 입었던 달기(妲己)도 잇꽃으로 물들인 옷을 즐겨 입었다고 한다. 잇꽃은 옷감에만 물들이는데 쓰인 것이 아니라 음식에 색을 입히는 데도 쓰였고, 특히 미용제로 널리 쓰여 왔다. 한나라 무제 때부터 벌써 미용제로 썼다는데, 연나라에서 이 유지로 미용했기 때문에 '연나라 유지'라는 뜻으로 '연지'라 불렀다. '연지곤지'라는 말의 연지가 바로 잇꽃으로 만든 것이다.

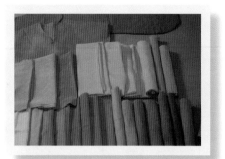

잇꽃으로 물들인 염색

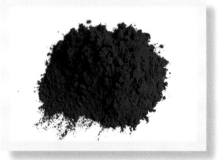

잇꽃연지

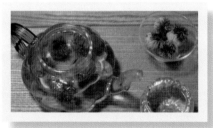

잇꽃차

잇꽃의 약명은 '홍화'다. 잇꽃은 자궁에 긴장성, 율동성 수축을 빠르고 지속적으로 준다. 그래서 골반 내 혈액순환을 좋게 해준다. 물론 관상동맥부전에 의한 협심증 등에도 좋고, 하지정맥류를 비롯해 타박에 의한 내출혈이나 통증, 그리고 어혈도 풀어준다. 또 혈압과 혈중지질을 떨어뜨리고, 셀레늄 성분이 있어 기억력을 증진시키며 치매를 예방한다.

잇꽃 2g을 녹찻잔처럼 거름통이 있는 잔에 넣고 뜨거운 물을 부어 뚜껑을 닫고 5분 후 뚜껑을 열고 거름통을 걷어낸 후 우러난 물을 마신다. 녹차처럼 여러 번 우려내어 마실 수 있다. 혹은 잇꽃 300g에 소주 1.8리터를 붓고 3개월 정도 숙성시킨 후 여과하여 1회 10~20cc씩 공복에 마신다. 단, 생리 중이거나 임신 중에는 금기해야 한다.

# ● 인수대비와 수리취떡

인수대비(仁粹大妃)는 소혜왕후(昭惠王后)로 불린다. 인수대비는 생전의 존칭이고, 소혜왕후는 죽은 후 받은 시호다.

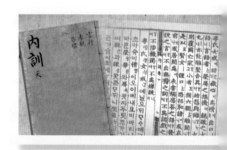
인수대비가 쓴 《내훈》.

그녀의 큰고모가 명나라 제3대 황제인 영락제(永樂帝)의 후궁이며, 작은고모가 명나라 제5대 황제인 선덕제(宣德帝)의 후궁이고, 그녀의 둘째언니는 세종의 며느리일 정도로 그녀의 가문은 당시 최고의 세도가 집안이었다. 이런 집안의 여섯째딸인 그녀가 수양대군의 맏아들 도원군(桃源君)과 가례를 올렸으니, 후일 수양대군이 세조로 등극하자 도원군은 의경세자로 책봉되고 그녀는 세자빈으로 책봉되어 수빈(粹嬪)이 된다.

그러나 의경세자가 월산대군과 자을산군을 슬하에 남긴 채 20세 나이에 갑자기 죽는다. 야사에는 어느 날 밤 세조의 꿈에 문종왕비, 즉 단종의 어머니인 현덕왕후가 돌연히 꿈에 나타나 "내 아들을 죽였

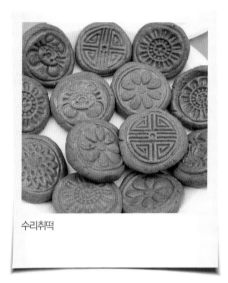
수리취떡

으니 네 아들도 잡아가겠다"고 한 후 죽었다고 한다. 그녀의 나이 21세, 세자빈으로 있은 지 불과 2년 3개월이다.

새 세자로 세조의 장손인 월산대군이 아니라 세조의 둘째아들, 즉 시동생인 해양대군이 책봉되고, 세조 승하 후 해양대군이 즉위하니, 예종이다. 그런데 예종은 즉위 14개월 만에 승하한다. 안순왕후 한씨와 정사를 즐기다가 복상사했다는 말도 있지만 족질 끝에 승하한 것이다.

왕실의 최고 어른으로 세조의 비인 정희왕후는 예종의 아들 제안 대군을 제치고, 또 장손 월산대군까지 제치고 자을산군을 왕위에 오르게 한다. 성종이다. 수빈 한씨는 왕이 된 아들과 함께 궁궐로 복귀한다. 청상과부에서 왕의 어머니가 된 것이다. 궁궐을 떠난 지 12년 만이었다.

인수대비는 유교 경전과 사서를 통달한 여인이다. 그녀는 성종 6년, 그녀의 나이 39세에 부부의 도리를 비롯해 형제와 친척 간의 화목 등 여성의 덕목을 실은 《내훈(內訓)》이라는 책을 편찬한다. 그녀는 세자빈 때부터 시아버지 세조로부터 효부라는 칭찬을 들었던 여인이었다. 그러나 자식에게는 엄한 어머니여서 추호도 감싸지 않고 정색하고 꾸짖었기에 시부모인 세조와 정희왕후로부터 폭빈(暴嬪)이라는 말을 듣던 여인이기도 했다.

그런 그녀이기에 성종의 계비, 즉 며느리 윤비(尹妃)가 교만하고 질투가 심하니 맘에 들 리 없었고, 그런 와중에 윤비가 성종과 다투면서 감히 용안에 손톱자국을 낸 일이 벌어지자 윤비를 폐출시킨다. 그녀는 저서 《내훈》에서 "며느리가 잘못하면 이를 가르칠 것이고 가르쳐도 말을 듣지 않으면 때릴 것이고, 때려도 고치지 않으면 쫓아내야 한다"고 했으니 며느리 폐출은 그녀로서는 당연한 일이다. 얼마 후 폐비 윤씨는 사사된다.

후일 폐비 윤씨의 아들 연산군이 어머니의 사사 사실을 알고 인수대비에게 "왜 제 어머니를 죽이셨습니까" 하면서 대들었고, 이때의 충격으로 그녀는 죽었다고 한다.

에티켓, 매너는 남에게 지켜야 할 예절이나 예법이다. 범절은 규범이나 도리에 맞는 모든 질서나 절차다. 예의(禮儀)는 인간으로서 갖춰야 할 최소의 도리와 규범이다. 예는 사양하는 마음에서 비롯되는 예도이며, '배려(配慮)'다. 의는 부끄러운 마음에서 비롯되는 거동이며, '품위(品位)'다. 스스로 품위를 지키면서 타인을 위해 배려해주는 것이 예의다. 존경, 의리, 염치다. 야무진 것, 즉 허술함이 없이 똑똑하고 기운찬 것이다.

그러나 틀에 박혀 독창성이나 신선미를 잃은 것을 매너리즘이라고 한다.

연산군 11년 4월 12일, "정희왕후, 안순왕후, 소혜왕후(인수대비),

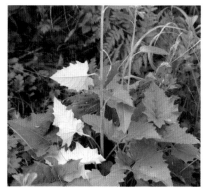

수리취

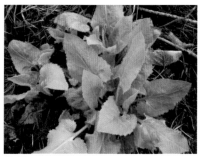

취나물

공혜왕후, 제헌왕후, 대비전 등의 족친에게 다가오는 단오에 음식을 내려 잔치를 베풀라"는 교지를 내린다.

궁중에서는 명절에 절식(節食)이라 하여 명절음식을 차려먹는다. 궁중의 단오 절식 중 대표적인 음식은 수리취떡이다. 수리취의 족이(수리취를 삶아 구멍이 굵은 체에 받쳐 건더기를 손으로 짠 것)를 물에 불린 멥쌀과 소금을 함께 빻고, 여기에 끓여 식힌 설탕물을 붓고 고루 섞어 중체로 내려 시루에서 찐 다음 수레바퀴 문양의 떡살을 박은 떡이다. 그래서 차륜병(車輪餠)이라고도 한다.

수리취는 국화과에 속하는 다년초로 봄을 알리는 전령인 취나물 중 하나다. 취나물은 '향소(香蔬)'로 불릴 만큼 향이 좋다. 열을 떨어뜨리거나 각종 독성이나 균을 억제하며 해소시키는 청열해독 효능이 있다. 각종 멍울 등 종양이나 각종 염증을 가라앉히는 소종, 소염 효능도 있다.

# ● 인현왕후와 게장

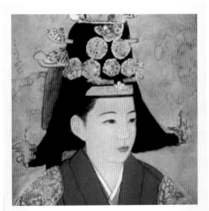

봄꽃이 흐드러진 계절. 산과 들에 백화난만하니 구중궁궐 이야 덜 하랴. 꽃향기 속에 꽃바람에 흐느적거리는 그곳은 성은을 입은 여인들의 싸움터다. 여인의 향기 속에 피바람이 잔혹하게 부는 살육의 터다. 이 틈에 권세가들이 부화뇌동하여 피를 부른다. 연산군의 어머니 폐비 윤씨 이야기나 숙종 때의 인현왕후(仁顯王后)와 장희빈(張禧嬪), 바로 이들의 이야기가 그렇다.

인현왕후와 장희빈, 이 두 여인은 숙종의 여인이다. 조선의 제19대 왕 숙종(肅宗), 시력을 거의 잃고 배가 불러오는 고통 끝에 향년 60세로 훙서한 그는 재위 중에 풍류를 즐겼던 왕이었다고 하지

인현왕후 민씨(仁顯王后 ; 1667년 5월 15일(음력 4월 23일)~1701년 9월 16일(음력 8월 14일))는 조선 제19대 임금 숙종의 2번째 왕후(王后).

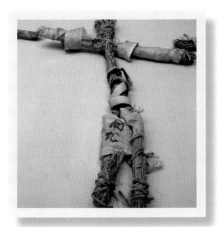
인현왕후를 저주하기 위해 장희빈이 귀신의 혼령을 실어 이용했다는 무속적인 밀짚 인형의 한 가지.

만, 재위 중에 사랑하는 사람들을 많이 잃었던 슬픈 왕이기도 했다. 인경왕후, 인현왕후, 장희빈을 비롯해서 영조의 생모였던 무수리 출신 숙빈 최씨도 잃었고, 아들 연령군과 세자빈도 잃었다.

이 중 인현왕후와 장희빈을 주목해 보자.

인현왕후는 숙종의 정비였던 인경왕후가 공주만 셋을 낳고, 왕후가 된 지 6년째 해에 천연두로 죽은 후 숙종의 계비(繼妃)가 된 분이다. 인현왕후는 서인 계열의 세력가 민씨 집안 출신이다. 왕자를 낳지 못한 인현왕후는 숙원 장씨가 왕자 윤(昀 : 뒤의 경종)을 낳고 남인이 집권하자 폐위된다. 폐출된 민씨는 안국동 감고당에서 기거하며 죄인을 자처하여 스스로 잡곡밥만 먹으면서 색옷을 입지 않고 지냈다고 한다.

인현왕후 민씨가 폐출되고 장희빈이 왕의 총애를 독차지하면서 중전이 되었을 때, 장안에는 "장다리는 한 철이고 미나리는 사 철일세"라는 노래가 퍼졌다고 한다. "철을 잊은 호랑나비 오락가락 노닐으니 제철 가면 어이 놀까나아"하며, 아이들이 막대기 장단을 맞추며 노래를 불렀다고 한다. "무청 밭의 꽃만 지면 장다리는 스러지고, 우리 논의 미나리는 사시장철 푸르구나"하여 장씨보다 민씨에게 민심이 모아졌다고 한다. 장다리는 장희빈을, 미나리는 민씨를 가리키는 노래다. 인현왕후는 좋은 여인, 장희빈은 나쁜 여인이라고, 민심은 그렇게 두 여인을 상극으로 여겼던 것이다.

민심이 천심이어서일까. 어쨌건 우여곡절 끝에 폐비 민씨가 다시 왕후로 복위된다. 인현왕후가 복위되자 취선당 별당으로 쫓겨난 장희빈은 연일 저주굿을 벌이며 인현왕후의 그림에 화살을 쏘는 등 저주를 일삼는다. 그 탓일까. 인현왕후는 중전으로 복귀한 지 7년 만에 원인 모를 병으로 죽는다.

속전에 의하면 인현왕후는 게장 때문에 죽었다고 한다. 장희빈이 인현왕후 민씨의 밥상에 올리는 게장에 꿀을 탔고, 이것을 먹은 민씨는 담종병에 걸려 죽었다는 것이다. 속전이 사실인지 아닌지는 차치하고, 게장과 꿀 또는 게장과 생감은 예로부터 음식궁합이 맞지 않는 것으로 알려져 왔다. 이를 상극이라고 한다.

제아무리 좋은 효능이 있다는 게장이라도 꿀이나 생감과 함께 먹으면 탈이 날 수 있다는 얘기인데, 그 이유는 이렇다. 생꿀은 성질이 찬데 게도 성질이 차기 때문이며, 감의 타닌이 게의 단백질과 결합하면 딱딱하게 굳은 채 장에 남기 때문이다. 그래서 게와 꿀, 그리고 게와 감을 함께 먹으면 복통이나 설사를 일으킬 수 있다. 예를 들어 파나 부추도 꿀과 함께 먹으면 나쁘다. 특히 씨앗류, 땅콩 등과 감자, 고구마, 밤 같은 전분식품들을 함께 먹으면 상극 작용을 일으킨다. 또 신맛 과일과 단 과일을 함께 먹는 것도 안 좋다. 게와 꿀, 게와 감처럼 이렇게 함께 배합하면 안 좋은 식품들이 역

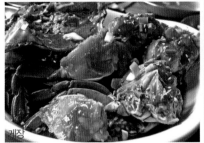
게장

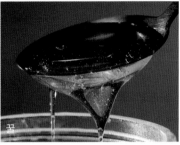
꿀

게장과 궁합 식품

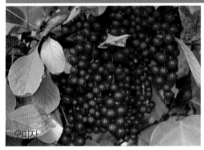
오미자

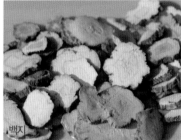
백지

시 상극 관계다.

그렇다면 게와 같이 먹으면 더 좋은 효과를 내는 음식에는 어떤 것이 있을까? 이렇게 배합해서 더 좋은 효과를 내는 관계를 상생 관계라 한다. 소위 궁합이 잘 맞는 음식 관계라는 말이다.

우선 효과면에서 상생 관계를 보자. 게와 식초를 배합하면 사지 관절을 잘 통하게 해서 좋다. 게와 술을 배합하면 어혈을 푼다. 이제 요리할 때의 상생 관계를 보자. 게와 오미자를 배합하면 게를 삶아도 색이 변하지 않는다. 게와 백지라는 약재를 배합하면 게살이 흩어지지 않는다.

이렇게 음식을 궁합이 맞게 잘 배합하면 서로가 서로의 효능을 강화시키기도 하고, 하나가 다른 하나의 효능을 높여줄 뿐 아니라 다른 식품이 갖고 있는 독성을 억제하거나 독성에 의해 일어날 수 있는 반응을 해제해 준다.

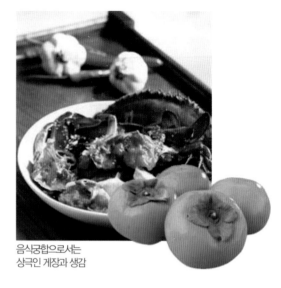

음식궁합으로서는
상극인 게장과 생감

여하간 게는 궁중요리의 재료로도 가끔 이용되어 왔다. 신선로(열구자탕)에 들어가는 재료는 하늘, 땅, 바다의 온갖 수조어육류가 망라되어 있는 요리인데, 고종 때는 게의 알을 넣기도 했다. 그렇게 게를 음식재료로 이용해오던 궁중에서, 사실인지 허구인지는 모르지만, 게의 상극 관계를 이용해 독살하는 사건이 벌어진 것은 안타까운 일이다. 인현왕후를 게장으로 죽였다는 장희빈, 그녀의 아들인 경종(景宗) 역시 게장을 먹고 죽었다.

# 장녹수와 낭화

폐출 당한 비련의 왕비가 한둘이 아니다. 단종의 정비인 정순왕후 송씨는 동망봉에 올라 단종이 유배된 동쪽을 바라보며 살다 죽었고, 숙종의 계비인 인현왕후 민씨는 폐위되었다가 극적으로 복위했으나 장희빈의 저주로 죽고, 성종의 계비인 폐제헌왕후 윤씨는 어린 연산군을 놔둔 채 금삼에 피눈물을 뿌리며 사사되니, 모두가 비련의 왕비들이다.

그런데 이들 못잖은 비련의 폐출 왕비가 둘 있었으니, 연산군의 왕비인 폐비 신씨와 중종의 정비인 단경왕후 신씨다. 연산군과 중종은 이복형제지간이고, 폐비 신씨와 단경왕후 신

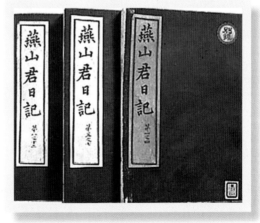

장녹수는 연산군 8년 3월 실록에 처음으로 등장한다.

씨는 고모조카지간이면서 동서지간이다. 신수근의 여동생이 폐비 신씨이며, 신수근의 딸이 단경왕후 신씨다. 폐비 신씨는 반정으로 연산군이 폐위되자 쫓겨나고, 단경왕후 신씨는 반정으로 왕후에 올랐다가 역적의 딸이라는 죄명으로 7일 만에 쫓겨났다. 두 여인 모두 참으로 비련의 왕비다.

특히 폐비 신씨는 정말 가엾다. 효령대군의 외손녀인 그녀는 틀 있는 가문 출신답게 후덕했다고 한다. 그녀는 연산군의 폭정 때 여러 차례 간했는데 워낙 후덕했기에 연산군이 싫어하지 않았고, 오히려 "중궁의 덕은 금정(金鼎)에 새겨 후세에 전할 만하다"고까지 했단다. 연산군뿐 아니라 왕족들에게도 존경을 받았고, 중종마저 그녀에게 빈의 예를 갖추어 대했다고 한다.

그녀에게는 아들이 둘 있었지만 연산군이 폐위되자 둘 다 사사된다. 그리고 강화도로 추방된 연산군은 31세로 일생을 마치고 그곳에 묻힌다. 그녀는 피눈물이 나는 일을 당했지만 꿋꿋하게 견뎌내며 연산군의 묘를 지금의 서울 방학동으로 옮긴다. 그리고 66세 나이에 남편 연산군의 곁에서 잠든다. 연산군이 추방될 때 함께 따라가겠다고 주장했지만 뜻을 이루지 못한 그녀는 비로소 죽어서야 남편 곁에 함께 있게 된 것이다. 연산군 역시 그의 승하 전에 했던 마지막 말, 즉 "중전이 보고 싶다"던 소원을 이룬 것이다.

폐비 신씨가 살아생전 연산군의 총애는 못 받았으나 죽어가는 연산군의 진심에는 남은 여인이요 죽어서도 훗날 뭇사람들에게 존경받는 여인이라면, 이와 달리 장녹수(張綠水)는 살아생전 연산군의 총애를 받았으나 죽는 순간 뭇사람들의 돌팔매에 비참하게 숨을 거둔 여인이다.

연산군은 사사당한 어머니를 항상 그리워하였고 모정에 굶주렸었는데, 그 모정을 채워준 여인이 장녹수다. 장녹수는 미천한 집안의 출신으로 제안대군(예종의 둘째아들)의 종으로 있다가 그 댁 가노와 혼인하여 자식까지 낳았는데, 어느 날 제안대군 집을 찾은 연산군의 눈에 띄어 입궁하여 연산군의 총희가 되었다. 장녹수는 연산군보다 2살 위로, 나이가 30세였으나 16세 정도로 보였다고 한다. 그녀는 연산군을 부추겨 단오절에 큰 잔치를 열고 사대부인들을 초청하여 연산군과 사대부인들을 맺어주는 뚜쟁이 역할을 하면서 통렬히 권세가들을 능멸했다고 한다.

온갖 비리를 저지르고 부귀호사를 누리며 연산군을 파멸의 길로 몰던 장녹수는 반정으로 연산군이 폐위되자 죽임을 당한다. 분노한 백성들이 돌과 기와장을 던져 삽시에 그녀의 시체는 돌무덤에 갇혔다고 한다.

*굽실굽실 흘러서 동으로 가는 긴 강물*
*낭화(浪花) 물거품이 영웅들의 시비성패 다 씻어가 버렸네*
*머리를 들어 돌이켜보니 어허 모두 다 공(空)이로다*

이런 시가 있다. 이 시에서의 '낭화'는 파도 위로 하얗게 일어나는 물방울을 꽃에 비유하여 이르는 말이다. 영웅호걸의 시비성패가 낭

화 같다면 절세가인의 아름
다움도, 인간사 부귀영화도
모두 낭화 같은 것이다. 장녹
수의 삶은 그 자체가 역시 낭
화다.

밀국수

궁중요리에 '낭화(浪花)'가
있다. 밀국수의 하나다. 보통
국수보다 굵고 넓게 만들어
장국에 넣어 끓인 요리다.

사리는 밀가루로 만든다.
달걀을 풀어 여러 번 저어 희어지면 밀가루를 넣어 반죽해서 홍두
께로 밀어 얇게 썰고 끓는 물에 삶아 찬물에 헹구어 사리를 만든다.
칼국수 같다. 닭을 대파, 마늘, 생강과 무르도록 삶아 건져 내어 살
을 뜯어 양념한다. 돼지사태도 삶아 얇게 편으로 썬다. 그릇에 국수
를 담고 수란 1개를 얹은 후 닭고기, 오이, 표고, 석이를 담고 돼지사
태로 교태한 후 육수를 붓고 잣을 뿌려 먹는다.

# ● 장희빈과 심화병

장희빈(張禧嬪)은 왕후의 자리까지 오르며 숙종(肅宗)의 총애를 누리다가 왕후에서 폐위되고, 끝내는 사약을 받고 죽은 여인이다. 왕후의 폐위는 주로 총애를 잃고 원망 끝에 화풀이를 하다 일어난다. 그렇다고 이것만으로 폐위시킬 수는 없다. 비도덕적 행

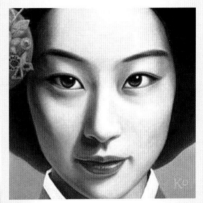

강세황이 그렸던 장희빈의 초상화를 바탕으로 재구성한 희빈장씨의 얼굴.

동, 궁의 금기 위반 등 타당한 근거가 있어야 한다. 그 중 '무고(巫蠱)'에 연류가 많다. 무고란 주술을 이용하여 저주를 퍼붓는 것이다. 총애를 잃으면 모든 걸 잃고 심지어 생명까지도 보존키 어렵게 된다. 그러니 위험을 무릅쓰고라도 무고한다. 장희빈이 바로 이랬다. 때로 무고했다는 음모로 폐위의 명분을 만들기도 하지만, 장희빈은

명백히 무고의 잘못을 저질렀다. 왕후로서는 해서 안 될 무고를 하여 사사된 것이다.

풍류를 한껏 즐긴 왕으로 일컬어지는 조선조 19대 왕 숙종의 총애를 받던 여인, 장희빈. 이름은 장옥정(張玉貞)이다. 장옥정은 거부였던 역관 장현(張炫)이 친딸처럼 귀하게 키웠던, 장현의 조카다. 남인의 정치 자금줄이었던 장현은 남인이 쫓겨나고 서인이 정권을 장악하자 역적죄로 유배되니 장씨 집안은 몰락하고, 장옥정은 어머니가 계신 고향에 내려가 겨우 입에 풀칠하며 살아가게 된다. 그러나 대왕대비의 손자인 동평군 이항(李杭)의 추천으로 궁녀가 되었고, 장옥정은 궁궐에서 대왕대비의 귀여움을 받게 된다. 장옥정은 색실로 매듭을 짜서 다회라는 것을 만들어 대왕대비께 바치는 등 정성을 다한다.

바로 이때가 숙종 6년과 7년 사이, 그러니까 인경왕후가 죽고 인

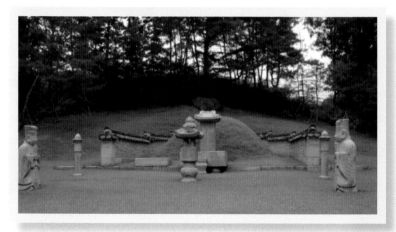

서울 서오릉에 있는 장희빈의 묘[大賓墓].

현왕후가 새 후비로 들어서는 틈새인데, 이때 장옥정은 왕의 마음을 사로잡게 된다. 그러나 요망하다 하여 왕대비에 의해 장옥정은 쫓겨난다. 6년 여, 설움의 세월이 지나 왕대비가 죽자 인현왕후는 왕에게 아뢰어 장옥정을 불러들이게 한다. 왕은 온갖 총애를 장옥정에게 쏟아 부었고, 장옥정은 왕의 마음을 온통 거머쥔다. 숙원(淑媛)에서 소의(昭儀)로 승격된다. 그리고 얼마 안 있어 장옥정은 아들을 낳는다. 때는 숙종 14년 10월이다. 이 아들이 균(昀)인데, 숙종은 균이 세 살 때에 세자로 봉하면서 장씨를 다시 소의에서 희빈(禧嬪)으로 승격시킨다. 그 후 바야흐로 인현왕후가 폐출되고, 장희빈이 왕후가 되는가 하면, 민씨가 인현왕후로 복귀하고 중전 장씨가 희빈으로 강등되는 등 인생 역전이 반복된다. 이때 별당으로 쫓겨난 장희빈이 연일 저주굿을 벌이며 민중전의 그림에 화살을 쏘는 등 저주를 일삼았고, 인현왕후는 죽는다. 그러나 득세할 것만 같던 장희빈도 저주를 일삼던 일의 전모가 드러나 중전이 죽은 지 40일 만에 무고죄(誣告罪)로 왕이 내린 사약을 받고 죽게 된 것이다.

장희빈이 사사되는 순간을 열네 살 아들이 목도한다. 세자 균은 이때 엄청난 정신적 충격을 받았지만 잘 이겨내며 서른 살 되던 해부터는 아버지 숙종을 대리하여 청정(聽政)한다. 그러나 바로 그 해에 숙종은 몰래 노론의 한 대신을 불러 세자가 무자(無子)하고 다병(多病)하니, 세자 즉위 후의 후사는 연잉군(延礽君)으로 정할 것을 부탁한다. 연잉군은 세자 균의 이복동생으로 이름은 금(昑)이다. 후에 세자 균이 서른셋에 제20대 임금으로 즉위하니 경종(景宗)이다.

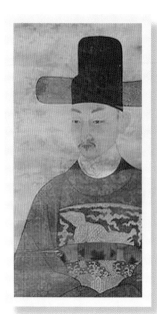
연잉군 초상(영조가 21살 때 모습).

그러나 경종은 4년 2개월이라는 짧은 기간 재위하고 파란만장한 이 풍진 세상을 떠난다. 그리고 그 뒤를 이어 연잉군 금이 서른한 살 나이에 제21대 임금으로 즉위하니, 바로 영조(英祖)다.

그 과정이 너무나 드라마틱하여 경종은 연잉군의 배후 세력들에 의해 독살되었을 것이라는 설이 널리 퍼지기까지 했다. 말년에 음식도 넘기기 어려운 처지가 되었는데, 이때 게장과 생감을 모처럼 잘 먹은 후 극심한 복통과 설사 끝에 결국 향년 37세로 홍서한 것이다.

어쨌거나 경종은 다병(多病)했다. 죽어가는 장희빈의 손에 생식기가 잡혀 기절할 것 같은 고통 끝에 남자구실을 못하게 된 처지였으니 마음의 상처가 심해 평생 깊은 고질로 고생하던 경종이었다. 그래서 재위 동안 성한 날이 없었는데, 그 중 가장 두드러진 질병이 '심화(心火)증후군'이었다.

'심화증후군'이란 이른바 심열(心熱)이라는 것이 도를 넘쳐 왕성해지면서 야기한 여러 가지 증세들을 통틀어 말하는 것이다. 예를 들어 얼굴이 빨갛게 상열하여 홍조를 띠며, 손바닥과 발바닥에서 열이 나서 이불 속에 손발을 넣고 자지 못하며, 가슴도 열이 나서 답답해지거나 가슴에 통증이 오고 가슴이 괜히 두근거리며, 초조하고 불안하며, 불면증으로 고생하거나 잠을 자려고 누워도 편안하지가 않다. 귀가 윙윙 울리고 어지러우며, 머리가 아프고, 이를 갈며, 정신이 멍해지거나 때로는 헛소리를 하고, 갈증이 난다. 소변은 붉으며, 입 안이 잘

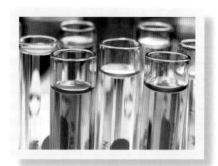
심화증후군이 있을 때는 소변이 붉은색을 띤다.

헐고 헛바늘이 잘 돋으며 혀 역시 붉은데 특히 혀끝이 유난히 빨개진다. 쉽게 흥분하고, 쉽게 분노하므로 기가 상충하여 기와 열이 함께 돌발적으로 인체 상부까지 치밀어 오르면 피를 토하거나 코피를 흘리게 된다. 때로 종기가 잘 나거나 가려움증이 생기기도 하고, 때로 사지관절을 움직이지 못하고 종아리가 이완되어 추스르지 못하는 증후군이다.

장희빈, 그녀는 인현왕후만 저주한 것이 아니라 제 배로 낳은 제 아들마저 저주한 여인이었다.

# ● 정순왕후와 돼지 반쪽

한겨울 추위 속 눈 쌓인 들판에서 태어난 여자아이가 있다. 이 아이가 장성하여 정순왕후(貞純王后)가 된다. 영조(英祖)의 정비인 정성왕후가 승하하자 영조의 계비로 책봉된 것이다. 이때 영조의 나이는 66세, 그녀는 15세로 영조의 아들인 사도세자(思悼世子)보다 10살이 어렸다.

그녀의 친정 경주김씨는 사도세자를 비판하는 입장이었고, 그녀 역시 사도세자와 사이가 좋지 않았다. 결국 사도세자는 정순왕후의 아버지 김한구가 사주한 나경언의 참소로 인해 뒤주 속에서 비참한 최후를 맞는다.

그녀는 사도세자의 아들 정조(正祖) 재위 중에는 때를

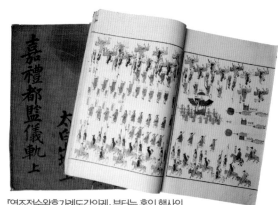

『영조정순왕후가례도감의궤』 부터는 혼인 행사의 전 과정을 보다 체계적으로 정리하여 2책으로 제작하였다.

기다리며 참는다.《승정원일기》와 다산 정약용의 저서에는 정조가 독살되었을 가능성을 제시하고 있는데, 정조가 등창을 앓다가 다소 회복되는 듯하던 때, 정순왕후가 군대로 하여금 궁성을 호위케 하고 약방제조를 물린 뒤 그녀 혼자 약제를 들고 정조의 침실에 들어갔고, 바로 곧 정조가 승하했다는 것이다.

여하간 정조는 승하했고, 정조 사후 순조가 11세에 임금이 되자 그녀는 수렴청정을 한다. 이 기회를 이용하여 그녀는 친정의 당파인 벽파를 대거 중용해 정권의 기반을 다지는 한편, 개혁정치를 주도했던 정조의 인물들을 대대적으로 숙청하고, 정조가 이루어 놓은 개혁정치를 혁파하면서 적대 관계인 시파 중에 천주교인이 많은 것을 이용하여 천주교도들을 탄압한다. 그 중에는 사도세자의 아들이며 정조의 이복동생인 은언군과 혜경궁 홍씨의 동생인 홍낙임도 죽임을 당한다.

그녀는 수렴청정을 끝낸 뒤에도 국정에 깊숙이 간여하다가 61세로 세상을 떠난다.

이제 그녀가 영조와 혼례하던 그 장면으로 돌아가 보자.《영조정순왕후가례도감의궤》에는 혼인 행사의 전 과정이 체계적으로 정리되어 있다.

왕비의 간택(揀擇)은 1757년 6월 9일 이뤄졌다. 납채(納采 : 청혼서 보내기)와 납징(納徵 : 혼례 예물 보내기)은 명정전에서 거행됐다. 66세의 신랑 영조는 원유관과 강사포를 차려입고 명정전에 나와 의식을 치른 뒤 사신을 신부 집에 보냈다. 고기(告期 : 날짜 잡기)

한 다음날 책비(册妃 : 왕비
의 책봉)가 명정전에서 치러
졌고, 친영(親迎 : 별궁으로
가 왕비 맞이하기)은 어의동
별궁에서 영조가 왕비를 만
나 기러기를 놓고 인사를 나
누며 거행됐다. 영조는 이날

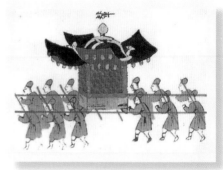

정순왕후가 탄 가마를 그린 내용.

예를 마친 뒤 신부를 데리고 궁으로 돌아와 창경궁 총명전에서 술
과 음식을 나누는 동뢰연(同牢宴 : 혼인 후의 궁중 잔치)을 치렀다.
간택에서 동뢰연까지 딱 2주 걸렸다.

　동뢰연은 신랑신부가 절을 한 후 술잔을 나누는 잔치다. 왕은 서
향하고 왕비는 동향하며, 옥 술잔에 술을 받으면 읍을 먼저 한 후 마
시고, 탕을 들고 다시 입가심 잔을 마신다. 세 번째 잔은 표주박을

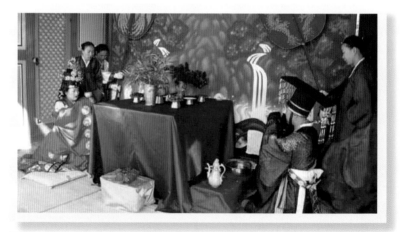

동뢰연

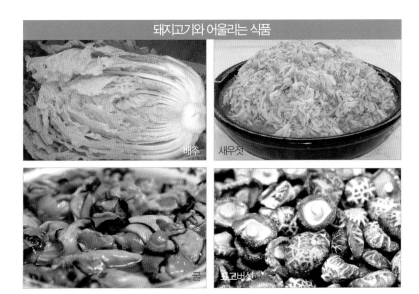

돼지고기와 어울리는 식품

배추  새우젓

굴  표고버섯

반으로 자른 잔을 사용한다.

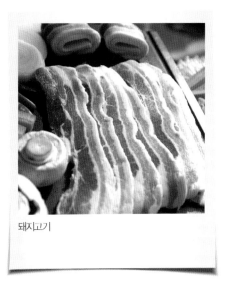

돼지고기

동뢰(同牢)란 혼례 때 신랑신부가 희생(犧牲)을 같이 먹는 의식이다. 그래서 동뢰연 상에는 돼지 반쪽과 닭 반쪽이 탕이나 찬과 함께 올려진다. 애기돼지와 닭은 반씩 잘라 오른쪽 반을 신랑에게, 왼쪽 반은 신부에게 차려 줘 나눠 먹게 함으로써 서로 다른 두 사람이 한 몸을 이루게 한다는 의식이다. 돼지고기는 성질은 차고 닭고기는 성질이 따뜻하다. 음양의 조화를 이루는 의

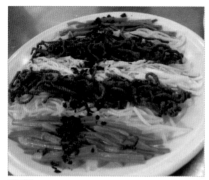
탕평채

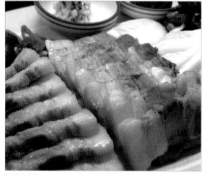
제육보쌈

식이다.

참고로 돼지고기에 대해 알아보기로 하자.

돼지고기는 황사, 매연 등의 위험으로부터 지켜주는 효과가 있는 것으로 알려져 있다. 그런데 돼지고기는 콜레스테의 함량이 많은 것이 결점이다. 따라서 돼지고기에 표고버섯을 배합하여 먹는다. 콜레스테롤의 체내 흡수가 억제되고 돼지고기 냄새도 억제된다. 새우젓과 배합해도 좋다. 새우젓은 돼지고기의 단백질과 지방 분해를 촉진한다. 돼지고기와 배추, 생굴, 새우는 모두 소양인 식품이므로 궁합이 잘 맞는다. 따라서 제육보쌈은 소양인의 강정식품이다. 봄을 탈 때 청포묵에 돼지고기와 미나리를 넣고 초장을 친 '탕평채'를 먹는데, 궁합이 맞다.

# ● 정희왕후와 어알탕

정희왕후(貞熹王后)는 세조(世祖)의 비(妃)다. 수양대군은 원래 그녀의 언니와 혼사 논의가 있었는데 어린 그녀의 기상이 범상치 않아 그녀와 정례했다고 한다. 과연 그녀는 범상치 않은 통 큰 여인이었다. 수양대군이 계유정난을 일으킬 때 거사가 누설되어 망설이자, 수양대군에게 갑옷을 내어주며 독려하여 정난을 성공시키고 수양대군이 세조로 등극하는 길을 열어준 통 큰 여인이다.

그녀는 장남이 요절하고 차남이 예종(睿宗)으로 즉위하자, 조선 최초로 대왕대비의 칭호를 받고 수렴청정하였다. 예종이 승하하자 자을산군으로 대통을 잇게 하여 성종(成宗)으로

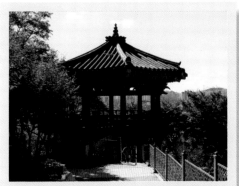

동망정(東望亭) : 동망봉(東望峰)은 서울의 동대문을 지나 동묘 맞은편 언덕 위 숭인근린공원에 있었는데, 지금은 표지석만 세워져 있고 바로 옆에 동망정(東望亭)을 세웠다.

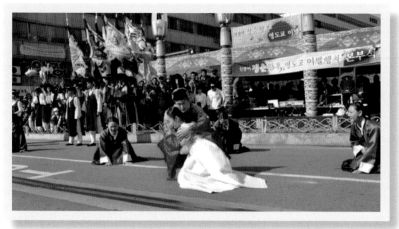
단종과 단종의 비 정순왕후가 영도교에서의 이별을 재현한 모습.

즉위시킨 후, 또다시 수렴청정을 한다. 수렴청정 중 공은 손자인 성
종에게 돌리고 과는 자신의 탓이라 했고, 남편 세조가 재위 중 잘못
한 일을 과감히 혁파했다.

심지어 폐주 노산군(魯山君)의 부인 송씨에게 의복과 음식을 올리
게 한다. 노산군은 단종(端宗)이며, 부인 송씨는 정순왕후(定順王后)
다. 조선조에는 정순왕후가 두 분 있다. 영조의 계비인 정순왕후(貞
純王后) 김씨와 단종의 비인 정순왕후(定順王后) 여산송씨(礪山宋
氏)다. 단종 1년에 수양대군이 국혼을 강력히 주장하여 간택되어 이
듬해 왕비로 책봉되었는데, 수양대군이 세조로 즉위하자 의덕왕대
비(懿德王大妃)가 되었다. 사육신 등의 단종복위운동 후 단종이 노
산군으로 강등되자 '부인(夫人)'으로 낮추어졌는데, 숙종 때 노산군
이 단종으로 추복(追復)되자 정순왕후(定順王后)가 되었다. 야사에
의하면 왕비는 단종이 유배된 영월 쪽을 보려고 날마다 동망봉(東望

峰)에 올랐다고 한다. 제21대 영조대왕이 이 애달픈 사연을 가상히 여겨 친필로 '동망봉(東望峰)'이라고 써서 바위에 새겨 두었단다. 동 망봉 밑에 있는 정업원(淨業院)에 초가삼간을 짓고 82세까지 고통의 삶을 살았다. 정순왕후는 자주색 염색일로 생계를 꾸려갔는데, 이곳 에 자주동천(紫芝洞泉)이라는 샘이 있다. '정업원(淨業院)'은 '인간의 모진 업(業)을 깨끗하게 하는 곳'이라는 뜻이다. 이곳 '우화루(雨花 樓)'라는 누각은 단종이 영월 유배지로 떠나는 날 밤에 왕비인 정순 왕후 송씨와 마지막 밤을 지냈다는 곳이며, 청계천 6가와 7가 사이 에 복원된 영도교(永渡橋)로 일명(一名) 영미교(永尾橋)라는 곳은 단 종이 영월로 귀양 갈 때 왕비인 정순왕후 송씨와 이 다리에서 영원 히 이별했다는 다리다. 어쨌든 이토록 기박토록 살던 정순왕후에게 정희왕후는 음식과 의복을 올리며 극진히 대접했다는 것이다.

정희왕후는 이렇게 통 큰 여인이었다. 수렴청정을 끝낸 후에도 거의 정사에 관여하지 않았던 진실로 통 큰 여인이다. 온양 온천에 요양차 갔다가 향년 66세에 돌아간다.

정희왕후의 일화 하나다.

성종이 공자 사당을 배알한 후 병이 들자, 손자를 걱정한 정희왕 후가 "공자묘의 귀신이 빌미"라는 무녀의 말을 믿고 궁녀들에게 무 녀들을 앞세워 공자 위패를 모신 대성전 뜰에서 부정한 귀신에게 음란을 떨면서 제를 지내게 한 적이 있었다. 그러자 화가 난 성균관 유생들이 무당들을 내쫓고 제구(祭具)들을 때려 부셨다. 이에 또 화 가 난 정희왕후는 이 대역무도한 유생무리들을 하옥시키려고 하였다가 사옹원에 명하여 근정전 뜰에서 이들 유생들에게 잔치를 베풀어준다. 정희왕후는 여기서도 통 큰 여인의 모습을 보여준다.

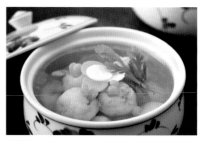
어알탕

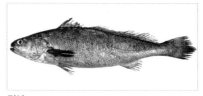
민어

사옹원은 궁중음식을 관장하는 관청이다. 사옹원은 또 전국에 관요(官窯)를 설치하고 궁중 소용의 도자기를 굽거나, 어소(魚所)를 설치하고 궁중에서 필요한 물고기를 잡아 올리는 일도 했다. 민어, 조기, 숭어, 준치 등이 궁중요리에서 많이 쓰이던 물고기다.

그 중 민어의 살만 발라 다져 양념하여 알 모양으로 둥글게 빚어 녹말을 씌워 찜통에 찐 다음, 양념한 쇠고기로 끓인 장국에 넣어 먹는 음식이 있다. '어알탕'이라 불리는 궁중음식이다. 음력 5월 단오 때부터 민어의 맛이 제일 좋아지기 때문에 '어알탕'은 궁중의 단오 시식(時食), 즉 시절음식으로 손꼽힌다. 민어는 살이 탄력 있고 맛있으며 향이 좋다. 개위(開胃) 작용이라 하여 위장 기능을 좋게 하고 소화를 촉진시킨다. 소아 발육에 좋고 노인이나 환자에게 좋다. 특히 민어의 알과 부레는 진미로 손꼽힌다. 민어의 부레와 쑥을 배합하면 여성의 냉증, 월경불순, 불임증에 특효다.

# ● 측천무후와 숫여우 조건

측천무후(則天武后), 그녀는 원래 당나라 태종(太宗) 이세민(李世民)의 후궁이었다. 태종이 열네살 어린 소녀를 입궁시켜 총애할 때 태종이 그녀에게 준 이름은 무미(武媚)였다. '미(媚)'라는 이름을 지어준 것을 보면 눈썹이 유난히 예뻤던 모양이다. 그래서 사람들은 그녀

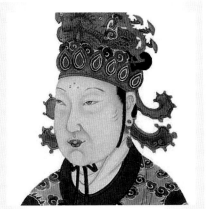

측천무후(則天武后 ; 624년 1월 23일~705년 11월 2일)는 당나라 고종 이치의 황후이자 무주(武周)의 황제(당나라 제7대 황제)로, 중국 역사에 나타난 두 번째 여성 군주. 중국에서는 그녀를 무측천(武則天)이라 부르기도 한다.

를 '무미랑(武媚娘)'이라 불렀단다. 그녀의 본명은 무조(武照)였으나 훗날 스스로 무조(武曌)라 개명한다. 이름을 보라. '무조'의 '조(照)'는 해가 밝게 비춘다는 뜻이며, '조(曌)'라는 글자는 해[日]와 달[月]이 우주공간을 가득 비추며 밝게 한다는 뜻을 가진 글자다. 장차 이 인

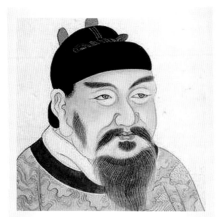

당 고종(唐 高宗 ; 628년 7월 21일~683년 12월 27일)은 중국 당나라의 제3대 황제 자는 위선(爲善)으로 백제와 고구려를 신라와 함께 멸망시킨 황제로 잘 알려져 있는 인물이다.

물은 어떤 인물이 될까? '미(媚)'라니! 그녀는 '조(照)'에서 '조(曌)'가 될 인물이었다. 이제부터 그 이야기를 펼쳐보자.

원래 '미(媚)'는 애교가 넘친다는 뜻의 글자다. 그런데 그녀는 태종 이세민이 사나운 말을 어떻게 다루겠냐는 말에 "철편으로 때리고, 듣지 않으면 철추로 머리를 치고, 그래도 듣지 않으면 비수로 머리를 잘라 버리겠다"고 했다 한다. 결기 강한 여자가 아니라 독기가 가득한 여자의 일면을 보여주고 있다. 애교라고는 한 푼 없는 여인이다. 주나라의 유왕(幽王)이 애첩 포사(褒姒)가 웃지 않으니까 웃게 하려고 봉홧불을 때없이 올렸다가 나라를 망친 것처럼, 애교 없는 이 여인 무조가 장차 어떻게 될 것인가?

운명의 기회가 왔다. 이 뛰어난 미모의 무조와 훗날 고종(高宗) 황제에 오른 태종의 아들 이치(李治)의 만남이 이루어진 것이다. 이치가 병든 아버지 태종을 간호하다가 소변을 볼 때 그녀가 손을 씻을 물그릇을 들고 있는 것을 보고 희롱한다. 둘의 불륜은 점입가경이었다. 그러나 이목을 피하기 위해 태종이 붕어한 후 한때 그녀는

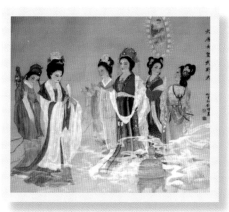
소숙비와 왕황후를 누명을 씌워 차례로 죽이고 스스로 황후의 자리에 오르는 측천무후.

비구니가 되었고, 잠시 뜸을 들인 후 궁궐로 복귀한다. 공공연하게 총애를 받게 된 그녀는 곧 간계로써 황후인 왕황후와 소숙비를 폐서인시킨 후, 수족을 잘라 술독에 넣어 폐인으로 만들고 스스로 황후가 되었다.

소숙비 소생의 딸을 유폐에서 구해달라고 그녀의 아들 이홍(李弘)이 간청하자, 이게 비위에 거슬린다며 아들 이홍을 죽인다. 고종의 지병인 간질병이 악화하자 고종 대신 정무를 맡아보며 권력을 휘두르기 시작한 그녀는 고종의 사후 자신의 아들 둘을 차례로 즉위시키면서 무씨의 천하를 합리화시켜 나갔다. 드디어 중양절을 기해 아들 이단(李旦) 예종(睿宗)을 폐하고, 그녀 스스로 황제에 오르면서 국호를 대주(大周), 연호를 천수(天授)라 정하고, 도읍을 장안에서 낙양으로 천도한다. 이후 중국 역사상 유일한 여성 황제로 약 15년간 악랄하고 잔인하게 중국을 지배했다.

역사가들은 이 기간이 번영을 누리던 때라 하여 '무주지치(武周之治)'라 부르기도 한다. 태종의 '정관지치(貞觀之治)', 현종의 '개원지치(開元之治)'와 함께 당나라 전성기를 이룬 시기라 평을 하고 있다. 바로 그녀가 측천무후다.

이제 여담을 하자. 측천무후는 남자관계도 대단했단다. 총신인 장역지(張易之), 장창종(張昌宗) 형제와도 추문을 남겼지만 은밀한 애인은 따로 있었으니, 바로 풍소보(馮小寶)라는 자다. 이 자는 돌팔이 약장수였다. 그런 주제이건만 워낙 대단한 거양이었기에, 이 여성 황제의 총애를 한 몸에 받아 부귀영화를 누렸을 뿐 아니라, 설회의(薛懷義)라는 거

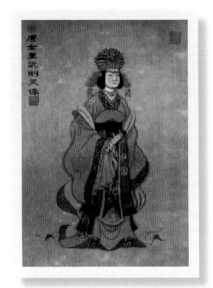

측천무후상.

창한 이름까지 하사받았다. 궁 안 사람들이 그를 '남첩' 또는 '숫여우'라고 불렀다고 한다. 그녀의 또다른 은밀한 애인인 심남료(沈南蓼)는 거양인 데다가 어의였기 때문에 여인의 은밀한 부위 가운데 어느 곳이 민감한지를 잘 알아서 그녀의 은총을 입었다고 한다. 어의로서의 기술보다 더 뛰어난 기술을 지니고 있었던 것이다.

여하간 이 자들의 공통점은 대단한 거양이었다는 사실이다. 그러나 거양만으로 구실을 다 할 수 있는 것이 아니다. 조선 순조 때 장한종(張漢宗)이 지은 소화(笑話) 묶음인 《어수신화(禦睡新話)》에 의하면, 거양은 당연하지만 온(溫 ; 뜨거움)과 건작(健作 ; 단단함)을 겸해야 한다고 하였다.

이런 조건을 다 갖추지 못하는 데는 필시 연유가 있을 터인데, 그

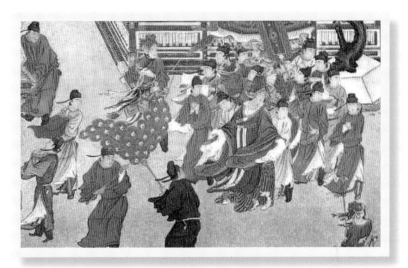
측천무후는 총신들을 비롯해 많은 남자관계로 문란해진 틈에 정변을 맞고야 말았다.

중 하나가 간장 경락의 이상이다. 종근(宗筋 ; 성기 주변의 근)은 경락상 간장 경락에 속하므로 간장 경락에 질병이 생기면 이런 조건을 다 갖출 수 없다. 또 명문화(命門火)가 쇠약해진 것이 연유일 수 있다. 이때는 어지럽고, 정신도 피곤하며, 허리와 다리에 힘이 없어진다. 이외에 정서적 변화도 연유가 된다. 예를 들어 과다하게 사려하거나 우울해하면 심장과 비장의 기가 손상되어 이런 조건을 다 못 갖출 수 있다. 이때는 잘 놀라고, 숙면도 잘 되지 않고, 쉽게 가슴이 두근두근해 진다.

　그래서 황후의 총애를 받을 정도가 되는 남자는 거양인 데다가 육체적으로나 정신적으로 남달리 건강했다는 이야기다. '남첩'이나 '숫여우'가 되려면 우선 전신건강이 필수다.

# 황진이와 월경이상

푸른 산속 맑디맑은 물이 수이 감을 자랑하며 흐르고 또 흘러 일도창해(一到滄海)하면 다시 오기 어렵듯이 젊음도, 삶도 이와 같아서 돌이킬 수 없다. 그래서 황진이(黃眞伊)는 "명월(明月)이 만공산(滿空山)하니 쉬어간들 엇더리."라고 노래했다. 그녀의 이 노래를 듣고 벽계수(碧溪水)라는 양반이 놀라 말에서 떨어졌다고 한다.

그녀는 뛰어난 여류시인으로 글씨나 그림에도 특출했고 음률에도 뛰어났다고 한다. 목석같다던 지족(知足)선사도 그녀 때문에 파계했다고 한다.

동지(冬至)ㅅ둘 기난긴 바믈 한허리를 버혀 내어
춘풍(春風) 니블 아래 서리서리 너헛다가
어론님 오신날 밤이어든 구뷔구뷔 펴리라.

그녀의 관능적인 연정의 노래를 들으면 어느 누가 마음의 흔들림

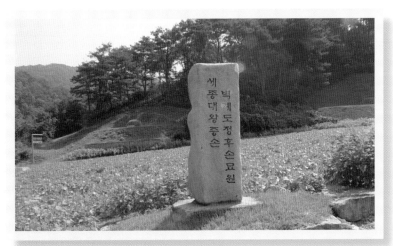

세종대왕 증손 벽계도정 후손 묘원 표석비 : 황진이가 지은 시조 속 주인공 벽계수(碧溪水) 이종숙(李終叔)의 묘(강원도 원주시 문막읍 동화리 산900에 위치). 벽계수(碧溪水) 이종숙은 세종의 손자인 영해군파 길안도정(吉安都正) 의(義)의 다섯째아들인 벽계도정 종숙(終叔)이라는 주장이 제기되고 있다.

을 이겨낼 수 있으랴.

그녀는 화담(花潭) 서경덕(徐敬德)을 사모하였던 여인이었지만 이별의 정한을 누구보다 뼈저리게 느꼈던 여인이었다. "보내고 그리는 정(情)은 나도 몰라 하노라."며 상사의 정을 읊기까지 했다.

상사(相思)!

"추풍(秋風)의 디는 닙 소리야 낸들 어이하리오."라는 그녀의 노래처럼 도저히, 정말 도저히 어찌할 수 없는 애타는 불망의 일념이 상사가 아니겠는가. 황진이도 그렇지만, 황진이를 그리워하다 상사병으로 죽은 총각의 상여가 그녀의 집 앞에서 멈춰 떠나지 못했다는 이야기도 상사의 회심병(懷心病)이 얼마나 무서운 병임을 잘 말해주고 있다.

상사병, 특히 남자의 상사병에는 여자의 거웃을 태운 재와 홍연

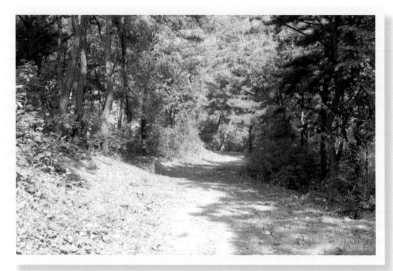

황진이가 유혹하기 위해 읊은 시를 듣고 벽계수가 말에서 떨어졌다고 전해지는 강원도 원주시 문막읍 동
화리 내리막 산고갯길

(紅鉛)이 약이라고 한다. 홍연은 월경의 별칭인데, 이것을 술 한 잔
에 타서 마시고 깨지 못할 정도로 취한 후 인유를 먹고 하루 만에
깨어나면 상사병이 낫는다고 했다.

　월경은 천계(天癸)가 이르렀을 때 흘러내리는 '신비한 피'다. 달마
다 일어난다 해서 월사(月事), 규칙적으로 흐른다 해서 경수(經水)라
고 하는데, 문학적으로는 홍조(紅潮), 도화발수(桃花發水)라고 한다.

　첫 월경이 시작되면, 비녀를 꽂을 때가 되었다는 급계(及笄)라는
간소한 의식을 치른 후 머리를 묶어 올렸다. 그러나 초경에서부터
폐경 때까지 월경이 여자에게 큰 고통일 때가 허다하다. 월경 중에
전신의 뼈 마디마디가 아픈가 하면, 허리나 하복부가 아파 고생하기
도 한다. 전자를 '경행신통'이라 하고 후자를 '경행복통'이라고 한다.

또 월경이 너무 빨리 오는 '경조'나 너무 늦어지는 '경지'를 비롯해서 월경이 빨라졌다 늦어졌다 하거나 또는 월경 양이 많기도 하고 적기도 하는 등 '경란'으로 고생하기도 한다. 혹은 폐경기가 아닌데도 월경이 없는 '경폐'로 고생하기도 한다.

때로는 별별 희한한 증세로 월경 중에 곤란을 당하기도 한다. 예를 들어 월경 중에 구토를 견디지 못해 곤란을 당하거나, 월경 중에 걸핏하면 설사하거나 부종으로 곤란을 겪기도 한다. 혹은 월경이 자궁으로 나가지 않고 입이나 코로 나가는 경우도 있다. 이를 '역경'이라고 한다. 또 월경 때에 불안·우울·흥분 등 정신적 불균형 상태에 빠지는 경우도 있다.

따라서 월경 전부터 충분한 수면을 취하고 정신을 안정시킬 필요가 있다. 육체적 과로를 피하고, 복압을 상승시키는 일이 없도록 해야 한다. 평소 영양섭취에 힘쓰도록 하되 날것이나 찬 음식을 피하고, 술·커피 등의 기호품을 금하고, 특히 짜게 먹지 않도록 해야 한다. 산성식품도 피하고, 변비가 되지 않도록 해야 한다. 또 외음부를 청결히 하여 세균 감염을 예방해야 하며, 성행위는 금하는 것이 좋다. 아울러 평소에 냉수마찰이나 온천요법을 하고, 그리고 손발과 하복부와 허리를 따뜻이 해야 한다.

월경에 대한 십계명을 정리해 볼까 한다.

첫째, 월경주기가 일정치 않고 아랫배가 찬 때는 익모초를 끓여 차로 마신다.

둘째, 혈허하여 월경주기가 늦어지면 당귀를 끓여 차로 마시고,

혈고하여 경폐가 될 때는 당귀와 녹용을 같은 분량 혼합하여 끓여 마신다. 혈허란 혈액부족 혹은 영양물질의 결핍에 의한 허증 상태를 말하며, 혈고란 혈허가 더 진행되어 아에 혈액과 영양물질이 고갈된 상태를 말한다.

셋째, 월경이 빨라졌다 늦어졌다 하는 '경란' 증세가 있을 때는 산수유의 씨를 빼고 끓여 마신다.

넷째, 월경 중 토혈이나 코피가 날 때는 연뿌리를 생것 그대로 강판에 갈아 생즙을 내어 한 잔씩 마신다.

다섯째, 월경 중 구토가 심할 때는 생강차를 복용한다.

여섯째, 월경 중 설사를 잘 할 때는 말린 마(산약)를 씻어 잘 말린 후 볶아 끓여서 차처럼 마신다.

일곱째, 월경 중 복통이 심할 때는 계피·후박을 끓여 마신다. 그리고 월경 후의 복통에는 계피·숙지황을 끓여 마신다.

여덟째, 무월경 중 기혈이 쇠약하면 인삼·당귀를 끓여 마시고, 혈액순환 장애의 경우에는 우엉으로 술을 담가 마신다. 신경성인 경우에는 검은콩가루를 차조기차로 마시고, 담이 많으면 볶지 않은 날 검은깨와 통째로 말린 붉은 고추를 함께 식초에 담갔다가 우러난 식초를 생수에 타서 마신다.

아홉째, 월경 양이 극도로 적거나 극도로 많을 때는 솔잎을 갈아 즙만 받아 꿀을 섞어 마신다.

열째, 월경이 중지되고 부종이 심해지거나 부종이 온 후에 월경이 중단되는 것은 위험하니 자가치료는 안 된다.

# 월경이상을 바로잡는 식품과 약재

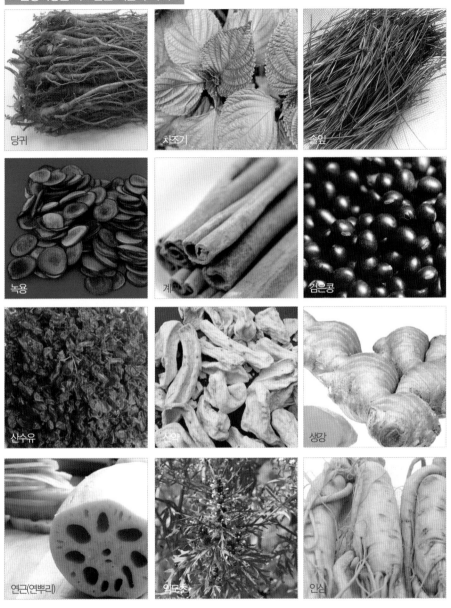

당귀

차조기

솔잎

녹용

계피

검은콩

산수유

신약

생강

연근(연뿌리)

익모초

인삼

강희안 형제와 정력

구상과 두이레 강아지

굴원과 국화

김은호와 희도(戱道)

김홍도와 홍삼

두보와 달개비

사마상여와 소갈증

소동파와 돼지족발

신윤복과 음란증

안견과 신선의 길

왕희지와 포석정

이경윤과 비파

이상과 멜론

이중섭과 오럴 에로티시즘

장승요와 알레르기 결막염

# 제3부

예인들의
혼불 천하

# ● 강희안 형제와 정력

고결하고 정갈한 백의거사 한 분이 바위에 엎드려 턱을 괴고 흐르는 맑은 물을 들여다본다. 얼마나 그렇게 있었을까? 그의 뒤편으로 진한 먹색의 암벽이 가파르게 우뚝 솟아 세월을 이겨냈듯이 그 역시 오랜 동안 그렇게 그곳에 있었던 것일까? 어느덧 그는 자연과 하나가 된다. 농익은 먹색과 담백한 먹색으로 조화를 이루며 늘어진 가지와 바위틈의 풀까지 그와 함께 숨을 쉰다. 드디어 그의 얼굴에는 초탈의 미소가 번진다.

이 그림은 조선조 강희안(姜希顔)이 그린 유명한 〈고사관수도(高士觀水圖)〉다. 강희안은 문신이다. 그런데 시는 물론이요, 글씨와 그림에도 능했다. "자신의 조촐한 인품이 배어난 문기 높은 그림을 즐겨 그렸다"는 평이 있듯이, 그의 그림은 품격을 지닌 가작으로 회자된다.

강희안의 동생인 강희맹(姜希孟)도 강희안처럼 문신이면서 시와 글씨와 그림에 조예가 깊었다. 궁중에서 그림을 맡던 관청인 도화서를 지휘, 총괄하는 벼슬까지 중임한 그의 유일하게 알려진 작품은

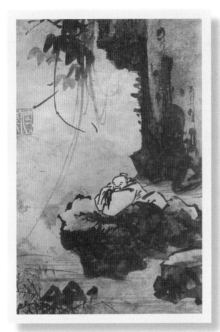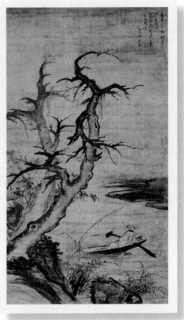

〈고사관수도(高士觀水圖)〉(강희안, 종이에 수묵,
23.4cm×15.7cm, 국립중앙박물관 소장)

〈독조도(獨釣圖)〉(강희맹, 족자비단에 담채,
96.5cm×52.5cm, 일본 도쿄국립박물관 소장).

〈독조도〉다. 어느 봄날, 말라죽은 두 그루 교목의 날카로운 가지 끝
으로 아직은 스산한 바람이 서려 있고, 갈대숲을 빠져나온 배 한 척
에 선비 홀로 낚싯대를 거둬들이고 앉아 저 건너 먼 곳을 물끄러미
바라본다. "진한 수묵의 괴량감(怪量感)은 선종화적(禪宗畵的) 표현
을 연상시킨다"는 평을 받고 있는 이 그림은 형인 강희안의 〈고사관
수도〉에서처럼 은일(隱逸)함이 은밀하게 배어 있다.

강희안은 여가를 틈타 꽃을 기르고 즐기면서 손수 체득한 경험과
꽃에 대한 일화 등을 엮어 원예전문서도 저술했다. 《양화소록》이 그
것이다. 이 책에서 그는 꽃의 천성을 거스르며 키워서는 안 되는 것

처럼 사람 역시 천성을 해쳐서는 안 된다 하면서 꽃을 기르고부터 비로소 삶의 올바른 양생법을 알게 되었다고 고백하고 있다. 그리고 동생인 강희맹은 농학에 관심이 있어서 손수 농사도 짓고 농부들과 얘기를 나눈 것을 엮어 농업기술과 농정에 관한 전문서를 저술했으니, 《금양잡록》이다. 형제의 소양이 비슷했던 모양이다.

그런데 강희맹은 엉뚱하게도 《촌담해이》라는 골계담도 저술했다. 호색적인 음담패설이 어찌나 재미난지 '턱이 벌어진다[解頤]'는 이 글은 《고금소총》에 수록되어 전해져 내려오고 있다. '서입기혈(鼠入其穴)', '칭의취농(稱醫取膿)'을 비롯해서, 한 음녀가 코 큰 남자를 유인했으나 양물이 너무 작아 남자의 코와 교접했다는 '비승어양(鼻勝於陽)' 등 널리 알려진 외설스런 우스개 얘기들이 있다.

참고로 코와 정력은 비례할까, 아니면 강희맹의 '비승어양'의 우스개처럼 헛된 낭설일까. 그렇다면 강희안이 그린 〈고사관수도〉의 선비 코가 유난히 밋밋하고 뭉그러진 듯 그려진 것은 정력이 어떻다고 봐야 할 것인가?

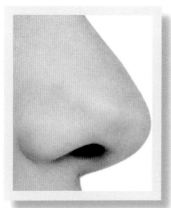
큰 코는 남자의 거대한 상징이다.

한마디로 큰 코는 남자의 거대한 상징이다. 그래서 대비즉거근(大鼻卽巨根) 즉, 코가 크면 뿌리마저 거대하다는 말이 전해왔다. 코끝과 콧방울 부위가 주저앉지 않고 견실하며 봉긋하게 솟아 있고, 풍만하며 색택이 좋으면 음경과 고환이 크고 풍성하며 기교

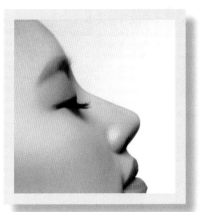
코끝이 뾰족한 여성은 비교적 욕정이 강한 편이다.

또한 좋은 것으로 알려져 있다. 대신 콧구멍 둘레의 살이 얇으면 고환이 작고, 콧구멍과 콧구멍 사이의 살이 얇으면 귀두가 빈약한 것이며, 콧방울이 얇으면 음경이 작은 편으로 알려져 있다.

여성의 정력도 코로 알 수 있다. 코끝이 뾰족한 여성은 욕정이 강하고, 코끝이 둥글고 살집이 좋은 여성은 유순하지만 관능적 매력이 있다. 코끝이 가늘게 굽은 여성은 질투심이 강하면서도 섹스 기교가 다양하다. 코가 짧은 여성은 섹스 때 살갑지 않고, 코가 뭉툭하면서 콧구멍이 큰 여성은 섹스 때 아주 다정하다. 사실이야 어쨌든 오래 전부터 그렇게 알려져 내려오고 있다.

# 구상과 두이레 강아지

*(※ 이 글은 대부님이신 시인 구상 선생님을 기리며 쓴 글입니다.)*

봄비 내리는 밤입니다. 엊그제까지만 해도 꽃샘잎샘에 뽀로통히 입술을 삐죽거리던 꽃들이 이 밤 봄비에 해쭉해쭉 화순을 열고 으늑한 꽃향으로 춘색을 돋을 것 같습니다.

참참이 대부님 생각을 아니 해오던 건 아니지만 붓끝을 다듬는다며 이리 앉아 빗소릴 듣고 있자니, 가옵신 그곳에도 꽃비가 내리겠지요, 하고 여쭤 보고 싶습니다.

대부님, 제가 엄친의 뒤를 이어 5대째 신농유업의 길로 들어섰던 해 꽃철, 그때는 대부님이 아니셨던 선생님께서 제게 전화를 주셨습니다. 보내준 저서를 잘 받

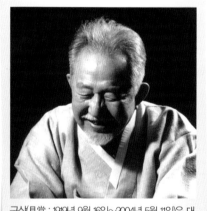

구상(具常) ; 1919년 9월 16일~2004년 5월 11일은 대한민국의 시인, 언론인 본명은 구상준.

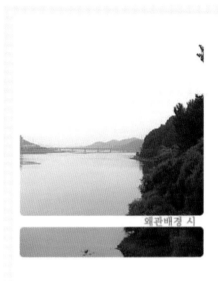

구상 시인의 시 〈강9〉

앗노라, 감사하노라, 이리 말씀하시면서 축주 한 잔 함께 하자고 하셨습니다. 오랫동안 제 엄친과 의사·환자 관계를 넘어 각별히 지내시던 선생님께서는 이미 3년 전에 영면하신 제 엄친의 면을 봐서 그리 하셨겠지만, 범절 하나 제대로 갖추지 못한 채 신간 저서라며 같잖게 책 한 권 덜렁 우송한 20대 후반의 저를 밉광스레 보지 아니하시고 시간을 내주시고 자리를 마련해 주셨던 것입니다. 늦은 식사 자리요, 이른 술자리를 가진 곳에서 제게 해주신 말씀을 기억하십니까? 저는 예이제 없이 그날의 가르치심을 각골하고 있습니다. 때마침 내린 사우(乍雨)에 앙그러진 꽃망울이 꽃비 되어 떨어지던 것을

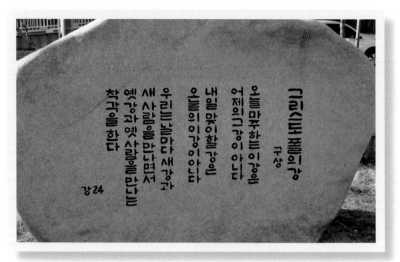

경북 칠곡군 왜관읍 왜관리 789에 자리한 '구상문학관' 입구에 있는 〈그리스도폴의강 24〉를 새긴 시비.

보며, 열정과 욕망의 진실에 대한 그날의 귀한 가르치심을 지난 적 같이 이적에도 잊지 않고 있으며 올적까지도 난망할 것입니다.

대부님께서 제 엄친의 한의원에 다녀가시던 모습을 먼 발치에서 뵙기도 했고, 제 엄친께 청람(靑藍)하라 주셨던 여러 시집을 보느라 서음(書淫)에 빠져 대부님의 진면목을 접할 수도 있었지만, 그래도 첫 면품한 때가 대학에 갓 입학한 해 시화전을 한다고 껍죽거리며 엄친의 소위 '빽'을 믿고 대부님을 감히 초청한 때이니 셈하면 어언 40여 년이나 됩니다. 그날, 그 특유의 미사미소(微辭微笑)에 빠진 채 아직도 그 마력에서 헤어나지 못하고 있습니다. 조용조용하신 말씀과 벙긋! 소리 없는 웃음, 그 미혹의 이상한 힘에 끌려 저는 마치 카페 '에뜨랑제'의 백러시아계 일본 여인 유미짱처럼 꿈속에서마저 대부님을 여러 차례 만나뵈었습니다.

그래서 저는, 대부님께서 비라면 는개 같은 비라고 생각해왔습니다. 안개도 아니면서 이슬비도 아니면서 그저 아렴풋한 비, 내리는 듯 아닌 듯 그러나 삼라만상을 두루 촉촉이 적셔주는 단비.

그래서 알 것 같습니다. 구상(具常)을 구첨(具瞻)하는 이유를.

상린범개(常鱗凡介)의 크시고도 드넓은 포용과 범애의 심성 때문에 뭇사람이 모두 우러러보며 따르는 것이라는 그 이유를.

그 후 오랜 시간이 흐른 뒤에야 선생님을 찾아뵙게 되었고, 그날 선생님께서는 저의 청을 흔쾌히 들어주시어 저의 대부님이 되어주셨고, 저에게 프란치스코라는 세례명을 주셨습니다. 성인 프란치스코의 삶처럼 살라 하시는 계교였습니다.

그러나, 저는 허욕에 빠져 야멸스럽고도 몰풍스럽게, 그렇게 부끄럽고도 초라하게 살아갔습니다. 그러다 어느 해 설날에 저희 부부가 찾아뵈었을 때 한 말씀을 들려주셨습니다. "하느님과 자신만이 아는 작은 희생의 기회는 쉴 새 없이 있는 까닭에 더 어렵다."라고.

그리고 그날 대부님께서는 제 아내인 테레사에게 '앉은 자리가 꽃자리'라는 말씀과 '참을성을 갖고 정을 쏟아야 하고, 또 정든 후에도 책임감이 따른다.'는 말씀을 해주셨습니다.

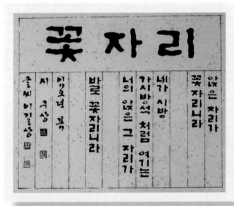

구상 시인의 시 〈꽃자리〉 중 일부(글씨 : 이길상).

그날 돌아오는 길에 저는 아내에게 "당신이 턱 떨어지는 것도 모르고 듣는 걸 보면서 마치 주님 발치에 앉아 말씀을 듣던 마르타의 동생 마리아를 보는 것 같아서 감동 먹었어!"라고 했더니, 아내가 "정말 예수님 모습을 닮으셨어!"라고 했습니다.

대부님, 외람되지만 탄회하게 말씀 올리면 대부님께서는 '두이레 강아지' 같다고 할까요, 천진무구의 개구쟁이 같다고 할까요, 그러다가 흘연(屹然)하신 그 모습에 자신도 모르게 옹송크리게 되는 걸 보니, 대부님께서는 제 아내의 말처럼 예수님 모습이 분명하십니다.

여하간 시간이 흘러 어느 해 크리스마스 미사 때, 제 아내는 대부님을 모델로 세라믹 인형을 만들어 성탄구유로 봉헌했습니다. 그러나 그해 크리스마스에는 대부님께서 저희 곁에 계시지 않았습니다. 너무 맘 아픈 성탄이었습니다. 그러나 영원히 아름다운 모습으로 저희 곁에 계실 아픔이기에 슬픔보다 더 큰 위로를 또한 느끼게 한 성탄이었습니다.

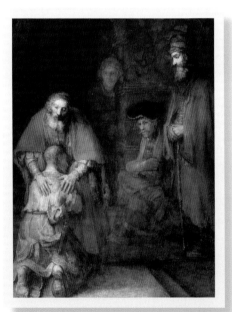

〈탕자의 귀가〉, (렘브란트, 1606~1669, 유화, 262×205cm, 에르미타슈 박물관, 상트 페테르부르크, 러시아)

대부님, 봄비 내리는 밤에 대부님을 추억하며 이 글을 쓰면서 소위 '주마등'

같이 여러 추억거리가 스쳐갑니다. 어쩌면 이토록 수많은 사연이 대부님과 저 사이에 쌓여왔던지 한편으로는 대부님이 그립고, 한편으로는 제 자신이 자랑스럽습니다. '난, 대부님의 사랑을 받았다!'라고.

대부님, 이번 봄비로 윤중로 벚꽃도 만개할 것이고, 한강 샛터 역시 솜사탕처럼 야들한 들풀로 가득해지겠지 하는 생각에, 관수(灌水)하시던 대부님 모습이 선연합니다. 강과 하나 되셨기에 〈그리스도 폴〉의 말씀을 귀 있으면 들어라 하시며 그리 못이 박히게 하셨던가요? '모과 옹두리' 같은 대부님의 사연 많은 삶 속에서도 강의 흐름을 통해 이미 깨우치신 바가 있으셔서 그리도, 그리도, "자기 십자가를 지고 나를 따라오지 않으면 내 제자가 될 수 없다."하시는 말씀과 함께 "너희는 남에게서 바라는 대로 남에게 해주어라. 너희가 만일 자기를 사랑하는 사람만 사랑한다면 칭찬받을 것이 무엇이겠느냐?"는 말씀을 들려주셨던가요?

그리고 대부님, 의료인인 저보고 병을 고치려는 의사가 아니라 마음을 고치는 의사가 되라고 들으라 하신 말씀이셨던가요? "필경 성서의 '탕자의 귀가'가 이루어져 신령한 것에 대한 외경심을 회복하지 않고서는 인간의 소외와 불안감은 치유되지 않을 것."이라는 그 말씀. 대부님, 오늘서부터 영원을 사신 대부님께 경외를 바치며, 편히 쉬십시오.

# 굴원과 국화

중국 전국시대는 맹주들이 각축을 벌리던 시대였다. 그 중에서 진(秦)나라와 제(齊)나라의 힘이 막강했다. 그래서 남쪽 나라 초(楚)에서는 진나라에 붙자는 친진파와 제나라에 붙자는 친제파가 반목하며 갈라져 내분의 암투가 벌어지고 있었다.

당시 초나라의 재상은 굴평(屈平)이었다. 자가 원(原)이기에 우리에게는 '굴원'이라는 이름으로 더 알려진 인물이다. 굴원은 친제파였다. 진나라는 믿을 수 없는 나라니 제나라와 힘을 합쳐 진나라를 억제해야 한다는 것이 그의 주장이었다. 그러나 태자를 비롯한 친진파들의 세력이 컸기 때문에 굴원은 정계에서 쫓겨났다. 굴원은 이때의 참담한

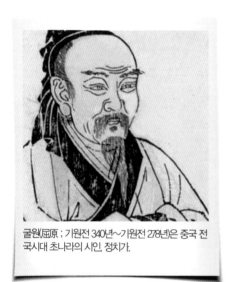

굴원(屈原 ; 기원전 340년~기원전 278년)은 중국 전국시대 초나라의 시인, 정치가.

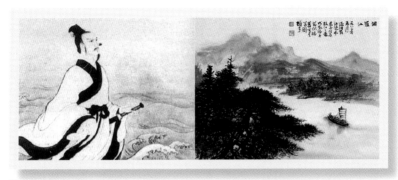
굴원과 멱라강.

심정과 함께 임금의 밝음을 가로막는 어리석은 짓거리를 한탄하는
글을 써서 회왕(懷王)에게 올렸다. 이 글이 후세에도 명문으로 일컬
어지는 〈이소(離騷)〉다.

　결국 진나라는 초나라의 회왕을 불러 올린 후 억류해 버렸다. 그
리고 태자가 경양왕(頃襄王)에 오르자 친진파들이 물오른 듯 득세
했다. 그로부터 3년 후 회왕이 죽었고, 또 다시 그로부터 2년 후 진
나라는 초나라를 침략했다. 초의 수도 영은 함락되었고, 회왕의 무
덤은 파헤쳐져 불에 태워졌다.

　굴원은 더할 수 없이 애통해 했다. 머리를 풀고 장강 기슭을 방황
했다. 그러다가 애통함을 이겨내지 못한 채 강물에 몸을 던져 죽었
다. 돌을 가슴에 품고 투신했지만 굴원의 가슴에는 망국의 한으로
가득 차 있었다. 굴원의 투신을 안 동네 어부들이 행여 고기떼가 굴
원의 살을 탐낼까 하여 강물에 쌀을 뿌렸다고 한다. 이때가 기원전
278년 5월 5일로, 이때부터 중국에서는 5월 5일 단오에 대나무통에
흰쌀을 담아 강물에 뿌리는 풍습이 생겼다고 한다.

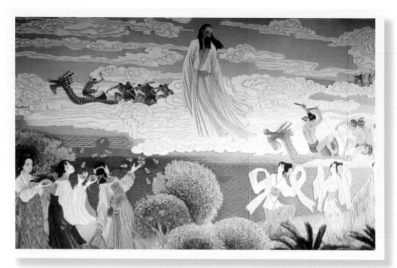

멱라강에 빠진 굴원을 구하기 위해 노를 젓는 내용과 고기떼들이 굴원의 살을 먹지 못하게 하기 위해 먹이로 종자(쫑즈)를 뿌리는 모습이 그려져 있다.

단오를 천중절(天中節)이라고 한다. 양기가 가장 왕성한 때이기 때문에 붙여진 이름이다. 5는 홀수이며 홀수이기에 양인데, 5가 겹쳤으니 양도 배가 되어 양기가 왕성하다는 것이다.

양기가 왕성한 때는 단오 말고도 삼짇날과 중양절이 있다. 삼짇날은 3월 초사흘이니 홀수 3이 겹쳐 양기가 센 것이며, 중양절은 홀수 9가 겹쳐 양기가 중복되어 있기에 중양(重陽)이라 한 것이다.

단오에는 수리떡을 해 먹고 남성은 씨름판을 벌리고 여성은 창포로 머리를 감고 그네놀이를 하듯이, 중양절에는 풍국(楓菊)놀이를 하였다. 풍국놀이란 단풍과 국화를 보고 즐기고, 혹은 시를 짓고 읊으며 그림을 그리면서 국화주 한 잔에 국화전을 만들어 먹던 놀이였다.

국화전은 깨끗이 씻은 감국의 꽃에 찹쌀가루를 묻혀 기름에 부친 음식이다.

여기에 비해 국화주는 다양했다. 감국의 꽃으로만 담근 술도 국화주였고, 감국의 꽃에 생지황·지골피(구기자나무 뿌리껍질)를 배합하고 찹쌀을 섞어서 빚은 술도 국화주였고, 또 감국의 꽃이나 싹을 달여 그 즙을 담근 술도 국화주였고, 또 감국·사탕·숙지황·인삼을 소주 단지에 넣고 봉하였다가 70일 만에 찌꺼기를 버리고 먹던 술도 국화주였다.

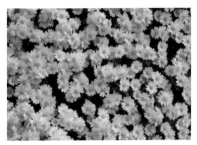
감국

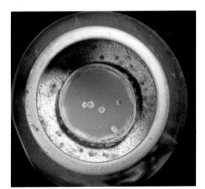
국화주

약물학의 경전이라 할 수 있는 《본초강목》에는 "국화의 품종은 900종이며 여러해살이 뿌리에서 저절로 자라나고 줄기, 잎, 꽃의 색깔은 품종마다 다르다"고 하면서 "대체로 홑꽃잎이고 맛이 단 것을 약용했다"고 했다. 또 "식용으로는 반드시 감국(甘菊)을 사용하여야 하며,

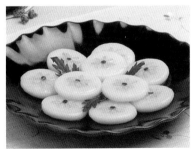
국화전

약용하는 데는 모든 국화를 쓸 수 있으나 이름이 고의(苦薏)라고 하는 야생국화는 사용하지 못한다"고 하였다.

저명한 약물학자 도홍경(陶弘景)은 줄기가 자줏빛이며 향기롭고 맛이 단 것이 진짜이고, 줄기가 청색이며 매우 크고 쑥 냄새가 나며 맛이 쓴 것이 고의라고 했다.

국화는 풍기를 소통시킨다. 그래서 두통과 현기증을 치료하며 몸의 모든 풍을 제거한다. 눈을 밝게 한다. 그래서 눈이 침침하고 눈이 빠질 듯 아프거나 눈물이 저절로 나는 것을 치료한다. 해독 작용도 한다. 그래서 종기의 독을 풀어준다. 또 주기적으로 발작하는 요통을 다스린다. 항균 작용 및 모세혈관의 저항력을 증가시키는 작용이 있음이 실험적으로 입증된 바도 있다. 그래서 고혈압, 관상동맥경화에 의한 심장질환, 이명, 비문증 등에 두루 효과가 있다.

# ● 김은호와 희도(戲道)

단오, 때는 천중지가절(天中之佳節)이다. 뭇 새들도 농조화답 짝을 지어 쌍거쌍래 날아들어 온갖 춘정(春情)을 다투는 때다. 춘향이도 난초같이 고운 머리 두 귀를 눌러 곱게 땋고 추천하러 나선다. 그리고는 녹음 속에 홍상자락 바람결에 휘날리며 "가비야운 제비가 복사꽃 한 점 떨어질 때 차려 하고 쫓이는 듯, 광풍에 놀란 나비가 짝을 잃고 가다가 돌치는 듯" 그네를 탄다. 바야흐로 춘향이와 이몽룡의 사랑의 서곡이 펼쳐진다.

춘향이가 얼마나 예뻤을까? "요요정정(夭夭貞靜)하여 월태화용(月態

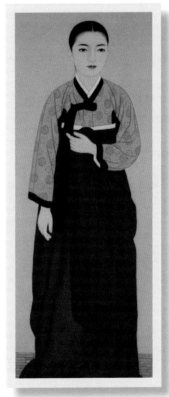

전북 남원 광한루 동편에 세워진 춘향사당, 열녀춘향사(烈女春香祠)의 춘향 영정(春香影幀).

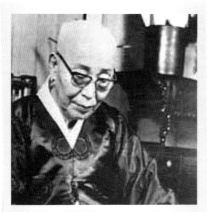
이당(以堂) 김은호(金殷鎬, 1892~1979) : 한말 최후의
어진화가(御眞畫家).

花容)이 세상에 무쌍(無雙)
이라. 얼굴이 조촐하니 청강
(淸江)에 노는 학이 설월(雪
月)에 비침 같고 단순호치(丹
脣皓齒) 반쯤 여니 별도 같고
옥도 같다."고 할 정도로 예뻤
단다.

'열녀춘향사'인 춘향사당에
모신 춘향 영정 또한 예쁘다.
일편단심을 상징하는 '단심문'
을 들어서서 춘향 영정을 보면 앙다문 얇디얇은 입술에서 그 마음
을 엿볼 수 있다. 둥근 얼굴에 가는 눈썹과 눈매에서 앳된 청순미와

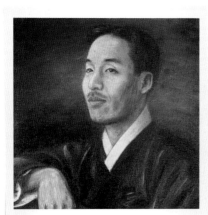
이당(以堂) 김은호 자화상.

결기가 내비치고 있다. 가느
다란 손가락으로 치마 왼쪽
을 감아쥐어 가슴께로 올린
모습이 녹의홍상을 더욱 돋
보이게 한다.

바로 이당(以堂) 김은호 화
백이 그린 영정은 이렇게 예
쁘다. 이당 김은호 화백은 조
선말에 태어나 어린 나이에
순종의 어진을 그린 천재화

가다. 산수화나 화조도 그렸
다지만 세필채색의 인물화로
유명하여 논개, 신사임당, 이
충무공을 비롯해서 심지어는
간다나 엘리자베스 여왕까지
그린 대가다. 그런 그가 그린
춘향 영정이니 곱디고우면서
도 정절의 여인상이 고스란
히 담겨 있다.

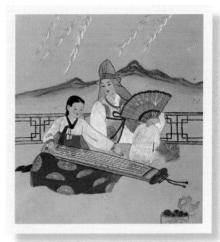

춘향과 이몽룡.

남원고을 월매가 성참판과 부부를 이루어 살면서도 일점혈육이
없이 나이 마흔 대에 이르러 한이 되어 지리산 반야봉에 단을 세우
고 천신만고 빌었더니, 5월 5일 갑자에 한 꿈을 얻으니 "일위선녀 청
학을 타고 오는데 머리에 화관이요 몸에는 채의로다. 월패 소리 쟁
쟁하고 손에는 계화 일지를 들고 당에 오르며 거수장읍하고 공손히
여쭈오되, '낙포의 딸일러니 반도 진상 옥경 갔다 광한전에서 적송
자 만나 미진회포하올 차에 시만함이 죄가 되어 상제 대로하사 진
토에 내치시며 갈 바를 몰랐더니, 두류산 신령께서 부인댁으로 지시
하기로 왔사오니 어여삐 여기소서.' 하며 품으로 달려들어 얻은 아
이가 춘향이다. 그러니까 춘향이의 전생은 낙포(洛浦)의 딸이라는
것이다. 그러니 어찌 어여쁘다 아니하겠는가!

여하간 이렇게 해서 단오날 태어난 춘향은, 꽃다운 아가씨로 자란
어느 단오날 운명의 이몽룡을 만나 사랑을 나누게 된다. 그 첫날밤!

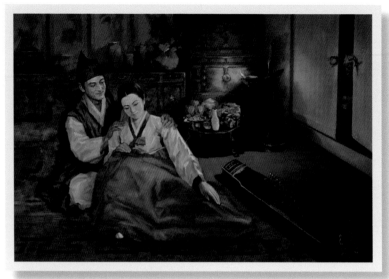
전북 남원 광한루 열녀춘향사의 9개 화폭 중 한 폭 그림.

그 황홀한 첫날밤을 《춘향전》은 이렇게 묘사하고 있다.

"도련님 춘향 옷을 벗기려 할 때 넘놀면서 이른다. 만첩 청상 늙은 범이 살찐 암캐를 물어다 놓고 이가 없어 먹지 못하고 흐르룽흐르룽 아웅 어루듯이, 북해의 흑룡이 여의주를 입에다 물고 색구름 사이에서 넘노는 듯, 단산의 봉황이 대 열매를 물고 벽오동 속으로 넘나드는 듯, 구고 청학이 난초를 물고서 오송간에 넘노는 듯, 춘향의 가는 허리를 후려쳐 담쑥 안고 기지개 아드득 떨며 귀와 뺨도 쪽쪽 빨고 입술도 쪽쪽 빨면서 주홍 같은 혀를 물고 오색 단천 순금장 안의 날아가고 날아오는 비둘기 같이 꾹꿍꾹꿍 으흥거리고, 뒤로 돌려 담쑥 안고 젖을 쥐고 발발 떨며 …… (중략) …… 가만히 살펴보니 얼굴이 복찜하여 구슬땀이 송실송실 맺혔구나……."

이 대목처럼, 남녀관계란 단숨에 해치우는 게 아니다. 흐르릉 아웅 어루는 듯 즐기며, 꾹꿍꾹꿍 가고 오며 희롱하는 묘기가 있어야 맞이다. 이것이 바로 희도(戲道)다. 대체로 정담과 포옹으로써 희도의 문을 여는데, 서서히 희롱하며 즐기다 보면 여자의 기가 부드러워져서 감득하게 되고, 이윽고 '유천이 심곡에 이른 형상'이 되고 콧등에 땀방울이 송알송알 맺히면 드디어 다음 단계로 접어들어야 한다. 이것이 옛 어른들의 희도에 대한 인식이었다.

# ● 김홍도와 홍삼

단원 김홍도(金弘道)는 조선 회화사에 크나큰 획을 그은 화가다. 그의 스승은 시서화(詩書畵)의 삼절(三絶)로 추앙받던 표암 강세황(姜世晃)이다.
김홍도는 나이 7세 전후부터 20여 세까지 안산 땅에서 스승으로부터 배움을 받는다. 강세황은, 김홍도의 소질은 천부적이요 한마디로 신필(神筆)이라 극찬하고, 찔레꽃에 모여든 나비를 부채에 그린 김홍도의 그림을 보고는 나비가루가 손에 묻을 것 같다면서 "사람의 솜씨로 자연의 아름다움을 빼앗는구나" 하고 감탄한다.

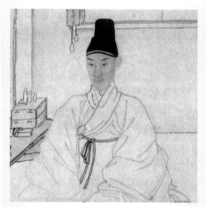

〈김홍도(金弘道) 자화상〉 참 선비이기를 갈망한 김홍도의 마음이 잘 드러난 그림으로, 책상과 안석 사이에 오래된 벼루와 고운 붓·쓸 만한 먹과 희디흰 비단만 있는 정갈한 방에 김홍도가 신선인 양 꼿꼿이 앉아 있다(북한 조선박물관 소장).
김홍도(金弘道 ; 1745년~1806년)는 조선 후기의 화가. 자는 사능(士能), 호는 단원(檀園)·단구(丹邱)·서호(西湖)·고면거사(高眠居士)·취화사(醉畵士)·첩취옹(輒醉翁).

여하간 김홍도는 스승의 천거로 도화서 화원이 되고, 이후 정조의 총애를 받으면서 정조의 어진을 그리는 영예를 누리기도 한다. 그리고 48세에 충청도 연풍현감을 맡는다. 그러나 모함으로 3년 만에 파직을 당하는데, 이때의 경험으로 그는 민중의 삶을 자신만의 독특한 필치로 그려낸다. 그래서 그의 풍속화는 독특한 경지를 이루고 있다.

그는 가난했다. 끼니를 잇지 못할 때도 있었다. 말년에는 후원자도 잃었고, 병까지 얻었다. 훤칠한 키에 풍채가 신선 같다던 그는 술을 매우 좋아하

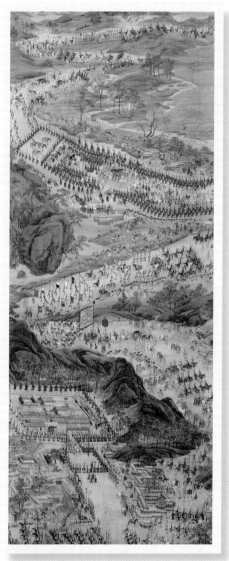

〈수원능행도〉 (김홍도).

여 스스로를 '술에 취한 환쟁이'라 불렀을 정도다. 그렇게 그는 병을 얻었고, 그렇게 그는 죽었다. 그래서 그가 언제 죽었는지 잘 모른다.

다만 예순한두 살이었을 것이라고 추측할 뿐이다.

그의 그림은 어느 하나 빼놓을 수 없는 걸작이지만 정조의 화성 행차를 그린 그림은 감탄을 자아낸다. 정조는 18만 냥을 들여 아버지 사도세자의 묘를 수원 화산으로 옮기고 용주사를 개수·확장해 아버지의 명복을 빌게 했던 효자인데, 정조 19년 윤2월 9일에 어머니 혜경궁 홍씨의 회갑연을 위해 화성으로 8일간의 행차를 한다. 김홍도는 이 화성행차를 그린 것이다. 기록화라지만 매우 율동적이다. 화려하고 장엄하다.

여하간 현란한 깃발과 연주가 어우러진 이 행차가 도착한 화성에서 혜경궁 홍씨의 성대한 회갑연이 열린다. 5일째 윤2월 13일에 열린 회갑연에서 정조는 한지로 만든 3,000송이 복숭아꽃을 어머니에게 바친다. 불로장생, 무병장수의 기원이다. 정조와 신하들은 차례로 혜경궁 홍씨에게 술잔을 올리며 천세를 불러 축하하고, 그때마다 음악이 울리고 33명의 여령(女伶)들이 궁중무용을 춘다. 이렇게 해서 평생을 슬픔을 이겨내며 살았던 혜경궁 홍씨는 가장 행복한 순간을 맞는다.

여기서 잠깐 '봉수당진찬연(奉壽堂進饌宴)'으로 불리는 혜경궁 홍씨 회갑연에 올린 음식을 살펴보자. 정말 다양하다. 무궁무진하다. 그 중 눈길을 끄는 음식 중의 하나가 '삼합미음'이다.

삼합미음은 삼합장과(三合醬果) 등과 함께 우리 고유의 음식이다. 삼합미음은 홍합, 해삼, 쇠고기를 흠뻑 끓여 찹쌀을 넣고 쑨 미음이며, 삼합장과는 여기에 전복이 추가되어 조리한 반찬이다. p.

68의 〈정조와 삼합미음〉
내용을 참고하기 바란다.

여기서는 인삼, 특히 홍
삼에 대해 알아보기로 한
다. 예전과 달리 요새 홍삼
이 대세이기 때문이다. 수
삼을 그냥 말린 것이 '백삼'
이고, 수삼을 증기 또는 기
타의 방법으로 쪄서 익히고
말린 것이 '홍삼'이다. '백삼'
은 말 그대로 하얀 색이고,
'홍삼'은 말 그대로 붉은 색,
즉 담황갈색 또는 담적갈색
이다.

수삼을 쪄서 익히고 말
리는 과정에서 백삼에 없는
새로운 생리활성 성분들이
생겨나서 홍삼은 백삼보다

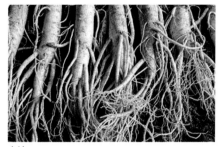

수삼

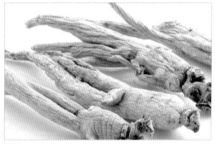

백삼

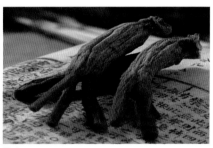

홍삼

약효가 뛰어날 뿐 아니라, 성질이 부드러워지고 부작용이 적어진다.
백삼의 강렬한 열성 작용도 훨씬 누그러져서 체질에 관계없이 먹어
도 좋다고 할 정도로 순해진다. 더구나 홍삼은 품질 좋은 6년근 수
삼을 껍질을 벗기지 않고 장시간 가공한 것이어서 원기회복의 효능

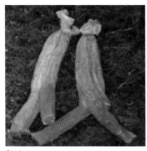 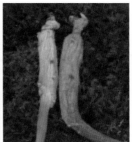 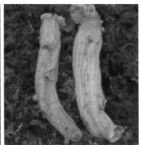

천삼                     지삼                     양삼

이 더 뛰어나다. 면역력을 증진시키고 정상세포가 왕성하게 활동할
수 있도록 돕는다. 물론 항암효과도 백삼보다 더 뛰어나다. 또 체질
개선에 도움이 되고 자양강장에도 큰 효과가 있다.

　홍삼은 내부에 흰색 테(내백)가 있거나 구멍(내공)이 있는 것이
있고, 없는 것도 있다. 이런 것이 아예 없는 것이 천삼(天蔘)이다. 특
등품이다. 200개 중 1개가 나올 정도로 귀하다. 그래서 값이 엄청 비
싸다. 내백이나 내공이 있는 지삼(地蔘)이나 양삼(良蔘)보다 무려
10배 가까이 되는 고가다.

# ● 두보와 달개비

두보(杜甫)는 이백 (李白)과 더불어 중국 당나라 때의 시인으로 시 공을 초월하여 시성(詩聖)으로 회자되는 시인이다.

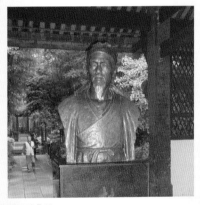

두보의 흉상.
두보(杜甫 ; 712년~770년)는 중국 당나라 시인. 자는 자미(子美), 호는 소릉야로(少陵野老).

이백은 자가 태백(太白)이기에 이태백으로 불린 시인인데, 시인답지 않게 호방한 성격에 검술에도 뛰어났다고 한다. 당나라 현종의 파격적인 대우를 받았는데, 취중에도 기막힌 시를 지어 양귀비도 그 시를 종이에 적어 가지고 다녔다고 한다. 이백은 강물에 빠진 달을 건지려고 하다 강물에 빠져 죽었다고 한다. 서기 762년의 일이었다.

이백이 방랑생활을 할 때 만난 시인이 두보였다. 자가 자미(子美)였기 때문에 '두자미'라 불리던 두보는 이백과 열한 살 차이였으나 둘은 더없이 절친한 사이가 되어 함께 술을 마시고 함께 시를 지으며 우정을 나누었다고 한다.

시성으로 불리던 두보는 평생을 불행하게 보냈다. 안록산의 난으로 포로 신세가 된 적도 있었고, 먹을 것이 없어 식량을 구하러 다닌 적도 있을 정도였다. 말년에는 장강 구당 삼협에 들어가 지내다가

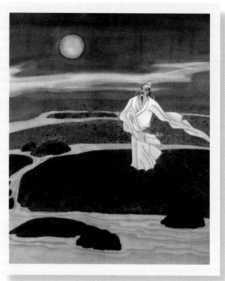

시인 이백이 술에 취해 배를 타고 노닐다가 물속에 비친 달을 보고 그 달을 건지려다가 물에 빠져 죽었다는 이야기가 있다.

병든 몸을 낡은 배에 누이고 거센 삼협 물결을 따라 흘러가며 죽었다고 한다. 서기 770년의 일이었다.

두보는 한때 청도 땅 변두리 시냇가에 초당을 짓고 머문 적이 있었는데, 그는 쓰러져 가는 방구석 한편에 달개비를 수반에 꽂아 기른 적이 있었다. 초당 옆 시냇가에 절로 피어나는 이 풀꽃을 마디째 뜯어다가 수반에 꽂았던 것이다. 이 풀꽃을 '꽃이 피는 대나무'라 극찬하면서 관상하는 것이 그의 낙이었다고 한다.

두보가 즐겼다는 달개비를 '닭의장풀' 또는 '닭의밑씻개'라고 한다. 꽃은 푸른빛의 남색이다. 주로 반딧불이가 좋아하는 습지에 자라는데, 달개비의 마디가 있는 줄기를 뜯어 물에 꽂으면 금방 뿌리를 내

린다. 두보가 그렇게 했듯이, 두보 이후에는 선비들이 대나무 잎을 닮은 이 풀을 '죽절채' 또는 '죽엽채'라 하여 수반에 꽂아 기르면서 관상하곤 했다고 한다.

달개비의 꽃잎은 마치 오리발 같다. 그래서 '압척초'라고 한다. 약으로 쓸 때는 주로 이 이름을 쓴다. 6~7월에 전초를 채취하여 잘 말려서 약용한다. 맛은 다른 약재에 비해 비교적 달고 덤덤하며 성질은 약간 찬 편이다.

달개비는 위장병에 특효다. 위염, 장염 등에 쓰인다. 해열, 이뇨, 소염, 해독, 지혈 작용도 한다. 그래서 감기로 열이 날 때 끓여 마시며, 소변이 시원치 않을 때나 신장염, 요도염 등에 쓰인다. 이하선염과 뇌막염에도 쓰이며, 황달형 간염이나 부인의 대하증에도 효과가 좋은 것으로 알려져 있다. 코피, 소변 출혈, 자궁의 부정기적 출혈 등에도 쓰인다. 지혈 작용이 크기 때문인데 지혈 작용은 연뿌리만큼 뛰어나다.

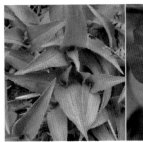
닭의장풀

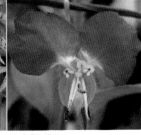
닭의장풀 꽃

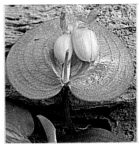
닭의장풀 열매

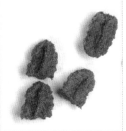
닭의장풀 씨앗

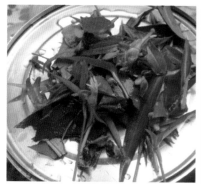
닭의장풀샐러드

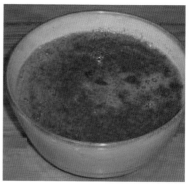
달개비생즙

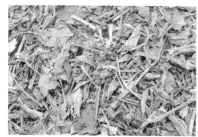
압척초(닭의장풀 말린 것)

그래서 달개비를 '땅의 연뿌리'라는 뜻으로 '지지우'라고 부를 정도다.

그러나 뭐니뭐니 해도 혈당을 강하시키는 작용이 탁월하다. 혈당강하 작용은 쥐의 실험을 통해 입증된 바 있는데, 장기 복용해야 그 효과가 확실하다.

달개비는 신선한 것일 경우에는 30~60g씩, 말린 것일 경우에는 9~15g씩을 1일 복용량으로 사용한다. 신선한 것일 경우에는 생즙을 내어 1회 10cc씩, 1일 2회 복용하고, 말린 것일 경우에는 끓여서 1일 3회 나누어 따뜻하게 복용한다. 달개비와 팥을 배합해서 끓여 마시거나 달개비(생것)와 차전자(생것)를 함께 즙을 내어 꿀을 타서 마시면 소변불리를 다스린다. 소변이 시원하게 빠지면서 부종이 내리고, 혹은 몸이 부으면서 저리고 아픈 병증을 치료할 수 있다. 고혈압

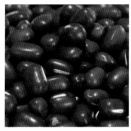 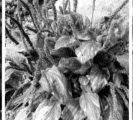 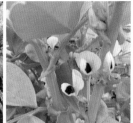

팥            차전자            옥잠화

일 때는 달개비와 잠두화(누에콩의 꽃)를 함께 달여 마신다.

　달개비를 외용하기도 한다. 신경통이나 관절염에는 꽃이 핀 줄기를 그늘에 말려 끓인 다음 그 물로 목욕한다. 치질의 통증이나 가려움증에는 달개비 생잎을 찧어 항문에 붙인다. 구내염에는 잎과 줄기의 즙을 짜내 불 위에서 수분을 증발시키고 남은 것을 환부에 바른다.

　달개비는 이렇게 내복, 외용은 물론 식용하기도 한다. 어린순을 무치거나 데치거나 살짝 절여 양념해서 먹는다. 싱싱한 잎은 쌈장에 찍어 먹거나 샐러드로 먹는다. 술안주로 들면 빨리 취하지도 않고 또 빨리 깬다. 숙취에는 달개비 신선한 것을 짜낸 녹즙을 한 컵씩 마시는 것도 좋다.

# ● 사마상여와 소갈증

사마상여(司馬相如)는 중국 전한(前漢) 때의 유명한 시인이었다. 그의 시가 얼마나 화려했던지 후대의 많은 문인들이 이것을 모방하는 것이 유행이었다고 한다. 29편의 부(賦)와 4편의 산문이 남아 있다.

그는 사천성 충두(成都)에서 태어났는데, 어려서부터 독서를 즐겼다고 한다. 물론 검술도 익혀 실력이 뛰어났다고 한다. 여하간 노력 끝에 벼슬살이도 했는데, 병 때문에 경제(景帝) 임금 때 무기상시(武騎

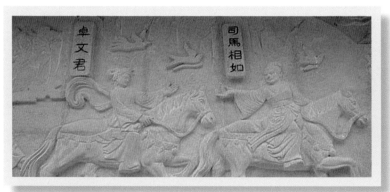

사마상여와 탁문군의 부조.
사마상여(司馬相如 ; 기원전 179년~기원전 117년)는 중국 전한의 문학자.

常侍)라는 벼슬에서 물러나 후량(後梁) 땅에 머물렀다. 후량의 효왕(孝王) 때 그는 유명한 〈자허부(子虛賦)〉를 지어 이름을 떨쳤다.

〈자허부〉에는 자허(子虛)와 오유(烏有)라는 허구의 인물이 나오는데, 후대에 이르러 사람들은 '허무(虛無)'와 같은 뜻으로 두 인물의 이름을 따서 '사속

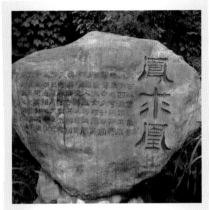

사마상여와 탁문군의 인연을 맺게 해준 사마상여의 〈봉구황(鳳求凰)〉.
〈봉구황(鳳求凰)〉은 사마상여가 탁문군을 그리는 마음을 수컷 봉황새가 암컷 봉황을 찾는 것에 비긴 시

자허(事屬子虛)'나 '화위오유(化爲烏有)'라는 말을 쓰게 되었다고 한다. 그만큼 〈자허부〉는 절창의 글로 꼽혔다는 것이다.

사마상여는 효왕이 죽은 후 고향 충두로 돌아왔는데, 여기서 그의 일생을 바꿔 놓는 일을 겪는다.

사마상여가 임양 땅의 현령과 술을 마시며 시를 짓고 노래하며 즐길 때였다. 과부가 된 지 얼마 안 되는 현령의 젊고 예쁜 딸이 나타난 것이다. 그녀의 이름은 탁문군(卓文君)이다. 그는 한눈에 반했고, 그녀를 유혹했다. 그녀도 눈이 맞았다. 천생연분이란 이런 것이다. 둘이 함께 도망쳤다. 불현듯 야반도주했으니 먹고 살 길이 막막했다. 할 수 없이 호구지책으로 술집을 열었다. 현령의 딸인 탁문군은 손님을 접대하고, 천하의 문장가인 사마상여는 일꾼이 되어 막일

까지 했다. 물론 훗날 장인의 도움으로 생활에 안정을 찾고 글쓰기에 몰두할 수 있었지만, 워낙 여자를 좋아하는 사마상여인지라 한눈도 팔았다. 아내인 탁문군이 이를 힐난하는 글을 짓기도 했지만 남편 사마상여의 바람기를 잡을 수는 없었다.

사마상여의 전기에 의하면, 그는 '소갈(消渴)'이라는 병증으로 고통을 받았는데, 그 원인은 과도한 호색 때문이라고 했다.

소갈증의 '소(消)'는 체내의 열로 소모된다는 뜻으로 체중이 감소하고 소화촉진으로 기아감이 심해지는 것을 말하며, '갈(渴)'은 체내의 열과 잦은 배뇨로 체액이 감소하여 수분섭취를 갈구한다는 뜻이다. 그러니까 소갈증은 요즘의 당뇨병에 해당한다. 소갈증은 갈증이 심한 상소, 허기가 심한 중소, 배뇨가 잦은 하소 등 크게 3가지로 분류한다. 그러니까 다음(多飮), 다식(多食), 다뇨(多尿)의 세 가지 특징적인 증세를 기준해서 한의학에서는 소갈증을 '3소(三消)'의 3가지로 분류한 것이다.

소갈증은 6가지의 유혹 인자에 의해 일어난다고 보는데, 그 중에

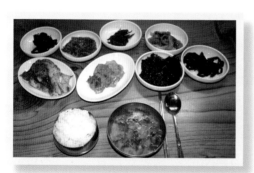

당뇨병으로 인해 에너지 소모가 심하면 밥을 먹고도 곧바로 쉽게 허기를 느끼게 된다.

는 음식이나 정서적 절제가 안 되었거나 약물 중독 또는 어떤 질병에 의한 2차 발병이 있을 수 있다고 했으며, 그리고 과로나 과색도 유혹 인자의 하나라고 했

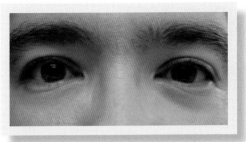

잦은 배뇨가 따르는 당뇨는 눈이 쉽게 충혈되기도 한다.

다. 그러니까 사마상여의 소갈증이 과도한 호색 때문이라고 했듯이, 과색은 소갈증의 발병 및 악화의 유혹 인자가 될 수 있는 것이다. 특히 과색은 소갈증의 '3소(三消)' 중 하소의 원인이 될 수 있다.

하소는 다뇨를 주증으로 한다. 탁한 소변을 자주 보거나 혹은 소변을 참지 못한다. 때론 물을 마시기만 하면 곧 소변을 볼 정도로 다뇨의 경향이 크다. 얼굴은 초췌하고 거무스름하고 어지럽거나 숨이 차다. 눈이 충혈이 잘 되거나 건조하여 뻑뻑하다. 코도 잘 마르며 코딱지가 잘 생긴다. 입술이 말라 갈라지고 입안이 마르고 혀가 붉어지며 침이 끈적거린다. 몸이 여위며 특히 넓적다리의 살이 잘 빠진다. 허리나 무릎이 새큰거리고 힘이 없다. 허열로 괜히 후끈거리며 답답하다. 발바닥이 뜨거워 이불 속에 발을 넣고 자기 번거롭다.

또 임포텐츠가 되며 정액의 양이 줄거나 사정을 해도 역류성 사정으로 오르가즘이 신통치 않다. 혹은 성교도 없이 저절로 정액이 흘러나오는가 하면 혹은 피가 섞인 정액이 스스로 흘러내린다. 이렇게 심해진 상태를 '강중' 증이라 하는데, 난치에 속한다.

사마상여가 과도한 호색으로 소갈증이라는 고통을 당했다지만, 과색은 어느 소갈증과 달리 이렇게 위중한 난치의 병증을 일으킬 수 있으니 마땅히 자중하면서 경계해야 한다.

# 소동파와 돼지족발

소동파(蘇東坡)라면 시인으로 익히 알려진 인물이다. 중국 송나라 때 제일의 시인이었으니 이렇게 알려진 것은 당연하다. 더구나 소동파는 당나라, 송나라를 통틀어 여덟 명의 큰 시인, 즉 '당송8대가'의 한 사람이었으니 그 명성이 지금껏 회자되는 것도 당연하다. 그의 대표 작품인 〈적벽부(赤壁賦)〉가 암송되고 전승되는 것 또한 당연하다. 그러나 소동파는 단순한 시인이 아니었다. 시와 문, 그리고 서와 화에 두루 정통했던 귀재였다.

소동파는 타고난 명석함으로 22세에 진사에 오른 후, 당대의 거목 구양수(歐陽脩)에게 인정·발탁되어 귀하게

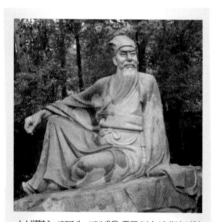

소식(蘇軾 ; 1037년~1101년)은 중국 북송시대의 시인이자 문장가, 학자, 정치가. 자(字)는 자첨(子瞻), 호는 동파거사(東坡居士). 흔히 소동파(蘇東坡)라고 부른다. 아버지 소순(蘇洵), 아우 소철(蘇轍) 이 3부자를 3소(三蘇)라 부르며, 셋 다 당송8대가로(唐末八大家) 손꼽혔다.

쓰임 받았다. 그러나 왕안석(王安石)이 추진하던 신법을 반대하는 바람에 전출되기도 했고, 사상 초유의 필화사건으로 어사대 감옥에 갇혀 죽음 직전까지 몰렸다가 구사일생으로 목숨을 부지한 채 오랜 유배생활을 하기도 했

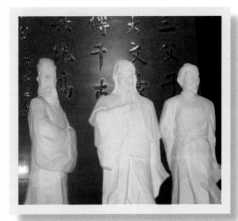

소순(왼쪽), 소식(가운데), 소철(오른쪽)을 기념하여 만든 삼소사의 3부자상.

다. 그 후 구법파가 득세하면서 예부상서 등 대관을 역임하는 듯했으나 사마광(司馬光) 재상과의 의견 차이로 한촌에서 어렵게 지냈는가 하면, 다시 신법파가 정권을 장악하면서 하이난 섬(지금의 해남도)으로 유배되었다가, 휘종(徽宗) 즉위와 함께 유배에서 풀려 도성으로 올라오는 중 강소성 상주에서 사망했다. 파란만장한 삶이었다. 다재했기에 다난했던 삶을 겪어야 했던 인물이었다.

소동파는 유머도 풍부했고 백성도 사랑했고, 또 식도락가이기도 했다. 상습적인 홍수지역에 제방을 쌓아 백성의 평안을 도모했던 그에게 감사의 표시로 백성들이 돼지를 바치자, 이것을 요리해서 백성들과 나누어 먹기도 했다. 그런데 그 돼지요리가 어찌나 맛있던지, 그 후 사람들은 소동파가 했던 것처럼 요리한 돼지고기를 즐겨했는데, 이 요리는 지금까지 전해져 드넓은 중국 지역에서 수많은 사람들이 애용하고 있다. 이른바 '동포로우[동파육(東坡肉)]'가 바로

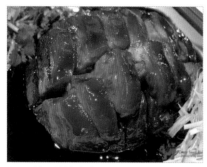
동포로우[동파육(東坡肉)]

이것인데, '동파'는 소동파의 호 '동파'에서 따온 것이다. 소동파의 본명은 소식(蘇軾)이었고, 호가 동파였기에 그를 '동파거사'라고 불렀다.

요즘의 '동포로우'는 통돼지의 털을 벗긴 후 목살과 아랫배 삼겹살 부위를 두부처럼 토막을 쳐 요리한다. 가로, 세로 약 8cm 정도로 네모지게 토막 친 돼지고기에 향료 소스를 뿌리고 날계란을 섞어 오래 찜을 한다. 한번 먹으면 그 맛을 잊을 수 없을 정도로 부드럽고 향기가 난다고 한다.

지금도 소동파가 개발한 돼지요리가 인기 있는 것처럼, 소동파는 식도락가였으며 음식에 일가견을 이루고 있는 분이었다. 그런데 그 역시 어처구니없는 실수를 저지른 적이 있다.

그 이야기는 이렇다. 소동파는 어느 날 하양현의 돼지고기 맛이 좋다는 소문을 듣고 하인에게 다녀오게 하였다. 그런데 하양에서 돼지를 사서 몰고 오던 하인이 그만 술에 곤드레가 되어 돼지를 잃어버리게 되자, 하인은 할 수 없이 그 근처에 있는 돼지를 사서 몰고 와 소동파에게 하양현 돼지라고 속였다. 그 사정을 알 까닭이 없는 소동파는 기뻐서 즉시 당대 일류 학자들을 초청하여 명품일미의 하양 돼지고기 파티를 열었다. 진미를 맛보기 위해 모인 학자들은 저마다 침을 흘리며 천하의 진미라고 감탄을 했으며, 이런 돼지는 사료부터 다른 것이라고 떠들어 댔단다.

여하간 돼지고기는 맛이 있다. 흔히 돼지고기는 사료가 좋지 못해 영양이 부족하면 색깔이 너무 붉어진다고 한다. 그래서 돼지고기는 색이 맑고 지방층이 흰 편일수록 좋다고 한다. 또 부위에 따라 맛이 달라 돼지의 어느 부분을 택했는가에 따라 요리 맛이 달라진다고 한다.

짓눌러 놓았다가 썬 머릿고기, 혓바닥, 오돌오돌 씹는 맛이 좋은 돼지귀, 지글지글 구워먹는 삼겹살, 각 부위마다 맛이 다르다. 이 중 돼지족발도 일미가 아닐 수 없다.

돼지족발은 약용으로도 그만이다. 특히 '유맥불통(乳脈不通)'에 효과가 크다. 유맥불통이란 유선의 소통이 안 좋다는 것이며, 이렇게 되면 모유분비가 시원치 않게 된다. 그러니까 돼지

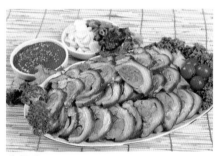

돼지족발

족발은 모유의 분비를 촉진하는 효과가 크다는 것이다. 《동의보감》에는 「통유탕(通乳湯)」이라 하여 모유분비를 좋게 하는 처방이 나오는데, 이 처방에 돼지족발이 들어간다. 그만큼 돼지족발은 모유를 늘리는 효과가 대단하다.

돼지는 정말 버릴 것이 하나도 없고, 어느 부위를 먹든 맛도 좋고 약효도 뛰어나다.

# ● 신윤복과 음란증

춘화(春畵)는 가슴 뛰게 하는 그림이다. 동서와 고금은 물론 아무리 엄격한 계율을 강요하는 사회나 종교계에도 춘화는 널리 퍼졌다. 유교사회였던 조선조라고 다를 바 없다. 대원군도 춘화 보기를 즐겼고, 조선 춘화 중에는 여염집 여인들이 춘화를 몰래 펼쳐보는 모습을 담은 그림까지 있을 정도로 여인들도 춘화 보기를 즐겼다.

두 여인이 춘화첩을 뒤적이며 은밀히 탐닉하는 규방은 뜨거운 숨결로 가득한데, 춘화를 비추는 촛불마저 마치 여인의 마음인 듯 출렁출렁대고, 공규의 밤은 자꾸만 으슥해 간다. 바로 이런 그림을 그린 이

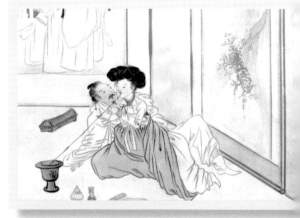

〈건곤일회도첩(乾坤一繪圖帖)〉 中에서 〈傳 신윤복〉
신윤복(申潤福 ; 1758년~?)은 조선 후기 풍속화가. 자는 입부
(笠父), 호는 혜원(蕙園).

가 혜원(蕙園) 신윤복(申潤福)
이다.

신윤복은 서자의 후손이기에
신분이 낮아 그의 아버지가 그
랬고, 아버지의 아버지가 그랬
듯이 변변한 벼슬을 누리지 못
한 채 도화서의 화원으로 많은
그림을 그려 남겼다. 인물화나
산수화는 물론이지만, 풍속화
에 뛰어나 결국 단원(檀園) 김
홍도(金弘道)와 함께 조선 후기
화단의 쌍벽으로 이름을 떨친
화가다. 물론 김홍도가 〈운우
도첩(雲雨圖帖)〉을 그려 춘화

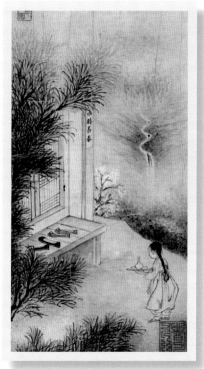

〈사시장춘도(四時長春圖)〉 〈傳 신윤복)는 봄의 경
치를 배경으로 남녀간의 정을 상징적으로 그려낸
그림.

를 남겼듯, 신윤복도 〈건곤일회도첩(乾坤一會圖帖)〉을 그려 춘화를
남겼다. 어느 춘화의 기법이 그러하듯, 신윤복의 춘화 또한 간접화법
과 직접화법의 기교를 부리고 있다.

신윤복의 〈사시장춘〉 그림은 한적한 후원 별당의 장지문은 굳게
닫혀 있고, 쪽마루에는 남녀의 신발 두 켤레가 놓여 있는데, 별당 뒤
편으로는 여근곡을 빼닮은 계곡으로 물이 흘러 쏟아지고 있는 그림
이다. 또 〈기방무사〉는 기방을 찾은 선비가 이불로 아래를 가린 채
기생의 몸종과 함께 이제 막 마당에 들어서는 기생을 내다보고 있

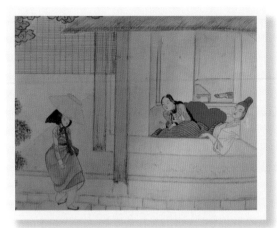

<기방무사(妓房無事)> <(傳 신윤복)>는 몸종과 놀아나던 사내가 외출한 기생이 돌아오자 황급히 이불을 덮는 광경을 해학적으로 그려낸 그림.

는 그림이다. 별당의 남녀는 무엇을 하고 있을까? 기방의 선비와 기생의 몸종은 기생이 외출한 틈을 타 무엇을 했을까? 설명은 없지만 누구나 다 안다. 이것이 바로 탄복하지 않을 수 없는 신윤복의 간접화법 기교다. 두 여자가 교미하는 개를 쳐다보는 <이부탐춘> 역시 신윤복의 간접화법으로 그려진 그림이다.

그렇다고 신윤복이 마냥 간접화법만 고집한 건 아니다. 남녀의 성기가 노골적으로 표현되고, 성교가 적나라하게 표현된 춘화도 있다. 남녀의 이런 모습을 문밖에서 엿보던 어린 몸종이 춘흥에 겨워 몸마저 가누지 못해 방문에 기대선 채 눈길을 떼지 못하는 그림도 있다.

소위 훔쳐보기는 신윤복의 춘화에서만 보여지는 게 아니다. 춘화 자체가 훔쳐보기의 일종이기 때문에 훔쳐보는 장면을 그려 넣는 것은 춘화의 단골 소재이기도 하다. 김홍도의 춘화 중에도 한 스님이 절간을 찾아온 여인과 성교하는 그림이 있는데, 창에 쳐놓은 발을 살짝 들추고 동자승이 엿보고 있다.

이런 엿보기가 병적으로 고착되면 '관음증(觀淫症 : voyeurism)'이라 한다. 몰래 도적질하듯 훔쳐보는 병증이라 하여 '절시증(竊視症 :

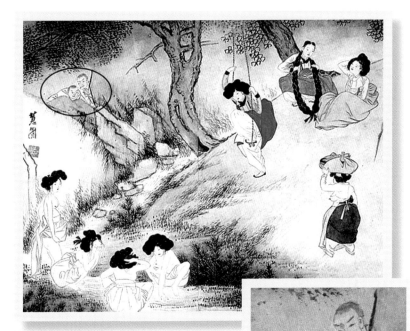

〈단오풍정(端午風情)〉 (종이에 담채, 28.2cm×35.2cm, 신
윤복, 간송미술관 소장)은 단오에 여인들이 그네타기와
개울에 멱을 감으며 즐거워하는 장면을 그려낸 그림.
개울에서 멱을 감는 여인을 훔쳐보는 오른쪽 승려와 그
네타는 여인의 뒤쪽 나무에 그려진 여성의 상징을 보고
있는 왼쪽 승려의 모습은 은밀하지만 노골적인 관음증의
표현이라고 할 수 있다.

scoptophilia)'이라고도 하는데, 정상적인 성적 행위가 아니기 때문에
성도착증의 하나로 본다. 노출증을 비롯해서 성적 만족을 위해 타
인에게 고통을 주려는 가학증이나 고통을 당하려는 피학증 등이 모
두 성도착증이다. 여성의 속옷 등에 유난히 애착을 느끼거나 이성
의 옷을 입음으로써 성적 쾌감을 느끼는 것도 성도착증이다. 어린
아이만 기호하는 경우도 그렇고, 또 흔하지 않지만 동물과 교접하는
수간이나 시체와 교접하는 시간 등 성도착증의 유형은 다양한 것으

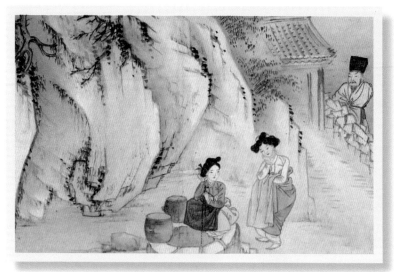

〈정변야화(井邊夜話 : 우물가의 밤 이야기) (종이에 담채, 18세기 중엽~19세기 초, 28.2cm×35.6cm, 신윤복, 간송미술관 소장)

로 알려져 있다.

　물론 지나친 성적 관심도 성도착증의 하나다. 소위 남녀의 '음란증'이라는 게 그렇다. 여성의 음란증은 '님포마니아(nymphomania)', 또는 '메살리나 콤플렉스(Messalina complex)'라고도 하는데 한의학에서도 '화전증(花癲證)'이라고 하여 병으로 여긴다. 뇌전증(전간, 즉 간질)과 다를 바 없는 병이라고 한의학에서는 인식하고 있는 것이다. 남성의 음란증은 '사티리아시스(satyriasis)'라고 하는데, 흔히 남성의 음란증은 '정력가'로 오해되고 있는 실정이다. 그러나 '색정광'으로 광증(狂症)의 일종인 병증이다. 이런 음란증은 상기한 성도착증의 여러 유형을 동반할 수 있기 때문에 극히 위험하며, 중노년층은 파렴치한 성범죄로 이어질 수도 있어 반드시 치료를 받아야 한다.

# ● 안견과 신선의 길

신선(神仙)은 말 그대로 신과 선인을 통틀어 일컫는 말이다. 신은 무엇인가? 태생적으로 불로불사의 존재다. 선인은 무엇인가? 후천적으로 연단술이나 양생술을 통해 불로불사하거나 속세를 초월한 초인적 능력을 지닌 존재다.

그렇다면 연단술은 무엇인가? 단(丹) 또는 금단(金丹)을 복용하거나 황야(黃冶), 즉 단사를 황금으로 만드는 술법이다. 그렇다면 양생술은 무엇인가? 태식(胎息), 안마(按摩), 도인(導引), 벽곡(辟穀), 지

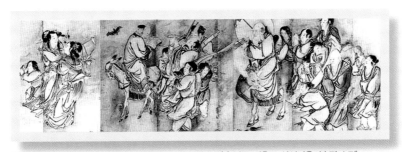

김홍도필 군선도 병풍(金弘道筆 群仙圖 屏風, 국보 제139호) (8연폭, 김홍도, 삼성리움미술관 소장)
불교나 도교에 관계된 초자연적인 인물상을 표현한 도석인물화이다. 원래는 8폭의 연결된 병풍그림이었으나 지금은 8폭이 3개의 족자로 분리되어 있다. 이 그림은 모두 연결한 상태에서 575.8cm×132.8cm, 그것이 분리된 3개의 족자는 48.8cm×28cm 내외이다. 종이 바탕에 먹을 주로 사용하고 청색, 갈색, 주홍색 등을 곁들여 채색하였다.

균(芝菌), 경방(經方)을 비롯해서 방중(房中) 등 다양한 방기(方技)를 포함한 술법이다.

연단술이든 양생술이든 각각의 술법이 구체적으로 어떤 것이냐 하는 것은 생략하자. 《동의보감》에도 그 술법의 일부가 기재되어 있지만 그게 중요한 것이 아니다. 여하간 선인이 되기가 이렇게 어렵다는 것을 강조하고 싶다.

그런 까닭일까? 대체로 선인은 허연 수염의 늙은이로 묘사되고 있지만, 모습도 제각각이요 입새나 지닌 물건도 제각각으로 묘사되고 있다. 김홍도의 〈군선도(群仙圖)(국보 제139호)〉처럼 외뿔 소를 탄 모습, 흰 소를 거꾸로 탄 모습, 붓을 들거나 연꽃 또는 악기(어고 간자)나 술병(호리병)을 든 모습, 그리고 복숭아를 든 모습 등 신선들의 모습이 다양하게 그려져 있다. 이 그림의 왼쪽에는 여신선이 그려져 있는데, 한 여자는 허리에 영지를 매달고, 한 여자는 복숭아를 들고 있다.

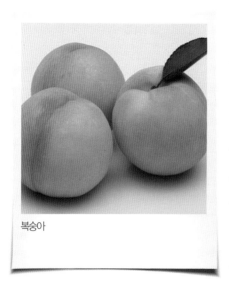

복숭아

여기서 이미 눈치 챘겠지만 신선 그림에 많이 등장하는 것이 복숭아다. 신선들의 음식이기 때문이다. 그래서 '선도(仙桃)'라 한다. 선도 중에도 으뜸은 '반도(蟠桃)'다. 동방삭이 삼천갑자를 누린

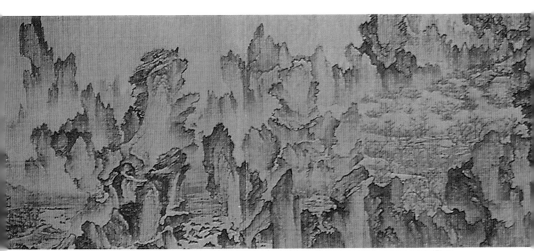

〈몽유도원도(부분)〉 (안견, 비단 바탕에 수묵담채로 그린 산수화(1447), 38.7cm×106.5cm, 일본 덴리대학 중앙도서관 소장)

것도 이 반도를 세 개나 먹은 까닭인데, 곤륜산의 한 봉우리인 옥산에 산다는 서왕모(西王母)의 뜰에서 자라는 복숭아다. 3,000년 만에 한 번 열매를 맺는다는데, 1개만 먹어도 1만 8,000년을 살 수 있다는 복숭아다. 김홍도의 〈군선도〉에 그려진 복숭아도 반도요, 서왕모가 반도로 잔치를 여는 요지연(瑤池宴)에 참석하려고 신선들이 떼를 지어 가고 있는 중이다.

그만큼 복숭아와 선계(仙界)를 떼놓을 수 없다. 그 좋은 예가 무릉도원(武陵桃源)이다. 일종의 이상향을 지칭하는 말인데, 도연명(陶淵明)이 지은《도화원기(桃花源記)》에서 나온 말이다.

무릉도원의 대표적 작품은 안견(安堅)의 〈몽유도원도(夢遊桃園圖)〉다. 본관은 지곡(池谷), 호는 현동자(玄洞子)인 안견의 이 작품은 안평대군(安平大君)이 꿈에 무릉도원을 다녀온 것을 이야기 해주자 단 3일 만에 완성했다는 산수화다. 정면에서 바라본 현실세계와 위에서 내려다본 도원의 선경을 비단 바탕에 수묵담채로 그린 작품이다.

자, 이쯤에서 선도의 체계를 세운 갈홍(葛洪)의 저서《포박자(抱朴子)》의 한 구절을 읽으면서 신선이 되는 길을 알아보자.

"지혜 있는 사람은 병들기 전에 예방하고 무사(無事)할 때에 유사(有事)를 염려하여서 이미 당한 뒤에 후회하는 일이 없는 것이다. 대저 사람의 몸은 조양하기는 어렵고 위태하기는 쉬운 것이며, 기가 비록 맑으나 탁하기가 쉬운 까닭에 …… 기욕을 끊어서 혈기를 건고히 하여야 한다."

그렇다. 신선의 길은 멀지않다. 무릉도원은 별천지가 아니다. 안견의 〈몽유도원도〉처럼 현실세계와 한 화폭 속에서 연계되는 현실적인 이상향이다. 그래서《포박자》의 가르침은 매우 현실적이요, 이를 인용한《동의보감》은 그래서 실용적이다.

신선의 음식, 장수의 식품인 복숭아는 예로부터 벽귀 작용이 있다고 알려져 있듯이 해독 작용이 대단한 식품이다. 니코틴의 해독에 뛰어나므로 애연가에게 아주 좋다. 복숭아를 끓여 밭친 즙으로 지은 밥을 '반도반(蟠桃飯)'이라 한다. 색도 곱고 맛도 좋다. 복숭아 술은 가장 순하고, 가장 맛있는 술로 꼽혀 왔다. 어떻게 먹든 상관없다. 피까지 맑게 해독시킨다. 장 속의 독소도 씻어낸다. 신선의 길이 여기에도 있다.

# 왕희지와 포석정

왕희지(王羲之)는 술꾼이다. 달을 잡는다며 물에 빠져 죽었다는 이태백(李太白)이 시성(詩聖) 술꾼이었다면, 왕희지는 서성(書聖) 술꾼이다. 왕희지는 해서(楷書), 행서(行書), 초서(草書)로 일필휘지하던 명필이었다. 당나라의 태종(太宗) 이세민(李世民)이 살아생전에 왕희지를 흠모하여 그의 글씨를 모으기를 좋아했고, 죽을 때는 왕희지의 글씨를 무덤에 함께 묻어달라고 유언했다고 할 정도다.

왕희지는 술꾼이다. 자고로 내로라하는 술꾼은 많았다. 왕숙(王肅), 도연명(陶淵明), 유령(劉伶) 등 어찌 다 헤아릴까!《낙양가람기(洛陽伽藍記)》에 의하면 왕숙의 별명은 '누치(漏巵)'였다고 한다.

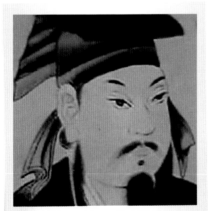

왕희지(王羲之 ; 303년~361년)는 동진의 정치가, 시인, 서예가. 자는 일소, 호는 담재. 서예가 탁월해 서성이라고 일컬어진다.

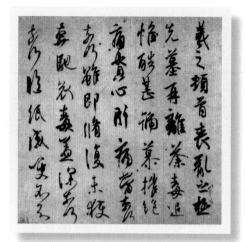

왕희지의 서체

누치란 밑 빠진 술잔이므로 왕숙의 주량을 가히 짐작할 수 있을 것이다. 도연명은 술을 두건으로 걸러 먹었다고 한다. 그래서 지금도 두건을 '녹주건(漉酒巾)'이라 한다. 유령은 죽림칠현(竹林七賢) 중 하나로, 죽림칠현이 다 술꾼이지만, 특히 유령은 술독을 실은 수레를 타고 다니며 술을 마시는데 곡괭이를 든 하인을 따르게 하여, 술을 마시다 죽으면 땅을 파고 묻어 달라 했다고 하며, 술에 취하면 발가벗고 드러눕기 일쑤였다고 한다. 그래서 그를 주성(酒聖)이라 일컫는다. 옛 시조에 "가로지나 세로지나 중에 죽은 후면 내 알더냐" 하면서 "주불도 유령 분

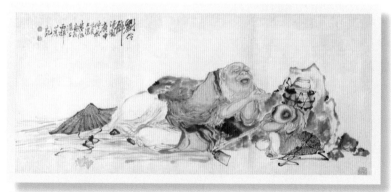

〈유령취주도(劉伶醉酒圖)〉 (주욱(朱旭) ; 청말근대 화가)

성토(酒不倒 劉伶 墳上土)이니 아니 놀고 어이리"라 했듯이, 가로지는 횡사(橫死)나 세로지는 종사(縱死)나 어느 것이나 비명에 지는 것이지만, 비명에 진다고 슬퍼하는 것은 살아 있는 사람들뿐이지 죽은 사람이 무엇을 알겠는가! 술을 즐겼던 유령도 무덤에 드니, 몸은 무덤에 들었으나 술은 봉분 위만 적실 뿐 무덤 속으로 스며들지도 못하지 않는가! 그러니 아니 놀고 어이 하며, 아니 마시고 어이하리. 이렇게 유령을 따르는 술꾼이 세월을 이어왔다.

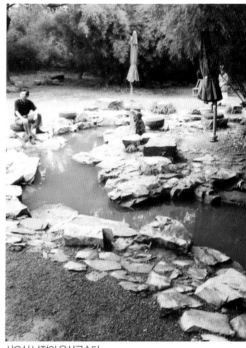

샤오싱 난정의 유상곡수터

왕희지는 술꾼이다. 그러나 여느 술꾼과는 격이 달랐다. 멋을 아는 술꾼이었다. 그는 절강성 소흥현 회계산 난정(蘭亭)에서 뜻이 맞는 선비 42명과 함께 유상곡수연(流觴曲水宴)을 즐겼다. 유배거(流盃渠)는 꼬불꼬불 도랑을 파서 물을 채우고, 그 물 위에 술잔을 띄워 술잔이 물을 따라 흘러가도록 만든 시설이다. 이 유배거에 띄운 술잔이 자기 앞에 머물면 지체 없이 술을 마시고 시 한 수를 지어야 한다. 시를 짓지 못하면 '벌주삼거굉(罰酒三巨觥)'이라 하여 벌주로 큰 잔 석 잔을 마셔야 한다. 이렇게 즐기는 것이 '유상곡수연'이다. 얼마나 멋진가! 역시 격이 다르다.

신라의 포석정(鮑石
亭)이 바로 왕희지의 '유
상곡수연'이 열리던 난
정의 유배거를 본뜬 것
이다. 다만 왕희지의 유
배거와 달리 전복을 뒤
집어 놓은 형상으로 돌
을 깎고 다듬어 만들었

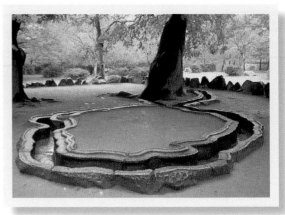

포석정(사적 제1호), 현재 경주시 배동에 위치.

다. 그래서 전복을 뜻하는 '포(鮑)'자를 붙여 '포석정'이라 이름했다.
그러니까 포석정은 전복을 엎어 놓은 듯한 모양, 즉 여성의 상징을
조형했다는 것이 특징이다. 여성의 상징 속에 물이 흐르고, 그 위로
술잔이 굽이굽이 돌면서 떠내려 오는 것을 건져서 마시는 멋이 포석
정에 있었던 것이다.

술은 중국 우(禹) 임금 때 의적(儀狄)이 처음으로 만들었다고 한
다. 그러나 이보다 앞선 앙소문화와 용산문화가 이루어진 신석기
시대의 유적 중에 이미 술그릇으로 생각되는 토기가 발견된 점으로
보아, 술의 역사는 그 이전부터 시작되었을 것으로 짐작하고 있다.
따라서 우리나라에서의 술의 역사 역시 유구할 것이다. 우리나라의
경우에는 이미 고조선 이후 부여시대에 술이 일상생활화했다는 사
실을 기록으로 볼 수 있다. 읍루(挹婁)에서는 여자들이 곡물을 입에
넣고 씹어 뱉어 모아서 발효시켜 술을 만들었다고 한다.《지봉유설
(芝峯類說)》에는 "미인이 쌀을 씹어 만드는데 하룻밤만 지나면 술이

익는다"고 하면서, 이 술을 '미인주'라고 부른다고 했다.

이처럼 우리나라 술의 역사가 유구하니 삼국시대에는 술을 빚는 솜씨가 좋아졌을 것이다. 그렇다면 우리나라 삼국시대 때 어느 나라의 술이 가장 뛰어났을까?

고구려 신화에서는 유화(柳花)가 술에 만취된 상태에서 해모수(解慕漱)와 잠자리를 같이 하여 주몽(朱蒙)을 낳았다고 하며, 또 제천의식 때 술을 마시면서 밤낮으로 놀며 즐겼다고 한다. 그러니 "고구려 사람들이 술을 참으로 맛있게 빚었다"고 《삼국지(三國志)》에 기록되어 있을 정도다. 특히 중국의 자랑거리인 유명한 '곡아주(曲阿酒)'의 전설에도 고구려 여인의 사연이 얽혀 있는 것으로 보아 술 빚는 솜씨가 뛰어났음을 알 수 있다.

한편 일본의 《고사기(古事記)》에 의하면 응신왕(應神王) 때 백제 사람 인번(仁番)이 새로운 방법으로 좋은 술을 빚는 방법을 전했다고 하여 그를 주신(酒神)으로 모셨다고 한다. 이때 일왕은 "그대 빚어준 술에 내가 취했네. 마음 달래주는 술, 웃음을 주는 술에 내가 취했네"라고 노래했다니, 백제술 역시 고도의 기술로 빚어진 술이었음을 알 수 있다.

그러나 삼국 중 어느 나라에 못잖은 술을 만들어 즐긴 나라가 신라다. 중국 당나라 시인이 "한 잔 신라 술의 기운, 새벽바람에 쉽게 사라질 것이 두렵구나"라고 읊었다니 당시의 중국 풍류객들 간에는 신라 술의 명성이 널리 알려져 있었던 것 같다.

그렇게 멋진 술을 포석정 유배구에 둘러앉아 유상곡수연을 즐긴다면 이 어찌 멋지지 않겠는가! 비록 나라를 망하게 하는 놀이였지만.

여하간 예로부터 술을 '백약지장(百藥之長)'이라고 한다. 약 중의 약이 곧 술

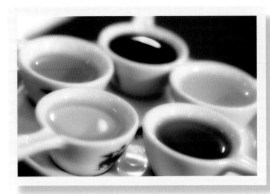

술, 백약지장(百藥之長)이라고도 한다. 폭음, 과음이 아닌 약으로 먹을 때의 말이다.

이라는 뜻이다. '의(醫)'의 옛글은 '毉'인데, 후세에 밑의 '무(巫)'가 '유(酉)'로 변했다. 이것은 의술이 무당이나 승려의 손을 떠나 술[酒] 혹은 엑스[液]를 먹이는 의사의 손에 간 것을 표시한 것이다. 그래서 '醫'는 술을 가리키는 말로도 쓰이게 된 것이요, 까닭에 술은 가장 으뜸가는 약으로 알려지게 된 것이다.

약 중의 약, 술! 이왕이면 멋지게 마시면 좋겠다.

# ● 이경윤과 비파

세종대왕은 왕자 시절에 비파를 즐겨 탔다고 한다. 단원 김홍도는 비파 타는 자신의 모습을 자화상으로 남겼다. 이렇게 선비들이 즐겨했던 악기가 비파였다.

이경윤(李慶胤)의 〈주상탄금도(舟上彈琴圖)〉라는 그림은 배 위에서 비파를 타는 선비를 그린 그림이다. 이경윤은 종실 출신의 화가다. 조선 성종의 열한 번째 아들의 종증손이다. 그의 아우, 그의 아들, 그의 서자들

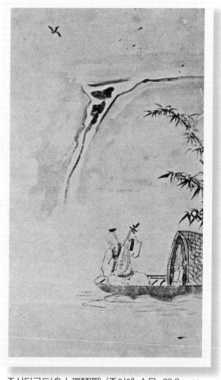

주상탄금도(舟上彈琴圖) (종이에 수묵, 23.8cm×44.3cm, 16세기 후반경, 서울대학교박물관 소장)
이경윤(李慶胤 ; 1545년 6월 10일~?)은 조선 중기의 왕족 출신 화가. 자는 수길, 호는 낙파.

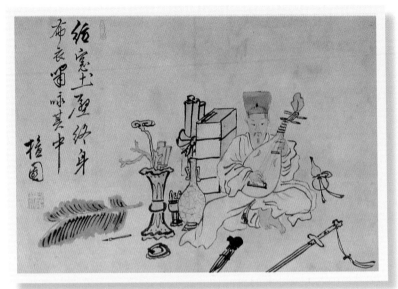

〈포의풍류도 (布衣風流圖)〉 (김홍도, 18세기, 종이에 옅은 색, 개인 소장)

이 모두 서화에 뛰어난 예술 가계를 이루고 있다.

　이경윤의 그림이 꾸밈이 없이 담담한, 고담(枯淡)의 경지를 이루고 있다는 평이 있듯이 그의 〈주상탄금도〉 역시 고담한 정취가 있는 그림이다. 풍류라 해도 격이 다를진대, 이 그림 속의 선비는 고담한 풍류를 아는 모습을 잘 드러내 보이고 있다. 고즈넉하게 달빛 어른거리는 강에 배 한 척, 그 배에 한 선비가 비파를 타고 있는데, 배경이 되는 자연경은 매우 간략하여서 비파 타는 선비는 마치 세상의 번뇌와 시름을 모두 다 잊은 탈속의 선인 같이 보인다. 화폭 전면에 흐르는 적막 속에 비파 소리 은은하게 들리는 듯 여유로움까지 배어 나오고 있다. 이경윤 특유의 '소경인물화'의 특징이 고스란히 드러나 있는 그림이다. '소경인물화'는 자연경이 간략하여 그림 속 인물이 돋보이는 화풍이다. 〈주상탄금도〉가 그런 화풍의 그림이다.

비파는 본래 북쪽 오랑캐들이 말 위에서 연주하던 악기이기 때문에 '호금'이라고도 하는데, 옛날에는 기생집을 다른 이름으로 '비파문항'이라고 했듯이 항간에 널리 쓰였던 악기다. 손을 밖으로 밀어서 소리 내는 것을 '비', 안으로 끌어들이며 소리 내는 것을 '파'라고 구분했는데, 목이 굽은 당비파와 목이 곧은 향비파로 구별이 된다. 김홍도의 〈포의풍류도〉의 비파와 마찬가지로 이경윤의 〈주상탄금도〉의 비파 역시 목이 굽은 당비파로 그려져 있다.

비파는 비파나무의 열매 또는 잎을 닮았다 해서 '비파'라는 이름이 붙은 악기다. 비파나무는 옛날부터 "비파나무가 있는 집에는 환

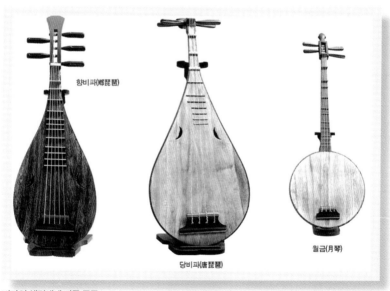

향비파(鄕琵琶)

당비파(唐琵琶)

월금(月琴)

비파의 생김새에 따른 종류

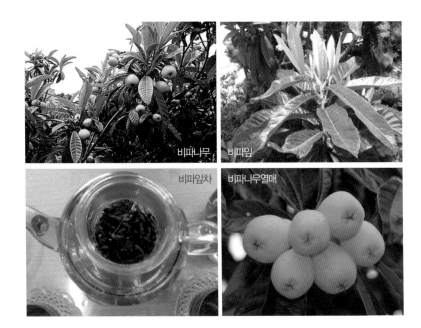

비파나무    비파잎

비파잎차    비파나무열매

자가 없다."는 말이 전해질 정도로, 만병을 고쳐 중생의 모든 근심을 덜어준다고 해서 일명 '무우선'이라는 이름으로도 불린다.《열반경》 등 오래된 불경 속에 비파는 뛰어난 약초로 일찍이 기록되어 있어서 사찰마다 비파나무를 심었다고 하며, 불교에서는 "향기를 맡거나 몸에 바르면 모든 병이 낫는다."고까지 했다.

비파나무는 장미과에 속한 상록교목으로 키가 10m쯤 자란다. 잎은 크기가 나귀의 귀만하다. 잎의 등쪽, 꽃에는 솜털이 조밀하게 덮여 있다. 열매, 뿌리, 나무껍질, 꽃, 종자 등 전초를 두루 약으로 쓰는데, 주로 잎과 열매를 위주로 약용한다.

비파잎의 맛은 쓰며 성질은 서늘하다. 가래가 없거나 양이 적고 끈적거려 뱉기 어려우면서 기침을 하는 경우, 또는 기침할 때 흉통이 있고 입과 인후가 건조할 때 쓰인다. 위장의 열을 내리고 구토, 구역감을 멈추게 하며, 구취에도 좋다. 비만치료제이며, 각종 암의 예방, 치료에 효과가 큰 것으로 알려져 있다. 비파잎에 함유된 비타민 $B_{17}$이 체온과 함께 따뜻해지면 세포 속까지 침투해서 염증이나 암세포도 치료할 정도의 힘을 발휘한다고 한다.

잘게 썬 비파잎에 꿀과 적당한 양의 끓인 물을 넣고 고루 섞은 후 조금 덮어 두었다가 솥에 넣어 약한 불로 손에 묻어나지 않을 정도로 볶아 내어 끓여 마신다. 비파잎과 꿀의 비율은 4:1 정도로 한다. 평소에 비파잎차를 상복하면 좋다. 애연가에게는 더욱 좋다.

또 비파의 잎을 외용하기도 한다. 암 부위나 통증이 있는 부위에, 비파잎을 쪄서 뜨거울 때 광목주머니에 넣어 환부에 온찜질을 하면 좋다.

《본초강목》에는 비파열매를 "달고 시며, 성질은 평하고, 독은 없다."고 하였다. 향이 좋고 달콤하고 새콤하며 상큼하다는 것이다. 비타민A, B, 그리고 C도 많이 들어 있다. 갈증을 풀어주고 마음을 진정시키며, 폐의 활동과 가슴의 열을 제거하여 오장을 윤택하고 건강하게 한다.

# ● 이상과 멜론

 섹스의 상징 숫자로 12.12, 13, 69, 33, 23, 且8(한글로 차팔 또는 조팔이라 읽음) 등을 즐겨 사용한 기이한 천재 시인이 있었다. 이 이상한 시인이 이상(李箱)이다.

이상의 본명은 김해경으로 본업은 건축기사였다. 그런데 폐병으로 객혈하자 온천으로 요양갔다가 금홍이

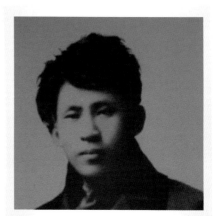

이상(李箱 ; 1910년 9월 23일~1937년 4월 17일)은 일제 강점기의 시인, 작가, 소설가, 수필가, 건축가로 일제 강점기 한국의 대표적인 근대 작가. 원래의 성은 김(金)씨로, 본명은 김해경(金海卿).

라는 기생을 만나게 되고, 금홍과 경성으로 돌아와 '제비'라는 다방을 운영하면서 시를 쓰고, 소설을 쓰고, 수필을 쓰면서 본격적으로 문학의 길을 걸은 작가이다. 〈오감도〉, 〈날개〉 등을 발표하지만 금홍과 결별한 이상은 술과 여자에 빠진 채 지냈다. 마치 서서히 자살

을 감행해 나가는 듯 제 몸을 아끼지 않은 그의 생활은 무절제, 그 자체였다. 그러다 변동림(卜東琳)과 혼인한 후 일본 도쿄로 옮겨가지만 혼인한 다음 해에 사상이 불온하다는 혐의로 붙잡히고, 다행히 병보석으로 출감하지만 폐병의 악화로 죽음을 맞는다. 향년 만 26년 7개월. 이상한 천재 시인 이상은 이렇게 요절했다.

임종을 지켜본 이는 이상의 부인 변동림이다. 변동림의 다른 이름은 김향안(金鄕岸)이다. 일본에서 세상을 떠난 천재 시인 이상의 부인으로 살았을 때의 이름이 변동림, 미국에서 세상을 떠난 천재 화가

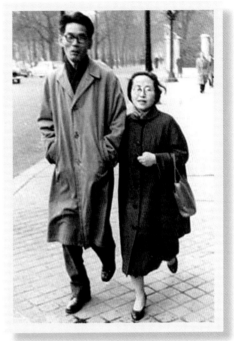

시인 이상과 화가 김환기(1913~1974)의 아내였던 수필가 김향안(1916~2004 본명 변동림). 파리 거리를 산책중인 1957년 어느 날의 수화 김환기와 김향안 여사.

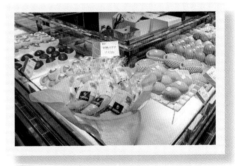

천재 시인 이상이 임종 직전 멜론이 먹고 싶다고 했던 센비키야는 일본 도쿄 미츠이 타워에서, 181년(2015년 현재)의 역사적 전통의 가게로 최고급 품질의 과일을 판매하고 있다.

김환기(金煥基)의 부인으로 살았을 때의 이름이 김향안이다. 그녀

는 성도 이름도 바꾸며 두 예술가의 아내로 뒷바라지를 하며 살았던 여인이다.

여하간 그녀는 1937년 이상의 임종을 지키며 짧은 수필을 남겼다. "무엇이 먹고 싶어?"라는 아내의 질문에 "센비키야[千匹屋]의 멜론"이라고 대답한 이상. 그것이 이 세상에 남긴 이상의 마지막 말이었다고 그녀는 전한다. '센비키야'는 최고의 명품 과일만을 고집하는 과일가게로 현재도 180여 년의 전통을 자랑하며 성업 중인 곳이다. 현재 멜론 값이 1개에 30여 만 원이나 한다니 이상이 살던 당시에도 만만찮은 값이었을 것이다.

멜론은 맛도 뛰어나고 향도 좋다. 그 맛은 6월에서 8월 사이가 절정을 이룬다. 그리고 그 향은 '사향'에 비유되기도 한다. 멜론은 종류가 다양하다. 껍질에 그물무늬가 나있는 것부터 사마귀 모양, 혹은 비늘 모양의 것, 또는 표면이 매끈매끈한 것도 있고, 달콤한 것부터 시큼하거나 악취가 나는 것도 있고, 과육이 오렌지색 나는 것부터 녹색이나 푸르스름한 것 또는 흰 것도 있다.

여러 종류의 멜론 중 약효가 뛰어난 멜론은 껍질에 그물무늬가 있으면서 과육이 오렌지색을 띤 것으로, 달콤한 향이 강한 것이라고 알려져 있다. 나가카와 유조 교수의 《식탁 위에 숨겨진 항암식품 54가지(동도원)》를 인용해 보자.

"오렌지색을 띤 과육에는 베타카로틴이 다량 함유되어 있으며, 게다가 비타민 C, E도 들어 있다. 이들은 모두 강력한 항산화 작용을 가진 성분이다. 암의 발생은 발암물질과 체내에서 발생한 활성산소에 의해 산화되어 손상된 유전자와 세포가 원인이 된다. 암 발생을 방지하려면 활성산소의 해로부터 우리 몸을 지키는 것이 필요하다. 베타카로틴과 비타민 C, E는 자신들이 직

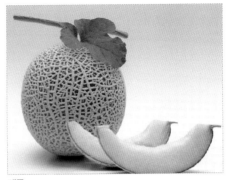
멜론

접 산화됨으로서 산화의 연쇄반응을 저지시켜 유전자와 세포가 손상되지 않도록 작용한다. 그밖에 달콤한 멜론 향의 정체인 터핀이라는 방향 성분에는 발암물질을 무독화하는 작용이 있다.”

그러니까 멜론은 항암 효과가 뛰어난 식품이라는 이야기인데, 항산화 작용을 하기 때문에 스트레스를 가라앉히면서 고혈압이나 당뇨병 등 소위 생활습관병으로 불리는 성인병도 예방하는 효과가 있다는 말이 된다. 특히 멜론은 혈중 콜레스테롤을 줄이고 혈액의 응고를 억제하는 효과가 있어서 심근경색이나 뇌경색을 예방하며, 혈관의 노화를 늦춰주는 효과까지 있다. 또 체내의 염분과 노폐물을 체외로 배출시키기도 한다.

더구나 체내에 쌓인 열도 떨어뜨리고 갈증도 풀며 이뇨 작용도 한다. 멜론은 성질이 시원한 식품이기 때문이다. 그래서 여름철 더위를 이겨낼 식품으로 멜론을 손꼽는 이유가 여기에 있다. 시인 이상이 좋아했다는 멜론, 여름을 이겨낼 가장 이상적인 식품이다.

# ● 이중섭과 오럴 에로티시즘

화가 이중섭(李仲燮), 그의 예술을 통괄하면 '야수파적 요소, 비극적 요소, 향토적 요소'가 짙다는 평론이 있듯이, 40년 짧은 그의 삶이 이런 요소를 또 다 갖고 있다. 감정 폭발을 거칠고 굵은 선과 화려한 원색으로 도발적 표현을 하는 야수파적 격정, 그리고 이별과 고독의

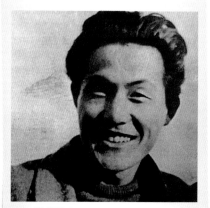

이중섭(李仲燮) (1916~1956, 한국 근대서양화의 대표 화가), 호는 대향(大鄕)

비운, 그리고 절망과 광기의 소용돌이, 그의 삶 자체가 그렇다.

오산학교 시절, 그 어린 시절에 그는 일제의 한글말살정책에 항거하여 한글자모로 그림을 구성하는가 하면, 현해탄에서 한반도로 불덩이가 날아드는 그림을 그린다. 그렇게 그는 그림으로 분노와 격정을 표출했다.

한국전쟁 때 월남하여 피난살이를 전전하던 끝에, 가난 때문에 사랑하는 아내 야마모토 마사코[山本方子](한국이름 이남덕(李南德))와 아들을 일본으로 보내고, 돈이 없어 양담배갑의 은박지에 송곳

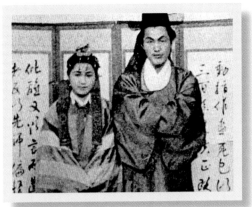

일본인이면서 한국 이름 이남덕으로 바꾸기를 주저하지 않았던 아름다운 여인과 이중섭이 족두리 쓰고 사모관대하고 올린 혼례.

으로 눌러 선각화를 그리며, 부두노동으로 연명하면서 이별의 고통과 고독의 비운을 이겨내려 애쓴다. 월남, 아내인 이국 여성, 헤어진 가족, 이런 것들이 그를 때로 이방인처럼, 때로 유랑민처럼 고독하게 한다. 그런 속에서 그는 향토의식이 묻어나는 〈소〉들을 그리고, 아내와 아들에 대한 사무치는 그리움을 〈가족〉들로 그린다. 이렇게 그는 그림으로 이별과 고독의 비운을 표출했다.

그러다가 정신분열증을 일으키고, 일체의 음식을 거부한 채 폭음을 일삼는 광기와 절망의 소용돌이

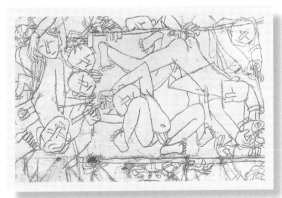

〈가족에 둘러싸여 그림을 그리는 화가〉(은지 위에 유채, 10cm×15cm, 1514년, 이중섭).

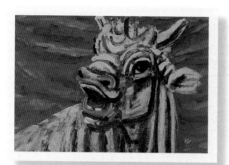

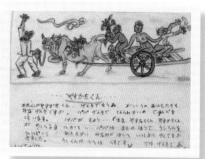

〈황소〉 (종이에 유채, 32.3cm×49.5cm, 1953년으로 추정, 이
중섭)

〈길 떠나는 가족〉 (종이에 유채, 29.5cm×
64.5cm, 1954년, 이중섭)

에 빠진다. 어찌 보면 자학과 자포자기다. 어찌 보면 자신의 삶에 최
후로 정면 항거하기다. 어찌 보면 말세기적이고 퇴폐적인 항거이고,
어찌 보면 자기 삶에 최후의 승리를 스스로 쟁취하려는 예술가적
항거다. 이 광기와 절망의 10여 개월, 그는 숨을 거둔다. 사인은 영
양실조와 간염이다.

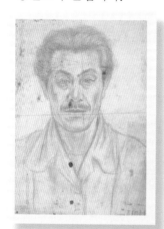

〈자화상〉 (이중섭, 종이에 연필로 그리
고 색연필로 서명, 48.5cm×31cm, 1955
년) : 정신이상이라는 소문이 사실이 아
님을 증명하기 위해 청량리 정신병원에
서 그렸다고 전해진다.

그러나 영양실조나 간염보다, 이중섭
의 가장 유의할 질환은 정신분열증과
오럴 에로티시즘이 아니었나 싶다. 정
신분열증은 아버지로부터 유전된 것으
로 알려져 있는데, 오럴 에로티시즘은
어머니로부터 영향을 받은 것이라 여겨
진다. 이중섭은 유복자로 태어나 모성
애에 대한 갈망이 대단했고, 10~11세
까지 어머니의 젖을 먹었다고 한다.

오럴 에로티시즘은 어떤 현상인가?

프로이드는 성격의 발달시기에 따라 쾌감을 주는 성감대가 다르며, 이 각기 다른 성감대를 중심으로 성격발달을 구분하였는데, 그 첫 단계가 '구강의존기'다. 입이란 출생 때 이미 성숙한 기관이며, 또한 유일한 음식섭취 기관으로 쾌감과 위안의 주요 원천이며, 외계와 의미 있는 접촉을 하는 기관이다. 그러므로 입은 초기의 자아분화의 중

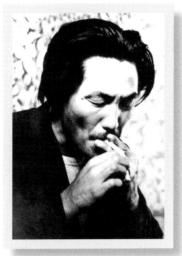

지나치게 담배나 술을 탐닉하는 것도 일종의 오럴 에로티시즘이다.

심이 되며, 이런 자아조직을 '구강자아'라 한다. 성인이 되어도 이런 구강 성향은 남아 있게 되며 무의식적으로 작용하게 된다.

오럴 에로티시즘은 어떤 형태로 나타날까? 키스나 노래로 쾌락을 느끼는 것도 그 하나의 예요, 담배나 술을 지나치게 탐닉하는 것도 일종의 오럴 에로티시즘이다. 어린아이가 입 속의 것을 내뱉고 구토함으로써 자기 속의 것을 자기 바깥으로 내보내는 행위를 성인의 경우엔 상징적 투사(投射) 현상으로 나타낸

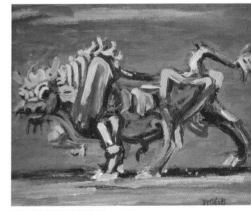

〈흰 소〉(나무판에 유채, 30cm×41.7cm, 1954년 무렵, 이중섭, 서울 홍익대학교 박물관 소장).

다. 손톱을 물어뜯거나 담배 필터를 자근자근 깨무는 것도 구강기

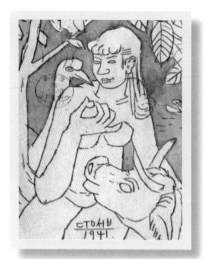

〈소와 여인〉 (이중섭, 종이에 먹지로 베껴 그리고 수채화, 14cm×9cm, 1941년)

쾌락 충족의 흔적이며, '동일시(同一視)' 현상이나 정신분열증 환자의 경우 흔히 나타나는 '내체화(內體化)' 현상도 모두 구강기 현상이다.

오럴 에로티시즘에서 누구나 자유스러울 수 없지만, 이중섭은 특히 그렇다. 그가 술과 담배를 탐닉하고 일체의 음식을 거부한 것, 아내 야마모토 마사코의 발가락이 예쁘다며 그 발가락을 빨아주는 것을 즐겼다는 것, 이런 모든 것 등이 그의 오럴 에로티시즘 경향을 엿볼 수 있는 증거다.

이중섭의 이런 오럴 에로티시즘 경향이 그의 작품에 잘 드러나고 있다. 〈가족〉들 그림도 마찬가지이지만, 특히 〈소〉들의 그림에서 더 두드러진다. 고환이 유난히 강조되게 그려진 〈소〉, 젖을 드러낸 여인의 몸에 얼굴을 비비는 〈소〉, 알몸인 여인의 배에 입을 댄 〈소〉 등의 그림이 다 그렇다. 〈소〉는 이중섭 자신이며, 이 그림마다에 어머니가 내포되어 있다고 평론가들은 말하고 있다. 그래서 이중섭은 오럴 에로티시즘을 적나라하게 표현한 화가로 평가 받고 있다.

# ● 장승요와 알레르기 결막염

장승요(張僧繇)라는 대단한 화가가 있었다. 후한(後漢)이 망하고 수(隋)나라가 통일하기까지 존립했던 여섯 나라의 시대를 육조시대라 하는데, 이 시대의 여섯 나라 중 양(梁)나라의 무제 때 궁중화가로 명성을 떨쳤던 인물이다. 특히 도교와 불교의 인물화에 뛰어나 사원의 벽화를 많이 그렸다고 한다. 그런 그

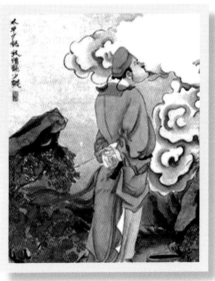

장승요(張僧繇 ; ?~?)는 남조 양(梁)나라 오현(吳縣) 사람. 자는 경우(景猷), 호는 오원(吾園) 또는 취명거사(醉暝居士). 일찍이 궁정의 비각(秘閣)에서 그림을 관장했다.

가 금릉(金陵 : 南京)에 있는 안락사(安樂寺) 벽에 용 두 마리를 그렸던 적이 있었다고 한다. 그런데 이상하게도 용의 눈동자를 그리지 않았다. 그래서 사람들이 그 까닭을 물었다고 한다. 그러자 그는 "눈

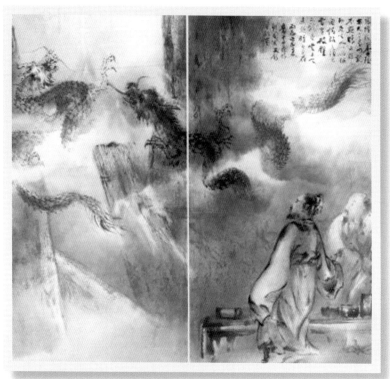

〈화룡점정(畵龍點睛)〉: 장승요(張僧繇)가 금릉(金陵 : 南京) 안락사(安樂寺) 벽화에 그린 용 두 마리의 눈동자를 그리지 않았다가 사람들이 그 까닭을 묻자 "눈동자를 그리면 용이 날아가 버리기 때문이다"고 대답하였다. 그가 용 한 마리에 눈동자를 그려 넣자 천둥, 번개가 치며 용이 하늘로 올라가 버렸다. 눈동자를 그리지 않은 용은 그대로 남아 있었다.

동자를 그리면 용이 날아가 버리기 때문이다"라고 대답하였다고 한다. 그러나 그림 속의 용이 승천할 것이라는 그의 말을 사람들이 어찌 믿을 수 있었겠는가. 사람들이 이렇게 믿지 못하자 그는 그림 속의 용 두 마리 중 한 마리에 눈동자를 그려 넣었다고 한다. 그 순간 돌연히 천둥이 요란히 울리고 번개가 번쩍이며 그림 속의 용이 벽을 차고 비늘을 번뜩이며 승천했다고 한다.

《수형기(水衡記)》에 실려
있다는 유명한 이야기인데,
이 이야기로부터 '화룡점정
(畵龍點睛)'이라는 말이 생겼
다고 한다. 그래서 이 말은
"어떤 일을 하는 데 가장 중
요한 부분을 끝내어 완성시
킴"을 이르는 말로 잘 쓰이고
있다.

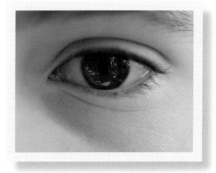

눈은 정신의 창문이자, 건강과 질병을 알 수 있는 가늠
자이기도 하다.

눈동자에는 혼백이 깃들어 있다 하여 이런 이야기가 전해져 오는
것이리라. 그래서 옛날 말에 귀신을 그리거나 거문고를 뜯고 있는
섬섬옥수는 그리기가 너무 쉬워도, 기러기를 전송하는 눈동자를 그
리거나 연인에게 건네는 그윽한 눈동자를 그리기는 너무 어렵다는
말이 있다. 눈동자에 깃든 혼백까지 표현하기가 어렵다는 얘기다.

까닭에 눈을 보면 그 사람의 마음을 읽을 수 있다고 하며, 눈은 모
든 것을 이해할 수 있는 정신의 창문이라고 하며, 또 건강과 질병을
눈을 통해 가늠할 수 있다고 한다.

예를 들어 눈의 안팎, 즉 눈의 안쪽인 내자와 눈의 바깥쪽인 외자
에 피멍이 자주 서면 심장 이상이요, 눈물을 흘려도 뜨거운 눈물 대
신 찬 눈물을 자주 흘리는 것은 신장의 정기가 허해진 까닭이요, 눈
동자가 메말라 항상 치켜 떠올려 보는 노인의 경우에는 동맥경화증
과 고혈압증을 의심할 수 있다고 한다. 그리고 눈을 뜨고 감는 것이

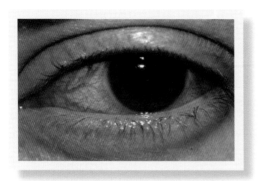

불편하거나 눈물을 조금씩 흘리는 것은 신경계의 이상이 있다는 증거요, 눈동자가 함몰되어 있으면 장 기능에 이상이 있고, 돌출되어 있으면 갑상선 기능에 이

알레르기성 결막염은 충혈이 되면서 흰 눈곱이 끼게 된다.

상이 있다는 증거다. 손으로 눈꺼풀을 뒤집으려 할 때 눈꺼풀이 긴장해서 뒤집기 어려운 경우는 신경과민증으로 가슴둘레가 빈약하고 호흡기나 뇌 등에 질환이 있다고 보아도 틀림이 없다.

한편 결막에 염증이 생겨 결막이 잘 붓거나 빨갛게 충혈이 되고 눈곱이 자꾸 끼는데, 특히 흰 눈곱이 자주 낀다면 알레르기성 결막염을 의심해 볼 수 있다. 겨울에서 봄으로 접어드는 환절기에 심해지는 질환인데, 특히 눈동자가 타는 듯하고, 점액성 분비물이 흐르며, 눈꺼풀 가장자리가 불그스름해지고 눈이 부시다면 아토피성 알레르기성 결막염일 수 있다.

이때는 우선 환경을 깨끗하게 하고, 전신을 건포마찰하며, 또 찬물

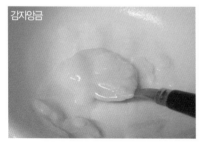

감지앙금

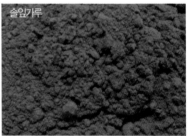

솔잎가루

에 적신 거즈 수건으로 눈꺼풀 위를 차게 하면서 눈을 감은 채 눈동자를 상하좌우로 굴리고, 눈 주위를 중심으로 자주 지압해 준다.

아울러 알레르기 유발 식품이나 열성 식품을 피해야 한다. 예를 들어

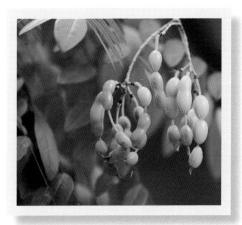

과실(회화나무 열매)

아이스크림, 코코아, 초콜릿, 메밀, 복숭아, 기름기 많은 육류 및 매운 음식, 인스턴트 식품과 술 등이다. 도움이 되는 식품으로는 감자생앙금을 비롯해서, 특히 여린 솔잎을 잘게 썰어 그늘에서 말려 가루낸 후 죽에 타서 먹거나, 검은콩 볶은 것과 함께 가루 내어 8g씩을 따끈한 물로 복용해도 좋다. 또 《동의보감》에는 괴실이 좋다고 기록되어 있는데, 가루 내어 소 쓸개로 반죽해서 1회 4g씩을, 1일 3회 공복에 온수로 복용한다. 괴실은 회화나무에 달리는 염주 모양의 열매다.

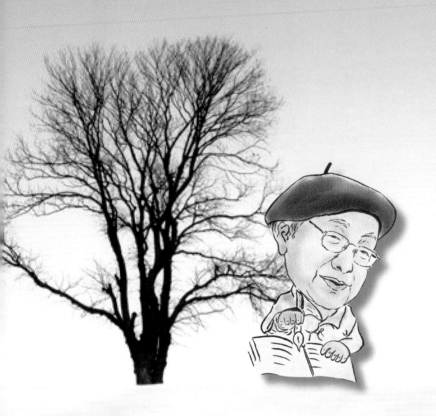

*이쯤에서, 이제……*
소올(素兀) 신재용(申載鏞)을 말하다 !

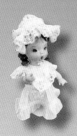

● 저 민둥산의 빈자리
  – 동의눈달 신재용 의원에게 –          김정웅(시인)

● 영원히 함께할 수 있는 영혼의 친구      김홍신(소설가)

● 나의 겨레붙이                        상산 신재석 (서예가)

● 봉헌                                오혜령 (극작가)

● 자신을 다려내는 의술의 경지            이인평(시인)

● 신재용이 신재용을 말한다              신재용

   제 1장 · 감성시대(感性時代)
   제 2장 · 비연시대(飛燕時代)
   제 3장 · 의례시대(義禮時代)
   제 4장 · 자결시대(自決時代)
   제 5장 · 신씨의가시대(申氏醫家時代)
   제 6장 · 성취시대(成就時代)

# 저 민둥산의 빈자리

- 동의눈달 신재용 의원에게 -

김정웅(시인)

남의 병을 고치고자 하는 사람은
곧 뜻(意)이다. 들었으니


이 머리털 뽑아
저 민둥산의 목마름 헤아리겠구나


의원이여
이제 더 뽑을 머리카락도 없는
그 민둥산의 빈자린
무엇으로 메우려나

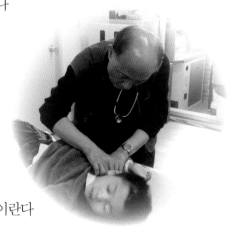

미끈 유월 어정 칠월 건 듯 팔월이란다

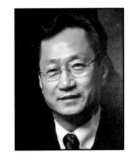

어느새

건 듯 불려간 어미와도 같이


미낀미낀 나의 유월이여

어정어정 나의 칠월이여

건듯건듯 나의 팔월이여


아픔아

사람은 얼마나 아프면 죽느냐


**김정웅(시인)**

1944년 경기도 김포에서 태어났으며, 동국대 국문과를 졸업했다. 1974년 『현대문학』으로 등단했다. 시집 《배우일기》, 《천로역정, 혹은》 등이 있다. 1989년 《천로역정, 혹은》으로 '제 8회 김수영문학상'을 수상했다. 동국대 문예창작과 겸임교수를 역임하였다. 이 시는 시집 《마른 작설잎 기지개 켜듯이》에 실려 있다.

# 영원히 함께할 수 있는
# 영혼의 친구

김홍신(소설가)

　　한창 청춘을 뽐내던 대학 시절, 한 사내가 등장하여 제 아성을 짓밟기 시작했습니다. 대학가에서 소설을 쓴네, 하며 잘난 척 흰소리를 치고 다니던 제게 그는 강력한 라이벌이었습니다. 그의 첫인상은 단정하고 준수했으며 웃음이 가득하고 여유로웠습니다. 촌에서 기를 쓰고 올라와 아직 촌티를 벗지 못한 제게는 그것 또한 달갑지 않았습니다.

　　그는 술 잘 마시고 문학 논쟁에서 물러서지 않았으면서도, 인정이 푼푼하고 제법 당찬 기질이어서 좌우를 두루 챙기며 인기를 얻었습니다. 적수의 기를 꺾기 위해 저는 패거리를 동원한 뒤 등산을 제안했고, 그는 기꺼이 동참했습니다.

　　저는 등산 후의 뒤풀이 자리를 노렸습니다. 소주 돌려 마시기 작전이 효력을 나타냈습니다. 내가 먼저 소주를 한 잔 마시고 누군가에게 권하면 그가 다른 사람에게 권하게 하는 것이었는데, 내 의도

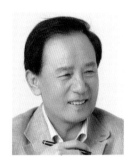

대로 술잔의 대부분이 그에게 다시 권해졌습니다. 결국 그는 쓰러져 몸을 가누지도 못하는 상태가 되었습니다. 하지만 끝까지 단 한 잔도 거절하지 않던 그의 오기가 지금도 잊히지 않습니다.

몸이 뻣뻣하게 굳어 버린 그를 택시에 태워 살림집과 인접한 그의 아버님이 운영하시는 해성한의원으로 데려다 주고 도망치듯 나왔습니다. 그는 며칠 동안 학교에 나오지 않았습니다. 우리들은 모두 겁에 질려 그의 등교를 학수고대했습니다. 며칠 만에 등교한 그는 핼쑥해 보였습니다. 3일이나 누워 있었다고 했습니다. 훗날 그의 어머니는 저를 보면 아들 죽일 뻔한 인간이라며 눈을 흘기곤 하셨지요.

우리의 우정은 그렇게 시작되어 42년간 한 번도 마음 상하거나 잊거나 소원한 적 없이 이어져 왔습니다. 동무 사이를 40여 년 이어 가려면 한두 번쯤 우여곡절이 있을 법한데, 단 한 번도 그런 적이 없

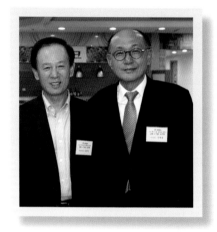

습니다.

한평생 제 육신을 보살펴 주고 영혼을 담금질한 그 동무는 일찍이 「라디오 동의보감」으로 널리 알려진 덕망 있는 한의사 신재용(申載鏞)입니다. 그는 명망 높은 봉사자이자 명의로 소문이 자자한 학자이기도 하지요. 5대째 가업을 이어가고 있는 그 집안의 가풍은 '어려운 이를 보살피고 환자를 정성으로 받들라'는 것이라고 합니다.

개업 후 1992년 '동의난달'을 설립한 그는 18년이 넘도록 무의촌을 찾아다니며 의료 봉사를 하고 있고, 그 지역의 어린이들을 서울로 초청하여 온갖 정성으로 뒷바라지를 아끼지 않습니다. 저는 그의 공적을 언론에 알리고 싶어 안달했으나, 그는 한사코 거절했습니다. 의사로서 당연히 해야 할 일을 했을 뿐이지, 널리 알려지거나 상받을 만한 일이 아니라는 것입니다.

그래서 제가 1996년에 국회의원이 된 뒤에는 우리 보좌관 전원을 매년 그의 의료봉사에 의무적으로 참여하게 했습니다. 남을 기쁘게 하고 세상에 보탬이 되는 법을 배우는 동시에, 그의 봉사 정신과 해

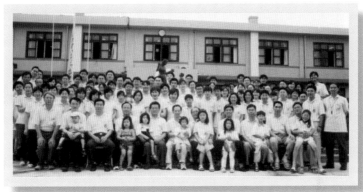

2003년 7월 26일 127차 충북 옥천군 의료봉사

맑은 영혼의 향기를 맛보게 하고 싶었던 것입니다.

잃어버린 민족혼, 웅혼하고 장엄한 발해 역사를 복원하고 싶어 3년 여 동안 두문불출하고 쓴 대하 장편 역사소설 《대발해》 10권을 완성하는 데에는 그의 도움이 지대했습니다.

한 나라의 멸망과 건국, 민족의 흥망성쇠, 전쟁과 암투, 사랑과 갈등을 그리려다 보니 인간의 생로병사를 파고들지 않을 수

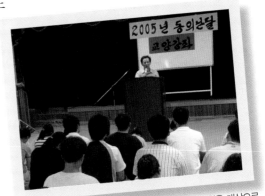

2005년 동의난달 정기 하계의료봉사에 참가중 회원을 대상으로 한 교양강의.

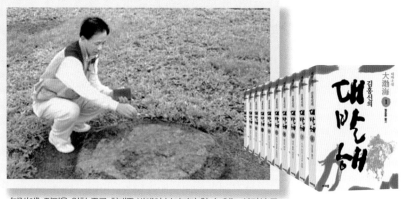

《대발해》집필을 위한 중국 취재중 발해의 본거지라 할 수 있는 상경성 궁궐터의 주춧돌을 살펴보는 작가. 기둥의 크기가 얼마나 컸는지 짐작할 수 있다.

없었습니다. 전쟁터에서 일어나는 수없는 죽음과 부상, 일상의 수많은 병고를 다루려면 탁월한 의학적 지식이 필요했습니다. 그래서 아예 소설의 주요 등장인물을 '신재용'으로 작명하고, 의술과 덕치, 현자의 도리를 그의 입을 통해 풀어냈습니다.

그 덕분에 저는 밤 12시, 심지어 새벽 3시에도 전화를 걸어 일로 지친 친구를 닦달했고, 그에게 구체적인 의술을 물어가며 작품을 썼습니다. 약재, 침술, 진맥, 처방은 물론이요, 전쟁에서 가장 귀했던 말의 치료법에 이르기까지, 신재용은 수많은 자료와 상세한 증상, 처방과 약효까지 정리하는 일을 싫은 소리 한마디 없이 해주었습니다.

《대발해》를 발간하고 그동안의 고마움을 전하자, "나는 아무것도 한 게 없다. 오히려 우리 민족의 장엄한 역사를 되살려 주었으니 고마울 뿐이다"라며 겸손하게 대답했습니다.

제가 인덕이 많다고 당당히 말할 수 있는 것은 바로 제 인생에 영원히 함께할 수 있는 영혼의 동무를 만났기 때문입니다.

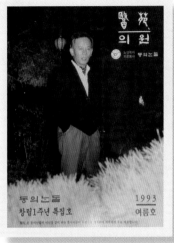

동의난달 회지 《창립 1주년 특집호(1993년 여름호)》 표지 모델이 된 필자.

## 김홍신(소설가)

장편소설 《인간시장》으로 우리나라 역사상 최초의 밀리언셀러 소설가가 되어 독자들의 사랑을 듬뿍 받은 그는, 헌정 사상 유례가 없는 '8년 연속 의정평가 1등 국회의원(제15, 16대)'으로 소신과 열정의 삶을 펼쳤다. 이후 건국대 석좌교수로 후학을 양성하며 집필활동에 복귀했다.

충남 공주에서 태어나 논산에서 성장했으며 건국대 국문과를 졸업하고 동대학원에서 문학박사 및 명예정치학박사 학위를 받았다. 1976년 『현대문학』으로 등단한 이후 《인간시장》,《칼날 위의 전쟁》,《바람 바람 바람》,《내륙풍》,《난장판》,《풍객》,《대곡》 등으로 대한민국에 소설 폭풍을 일으키며 한국소설문학상, 소설문학작품상을 수상했고, 우리 민족의 자존심을 높이는 대하역사소설 《김홍신의 대발해(전10권)》를 발표해 통일문화대상과 현대불교문학상을 수상했다. 2015년 장편소설 《단 한 번의 사랑》을 출간해 사랑의 영원함을 믿는 독자들에게 뜨거운 감동을 선사하고 있다.

그 외에도 《삼국지》,《수호지》 등의 중국고전 평역서와 《인생사용설명서》,《인생사용설명서 두 번째 이야기》,《그게 뭐 어쨌다고?》,《인생을 맛있게 사는 지혜》,《발끝으로 오래 설 수 없고 큰 걸음으로 오래 걷지 못하네》 등의 에세이를 포함해 130여 권의 책을 출간하면서 신념 있는 삶을 살아가는 기쁨을 독자들과 함께 나누고 있다.

# 나의 겨레붙이

성산 신재석(서예가)

季弟世譽尤耀德 (계제세예우요덕)

그 중에 막내는 드러난 명성으로 덕성이 빛나고

世醫五代最繁施 (세의오대최번시)

5대를 이은 의사 중에 가장 많은 것을 베풀고 있다

未成十七初編著 (미성십칠초편저)

미처 크기도 전 17세에 책을 엮어 펴냈고

才學斗南已悉知 (재학두남이실지)

학식과 글재주를 이미 천하에 알렸다

醫試壯元魁甲選 (의시장원괴갑선)

한의사 국가고시에 장원으로 뽑혔어도

自修謙愼喧沈卑 (자수겸신훤침비)

스스로 수신하며 겸손과 삼가함으로 몸을 낮췄다

東醫八達標徵恤 (동의팔달표징휼)

동의로 팔달한다 표증하며 낮은 사람 위로하고

이쯤에서, 이제…… 소올(素兀) 신재용(申載鏽)을 말하다!

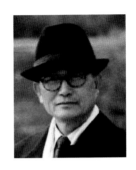

疏外寒民診療癯 (소외한민진료이)

소외된 사람들을 걱정하며 진료하고 있다

遠近不拘尋奉仕 (원근불구심봉사)

원근을 가리지 않고 찾아가 봉사하여

頌聲長久兀賢醫 (송성장구올현의)

덕성 높은 의사라는 칭송이 끊임없이 이어진다

隣交猜畏毁傷辱 (인교시외훼상욕)

이웃한 사람들이 시샘하여 마음 상하고 욕되게 하여도

疏民惠顧勞縈熹 (소민혜고노영희)

뒤진 사람을 사랑으로 돌아보며 더욱 얽혀 넓혀나갔다

盲兒畵慾偉奇智 (맹아화욕위기지)

맹아들에게 그림을 그리게 하는 기이한 지혜로

展示自矜勉學基 (전시자긍면학기)

자랑스런 전시로 공부에 힘쓰도록 기반을 만들었다

單夢不成俱現實 (단몽불성구현실)

한 꿈은 이룰 수 없어도 여럿 꿈은

현실이라 가르치며

齊心禱叫尊眞耆 (제심도규존진기)

마음 합해 기도하며 외치는

참 스승으로 존경받는다

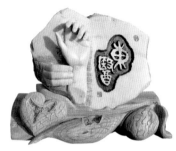

東醫(35×42cm)동양의학(진맥
하는 모습) 상산 신재석

混邦蒙幼勇心塞 (혼방몽유용심색)

소외된 다문화 아이들의 가슴속에 용기를 넣어주어

同化融明不畏虧 (동화융명불외휴)

하나로 밝아 두려움과 부족함이 없는 마음을 심어준다

曲曲講床招聘應 (곡곡강상초빙응)

방방곡곡 강단에서 정중히 초빙하면 기꺼이 응하고

增增識達託宣疑 (증증식달탁선의)

지식은 점점 더 달관하여 마치 신이 맡긴 사람 같다

德行如此世傳襲 (덕행여차세전습)

덕행은 이와 같이 선대로부터의 내림인데

克己驕奢圖義思 (극기교사도의사)

교만과 사치함을 스스로 물리며 의로움만 생각한다

仁術華陀凌高邁 (인술화타능고매)

의술은 화타를 넘어 높이 뛰어나서

名醫呼稱可嘉宜 (명의호칭가가의)

명의라는 호칭으로 불려옴은 옳은 찬사라 마땅하다

俊爽慈愛模彌勒 (준상자애모미륵)

명석한 인품과 도타운 사랑은 미륵불을 본받는

素兀載鏞唯白眉 (소올재용유백미)

소올 신재용은 오로지 세상의 으뜸이다

不敢魁殊宜竹帛 (불감괴수의죽백)

아무도 하지 못할 훌륭한 사실들을 죽백에 남기고

聖賢頌響欲銘碑 (성현송향욕명비)

성현 같은 칭송의 울림을 빗돌에 새겨두고 싶다.

## 상산 신재석 (常山 申載錫, 서예가)

사단법인 한국서각협회 고문. 사단법인 한국서각협회 경기도지회 설립 초대회장. 대한민국 서예문인화대전 추진위원, 서각분과 심사위원장. 대한민국서각대전 운영위원회 부위원장, 심사위원장. 국제 각자공모대전 초대작가, 심사위원
한국서각예술명인 인증 ((사)한국예술문화단체 총연합회)
개인전 5회 (인사동 백악미술관 외) 및 《광탄묵록》, 《상산 한시집 1, 2집(산경만리. 여로), 《한시운첩고》, 《명시가구선》, 《시가 있는 작품선록》, 《가훈오백선》 외 다수의 저서가 있다. 작품소장과 현액은 용문산문국민관광지 솟을삼문, 양평박물관 현판. 시판 외 수집 점이 있다.

# 봉헌

죽음의 오지에서 건짐 받아

생명의 세계로 건너 와

새 삶 시작하여 서른 살

오는 길 평탄하지 않았으나

제가 여기 청춘으로 서 있습니다


네 살 되던 해

다시 쓰러져 당신께 실려 가

당신의 관심과 사랑으로 키워져

죽음 가운데서 생명 꽃피운 서른 살

스물여섯 해를 가꿔 주셨습니다


살 수 있어서 산 것 아니요

살만 해서 사는 것 아닙니다

오직 당신의 영약이 저를 살렸습니다

믿겨지지 않는 서른 살

| 부록 | 이쯤에서, 이제⋯⋯ 소올(素兀) 신재용(申載鏞)을 말하다! | **358**

아직도 젊음의 맥박이 뛰는 서른 살
저의 임께서 이 세상에 남겨 두셔서
당신의 보호 받게 하신 뜻
고요히 헤아리며 눈물 짓습니다

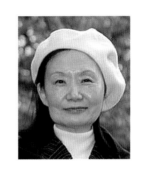

초록생명으로 피어나는 것
보고 계십니까?
초록생명으로 지고 있는 것
듣고 계십니까?

저는 생명의 고무자 당신 은덕에
생명의 은인 당신 열정에
영성의 꽃 한 송이 피워
그 향기 여기저기에 뿌리고 있습니다
이 생명 제 것 아님 알고
생명의 원천께 도로 봉헌합니다
이 생명 저의 공로 아님 알고
생명의 은인께 다시 봉헌합니다
생명을 생명 되도록 가꿔 주신

경애하올 당신께

오늘 눈물로

노래 한 곡조 지어 바칩니다


생명을 생명 되도록 보듬어 주신

감사하올 당신께

오늘 사랑으로

춤 한 사위 추어 바칩니다


하오나 저는 압니다

이 파릇파릇한 생명 안에

죽음이 기다리고 있음을


저는 기뻐 뜁니다

그 죽음 후에 영원한 생명

기다리고 있음에

이름이 무엇이든 상관 없습니다

죽음이든 생명이든

저는 와락 껴안고 삽니다

당신께 줄곧 근심만 끼쳐 드렸으나

당신이 공들여 자라게 하신 생명 하나

제구실 하는 보람 안겨 드립니다

당신께 오래 괴롬만 던져 드렸지만

당신이 포기하지 않으신 생명 하나

크나큰 기쁨 안겨 드립니다

당신이 만발케 하신 생명

활짝 웃는 것 보이십니까?

당신께서 만개하도록 하신 생명

흐느껴 우는 것 들리십니까?

2009년 2월 6일
공경하올 주치의 신재용 원장님께
치유 서른 돌 맞게 해주심 감루하며 큰절 올립니다

## 오혜령(극작가)

1941년 서울에서 출생. 1961년 이화여자고등학교 졸업. 1964년 조선일보 신춘문예 희곡 '흘러간 목신' 입선. 1965년 연세대학교 문과대학 영문학과 졸업. 1965년 '경향신문' 신춘문예 희곡《성아》 입선. 1965년~1972년 이화여고 교사, 1965년~1978년 라디오, TV방송 퍼스낼리티, 1967년 희곡집《인간적인 진실로 인간적인》으로 한국일보 연극영화예술상 수상. 1968년 동아일보 연극대상 수상. 1968년 현대문학상 수상. 1976년 세계언론인작가대회 사무총장으로 피선(멕시코). 1990년 희곡집《나는 누구입니까》로 한국희곡문학상 수상. 1999년 유집상 전도부문 금상 수상. 2008년 자랑스런 영문인상(연세대학교) 수상. 2010년 올빛상 수상(한국여성연극협회). 1983년~2013년〈평화의 집〉원장. 1989년~현재〈평화교회〉전도사. 1993년~2006년「평화영성수련원」원장, 2006년~현재〈오아시스아카데미수련원〉원장.

● 저서
희곡집《인간적인 진실로 인간적인》외 1권, 고백록《일어나 비추어라》를 비롯해서 서간집, 수필집, 묵상기도집, 영성시집 등 총 52권을 펴냄.

# 자신을 다려내는 의술의 경지

이인평(시인)

그의 진료실에선 침묵도 신중하게 흘렀다
창 밖으로 북한강이 넉넉히 흐르고
강 건너 청산이 한 폭의 수채화로 번지는 오월
환자의 맥을 짚는 그의 정성스런 모습 역시 산 같았다

강물이 산 아래를 감돌아드는 것처럼
그가, 저마다의 고통을 안고 온 환자들을 맞이하여
그들의 몸속으로 흐르는 생명의 기氣를 진맥하면서
청진기를 통해 가만가만 숨결을 살필 때,
자신의 병세가 치유되기를 간절히 바라는 환자들 또한
그의 표정에서 희망을 읽고 있었다

그의 삶을 논어 학이편學而篇 첫머리로 읊는다면 -
3대째 배우고 익힌 의술을 인술로 펼치니
이 얼마나 고매한 가문인가!
멀리서도 끊임없이 찾아드는
환자들에게 치유를 베푸니

이 얼마나 '국민한의사'다운 보람인가!

진료에 쫓기는 가운데서도

신뢰심을 잃지 않으니

이 얼마나 명의(군자)다운 기품인가!

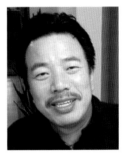

그는 환자들의 맥을 짚어오는 동안

'프란치스코' 성인의 기도처럼

인간의 몸과 영혼에 참된 평화가 깃들기를 바랐기에

20년 전 노인의료봉사재단인 〈(사)동의난달〉을 창립하여

사재를 털어가며 온 열성을 쏟아왔으니,

누구든 그에게서 헌신적인 참사랑을 느끼게 되리라

'더불어 즐거움을 나누는' 그의 따뜻한 마음에서

약초처럼 자신을 다려내는 의술의 경지를 보게 되리라

* '프란치스코'는 그의 세례명에서, '더불어 즐거움을 나누는'은 내게 보내준 그의 편
  지에서 따온 것이고, '국민한의사'는 그에게 붙여진 애칭임.

## 이인평(시인)

2000년 「평화신문」 신춘문예 시 당선.
시집 《길에 쌓이는 시간들》, 《가난한 사랑》, 《명인별곡》, 《후안 디에고의 노래(1, 2집)》.
국제펜클럽한국본부, 한국시인협회, 한국가톨릭문인회, 한국인물전기학회 회원.
현 〈공간시낭독회〉 회장, 「산림문학」 편집주간.

# 제1장
# 감성시대(感性時代)

**감성
시대
1** 4남4녀 중 막내였던 나는 어려서부터 유약했던 까닭도 있
지만 형들과 누나들과의 터울이 많이 져서 귀여움과 사랑
을 듬뿍 받으며 자랐다. 가족들의 사랑은 내 어린 심성을 아름답게
가꾸어 주었으며, 내 감성을 풍부하게 해주었고, 내 심안을 길러주
었다.

　내 삶의 원동력이 여기에 있다. 내 장점도 여기에 있고, 내 단점
도 여기에 있다. 장단을 차치하고 나를 이끌어 준 바람이었다. 그리
고 얼마 남지 않은 내
삶의 방향도 이 풍향
계가 가리켜 줄 것이
다. 마치 늙은 내가 횡
단보도를 건널 때 나
를 지켜준다고 나보
다 더 늙은 누나가 내

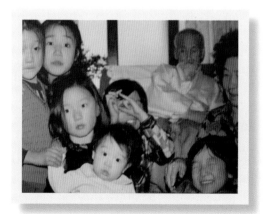

손을 부여잡고 이끌어 주었듯이 나는 이 바람 따라 갈 것이다. 여생의 길도, 죽음의 길도, 이 바람 따라 갈 것이다.

**감성시대2** 나에게 대변혁의 계기가 찾아온 것은 고등학교에 막 입학한 해였다. 모든 것을 꿰뚫어 아시는 듯하고 안 읽으신 책이 없는 듯이 보이는 김희보 국어선생님

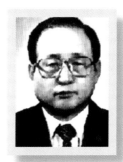

김희보 선생님

과의 만남이었다. 문학부터 미술, 음악에 이르기까지 정말 박학다식한 그분, 나는 그때부터 그분을 나의 멘토로 여기고, 그분의 궤적을 닮아가려고 의도적으로 노력하게 되었다. 그래서 많은 책을 읽었고, 문예반에서 활약을 하면서 같잖은 글을 써댔다. 그러면서 한편으로는 미술반 활동을 하면서 꽤히 사생대회에 이젤을 들고 기웃거리곤 했었다.

지금도 죽기 전에 제대로 된 글도 글이지만, 제대로 된 그림 한 점만이라도 그리고 싶다. 재주가 아니라 꿈으로 도전하고 싶다. 내 어린 감성시대가 키워준 꿈이다.

**감성시대3** 고등학교 시절, 내 삶에 잊혀지지 않는 또 한 분을 만났다. 객기투성이던 나는 정말 돈키호테처럼 생뚱맞게 《돈키호

테》를 장편만화로 그려 당
시 학생들에게 인기 있던 잡
지『학원』에 투고하였다. 그
런데 학원사 담당 편집자가
연락해왔다. 학원사로 찾아
오라는 거였다. 뛰는 가슴을
안고 달려갔더니, 만화 그리
는 기초부터 일러주면서 노
력을 많이 하라고 격려하는
거였다. 당연히 만화는 잡지
에 실리지 못했다.

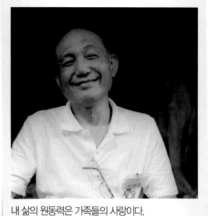

내 삶의 원동력은 가족들의 사랑이다.

　하지만, 이름도 모르는 그분을 지금도 잊지 못하고 있다. 구태여
그럴 필요도 없을 터일 거였고, 더구나 귀찮아서라도 못 할 터인데
도, 그분은 그렇게 했다. 어떤 마음으로 자기 삶을 살아가야 하는지
를 그분은 나에게 깨우쳐 주었고, 이렇게 얻은 커다란 보물을 다음
세대에 전해주도록 나에게 의무를 안겨준 분이었다.

# 제2장
# 비연시대(飛燕時代)

**비연시대 1** 나는 형제들의 보호와 사랑 안에서, 그리고 훌륭한 스승과 선한 이웃분들의 베풂과 가르침 안에서 분주하고, 찬란하고, 꿈이 풍선이 되어 하늘로 날아올라가는 그런 시간들을 보냈다. 그때 나는 비상하는 풍쟁(風箏 : 연)처럼 살고 싶어서 스스로 '비연(飛鳶)'이라고 부르기도 했다. 한편 나는 '난다(蘭多)'라는 이름도 스스로 지었다.

'신난다'!

나는 이 이름으로 고교 학창시절을 신나게 보냈다. 한 선생님께서 '신난다'는 '좆난다'는 뜻이라고 하셨지만 '신' 나든 '좆' 나든 여하간 한창 흥겹던 시절이었다. 5년간 반장을 하면서 나는 우리 반 신문을 창간해서 학교신문에 도전하여 결국 학교신문의 격을 높이게 했고, 가장행렬부터 퀴즈대항 등 반원 모두 흥거운 학창시절이 되게 했다. 점심시간이면 음악을 방송했다. 그때 내가 즐겨 틀었던 곡들, 예를 들어 주페의 '경기병서곡'이나 미치밀러합창단의 '텍사스의 노란 장미'는, 지금도 회상에 젖게 한다.

훗날, 그러니까 대학시절에 나는 '신난다'라는 이름으로 수필집 《휘파람을 부셔요, 네?》를 출간했고, 수필화전을 열고, '꽃과 별의 연가'라는 시수필낭송회를 연 적도 있다. 그만큼 '신난다'라는 이름을 오래 사용했다. 그만큼 객기가 오래 갔다는 이야기이다.

**비연 시대 2** 고교생으로는 접하기 힘든 정비석, 김팔봉 문호들을 찾아뵙고 인터뷰해서 교지에 실렸다. 미모의 미술교사셨던 제정자 선생님 – 지금은 한국미술계의 대모이신 화백 – 의 댁까지 쫓아가 교지에 실릴 컷을 졸라 받아내기도 했다. 그런가 하면 학교가 분쟁에 휘말렸을 때 퇴학

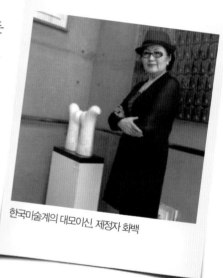
한국미술계의 대모이신, 제정자 화백

까지 시키겠다는 훈육주임 선생님의 압력에도 맞서서 싸웠다. 천성이 소심하고 소성이 다겁하여 소시적부터 '용기'와는 거리가 먼 내가 어떻게 그럴 수 있었을까. 물론 한의과대학

## 이쯤에서, 이제…… 소올(素兀) 신재용(申載鏞)을 말하다!

때도 또 한 차례 내가 주동이 되어 학교와 맞선 적이 있었지만, 아마도 이것은 '용기'가 아니라 '객기'였을 것이며 '만용'이었을 것이다. 여하간 그 시절은 그야말로 객기 충만했던 시절이었다.

이제 얼마 안 남은 여생에는 객기가 사그러들어 위장된 용기마저 부려볼 도리가 없을 터인데, 어릴 적 버릇을 버리지 못한 탓에 지금도 때때로 객기를 부려 노추가 부끄러울 때가 많으니, 비연(飛鳶)이 무색하다.

**비연시대 3** 고등학생 주제에 '봉사'활동에 관심 있다며 면식도 없는 서울대학교 교수님을 사전 연락도 없이 찾아뵌 적이 있었다. 얼마나 같잖게 여겼을까마는 교수님은 까까머리 어린 나를 데리고 한참을 설명해준 후 조교를 소개했고, 조교는 또 많은 시간을 이 무례하고 무엄한 어린 나에게 '할애'해 주었다. 요새도 그럴까? 그럴 교수님도 없겠지만 설령 있다 해도 '희생'했다고 할 것이다. 나는 다음 단계로 이화여자대학교 기독교학과 장원 교수님 ― 참스승의 지표로 고인이 되신 그분을 지금도 잊지 못한다 ― 을 찾아뵈었다. 교수님은 큰 지침을 주셨다. 이때 봉사활동에 대해 의미와 마음가짐을 비롯해서 기획안 작성요령과 운영방안 등 총체적으로, 체계적으로 지도받았다.

　대통령이 되겠다, 장군이 되겠다는 코흘리개의 꿈을 듣고는 겉으로 웃으면서도 속으로는 개꿈이로다 콧방귀를 뀌는 게 인지상정인데, 그렇지 않았던 이들 교수님 덕에 결국 나는 지금 봉사단체인 [동의난달]을 창단하고 법인을 만들어 활동하고 있다. 감사한 일이다.

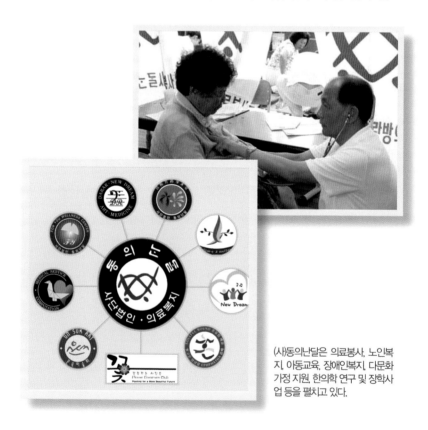

(사)동의난달은 의료봉사, 노인복지, 아동교육, 장애인복지, 다문화 가정 지원, 한의학 연구 및 장학사업 등을 펼치고 있다.

# 제3장
# 의례시대(儀禮時代)

**의례 시대 1** '신난다' 하지만 마냥 신날 수 있는 게 삶이 아닐 것이다. 삶에는 '의례'라는 게 있기 때문이다. 그래서 '갈등'이라는 게 생기기 마련이다. 나에게도 갈등이 일어났다. 미션스쿨에 다니던 나는 읽어도 읽어도 이해하기 힘든 버틀란트 러셀의 《나는 왜 기독교인이 아닌가》라는 책을 채플 시간에 성경 대신 펴놓고 괜한 고민에 빠지기도 했다. 아니 고민이 아니고 멋이었는지 모른다. 그러나 어쨌건 이것은 갈등이었다. 완전히 상반된 사고와 행위로 인한 갈등, 이런 이중적 가치의 모순에 따르는 갈등은 누구나 겪어야 할 통과의례라는 것을 모르는 바 아니었지만 통과의례의 터널은 너무 길었고, 나의 눈에는 빛이 보이지 않아 그저 암담하기만 했다. 그저 맹목적인 모순과 갈등을 안은 채 어두운 터널 속에서 허우적거릴 뿐이었다.

그러는 동안 대학입시의 문턱에 도달하게 되었다. 이제 나의 갈 길을 정해야 하는 기로에 서게 된 것이다. 여하간 나는 진로를 정했

다. 그러나 이야기에 앞서 우리 집안 이야기부터 하는 게 이해가 좀
더 쉬울 것 같다.

**의례 시대 2** 《예기》는 동양 5대 경전 중의 하나로, 여기에 '3대 이상 의술을 베풀고 의학을 닦아온 의사 집안의 약이 아니면 복용하지도 말라'는 말이 나온다. 이를 '3세의가(三世醫家)'라 한다.

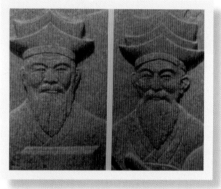

1세의가(一世醫家) 나의 고조부 신윤면(申允冕) – 왼쪽.
2세의가(二世醫家) 나의 증조부 신관식(申觀湜) – 오른쪽.

나의 고조부[申允冕]께서 의술에 투신하여 84세를 일기로 세상을
떠나실 때까지 침술에 정진하셨다. 그 뒤를 이어 외아들이셨던 증조
부[申觀湜]께서 의원 생활을 하셨다. 남달리 학문에 열심이었던 터라
의학서적을 통달하여 학과 술을 겸비한 의원이 되셔서 일제시대 의
생 보수교육 같은 침술강좌에 나가셔서 실기와 이론을 가르치셨다
고 한다. 증조부께서는 슬하에 4형제를 두셨는데, 누구도 대를 잇지
않자 다급해진 증조부께서는 아직 어리지만 총명했던 막내아들, 즉

나의 할아버지[申東奎]를 설
득하여 자신의 모든 것을 전
수하셨다. 이로써 비로소《예
기》에서 말한 '3세의가(三世
醫家)'를 이룬 셈이었다. '가
문의 영광'이 열리는 순간이
었다. 할아버님 역시 두 아들
을 두셨는데 모두 다른 학문
이나 사업을 하겠다고 우겨
대는 바람에 가업을 잇지 못

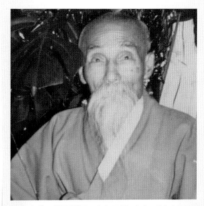

'3세의가(三世醫家)'를 이뤄 주신 나의 조부. 신동규(申東奎).

할 지경에 이르렀다. 그래서 맏아들인 나의 아버님[申昇燮]을 붙들어
매놓다시피 하고 공부를 시켜 대를 잇게 하셨다.

아버님은 이렇게 반강제로 공부를 시작했던 탓인지 4형제를 두
셨건만 우리들에게 한 번도 가업을 이으라고 강요하신 적이 없으
셨다. 의술의 길을 걷지 않을 자식이라면 억지로 시킨다 하더라도
중도에서 그만둘 것이고, 진정 대를 이을 자식이라면 저 하고 싶은
일을 하다가도 언젠가는 꼭 돌아오리라고 굳게 믿고 계셨던 것이
다. 결국 위로 세 형들이 각각 제 갈 길로 가고 막내인 나만 남게 되

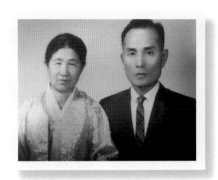

'4세의가(四世醫家)'를 이어오신 나의 아버지, 신승섭(申昇燮).

었다. 대학입시가 가까워 오자 아버님께서는 초조한 빛을 보이셨다. 말씀은 안 하셨지만, '이제 너밖에 남지 않았는데……' 라고 생각하시는 듯한 아버님의 눈빛은 무언의 강요처럼 느껴졌고, 그런 분위기가 점차 집안 전체로 퍼져 중압감을 느낀 나는 마침내 한의과대학에 입학하게 되었다. 아버님께서는 내심 좋으시면서도 겉으로는 드러내시지 않으셨다.

# 제4장
# 자결시대(自決時代)

**자결시대 1** '의례'에 따라 한의 과대학에 입학하였으나 대학생활을 시작하면서부터 입학 전에 느끼지 못했던 묘한 반감이 서서히 고개를 들기 시작했고, 어느 날인가 홀연히 손을 털고 다른 대학교 사학과에 편입하고 말았다.

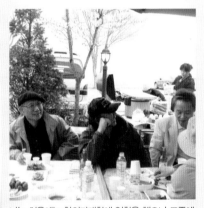

나는 처음에는 한의과대학에 입학을 했으나 도중에 다른 대학교 사학과에 편입을 했었다. 사진은 그 시절 사학 공부를 함께 했던 친구들과의 한때.

　아버님과 한 마디 상의도 없이 저지른 이 사건은 내 생애 최초의 자결(自決)이었다. 막내였던 나는 집안일은 물론이고, 나 자신의 일까지도 스스로 결정을 내릴 기회가 별로 없었다. 항상 아버님과 집안의 눈치 살피기에 급급했던 것이다. 사학과 편입의 잘잘못을 가리기 전에 그것이 '최초의 자결이었다는 사실 하나만으로도 나는 지금껏 후회 따위는 하지 않는다.

그렇다! 무엇인가로부터 자유로워진다는 것은 분명 신바람나는 일이다. 멋들어진 일이다. 넘늘어지게 신명나는 일이요, 그것이 바로 참된 내 삶의 첫걸음이었다. '나답게', '내 꼴'로 내 삶을 스스로 만들어 가며 살아간다는 것은 의미 있는 삶의 첫 도정(道程)이다.

**자결 시대 2** 내 생애 두 번째의 자결(自決)은 사학과를 졸업한 뒤에 있었다. 졸업을 앞둔 나는 무척 심하게 아팠다 육신의 아픔이 아니라 영혼이 알을 깨고 나오려는 모진 정신적 아픔이었다. 그때였다. 이제껏 학교를 다니면서 교가조차 제대로 알지 못했던 내가 어느 날 교가를 들으면서 알을 깨고 나오는 계기를 맞게 된 것이다.

'다섯 바다 물을 길어 먹을 갈아라'로 시작되는 교가는 여섯 뭍에 고루고루 씨를 뿌리라고 한다. 아홉 하늘 높은 곳에 뜻을 세우라고 한다. 피보다 진한 정성이 우러나오고 불보다 뜨거운 믿음이 깃들인다면 소위 무엇을 못 이루겠느냐고 한다.

이 가사는 마치 한 번 뛰면 천리를 간다는 천리마의 똥구멍에 붙어서, 나도 한 번 날면 천 리를 날 수 있다며 우쭐대는 똥파리처럼 부끄럽게 살지 말라고 소 리치는 것 같았다. 사람 답게 살려면 자포(自抛) 와 자기(自棄), 자학(自虐) 과 자멸(自蔑)을 버리라고 힐책하는 것 같았다. 사람 답게 살려면 자중(自重)과

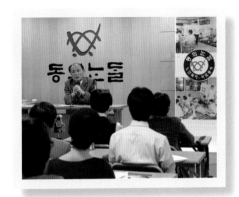

자애(自愛), 자숙(自肅)과 자계(自戒)로 생명의 존엄함을 드높이며, 더 높은 곳으로 끌어올리라고 아우성치며 다그치는 것 같았다.

그래서 아픔에서 깨어날 수 있었다. 호된 앓음은 젊은 나에게 보약이나 보석에 진배없었다. 앓고 난 후 나는 삶에 도취하여 그 아름다움에 감사하게 되었고, 생명의 신비와 존엄성을 찬미하게 되었으며, 자신을 낮추고 영광의 그림을 바치게 되었다. 아픔이 오히려 구원의 계기요, 영광의 계기가 된 것이다. 아픔 그 자체가 생명의 빛이요, 기쁨이 된 것이다.

이를 계기로 나는 다시 한의과대학에 입학하게 되었다.

# 제5장
# 신씨의가시대(申氏醫家時代)

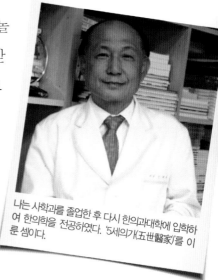

나는 사학과를 졸업한 후 다시 한의과대학에 입학하여 한의학을 전공하였다. '5세의가(五世醫家)'를 이룬 셈이다.

**신씨의가시대 1** 한의과대학에 입학한 후 깜짝 놀랄 일이 생겼다. 마흔을 넘긴 맏형[申載鐸]이 의욕과 용단으로 아들 같은 아이들과 함께 공부하기로 결심을 굳힌 뒤 한의과대학에 입학한 것이다. 맏형 역시 나처럼 자결(自決)한 것이다. 입학하여 교실에서 만날 때까지 이 사실을 전혀 몰랐으니, 맏형은 아버님과 상의하지 않았던 것이다. 얼마나 놀라운 일이었던가!

어쨌든 이렇게 해서 맏이와 막내, 두 형제가 한반에서 공부하게 되었다. 때로는 어떤 시험에서 우리 형제가 1, 2등을 차지하기도 했으며, 어린아이 보살피듯 돌봐주는 형 덕분에 별 어려움 없이 공부에 열중할 수 있었다. 나는 다시 어린시절의 '감성시대'로 돌아가 안정 상태에서 공부하였다.

**신씨 의가 시대 2** 과가가아(過家家兒)는 소꿉장난이라는 말이다. 소꿉장난만큼 재미난 것도 없지만 소꿉장난만큼 허망한 것도 없다. 흙으로 밥을 짓고 흙탕물로 국을 끓여 먹으며 놀 때는 재밌지만 해가 지고 배가 고파지면 집으로 돌아와 진짜 밥을 먹어야 하니까 소꿉장난은 허망한 것이다. 그래서 나는 흙으로 만든 밥이나 나무로 만든 고기나 풀잎으로 만든 반찬으로 배를 채우는 그런 실용성 없는 소꿉장난 같은 공부에서 벗어나고자 했다. 그런 심정으로 공부에 열중했다.

그래서 그랬을까 나는 한의과대학을 수석졸업했다. 그 당시에는 의과대학 내에 양의와 한의와 간호과가 있었는데, 전체를 통틀어 수석을 한 것이다. 그리고 한의사 면허시험에서도 수석합격을 했다.

이 모든 것은 머리가 좋아서가 아니었다. 나는 공부를 하느라고 밤을 새우기가 일쑤였다. 그때는 이미 첫딸이 태어났을 때였다. 첫딸은 밤잠이 없어 밤새 보채고 울어대서 포대기로 들쳐 업고 공부했다.

업어도 가만 있으면 보챘다. 흔들흔들 얼래야 하고 이리저리 왔다갔다 해야 했다. 중얼중얼 자장가 부르듯 해야 안 보챘다. 그래서 공부를 입으로 해야 했다.

　이렇게 밤새워 공부했다. 헌데 밤을 새웠다고 낮에 졸면 만사허 사이므로 등굣길에 학교 앞 약국에서 잠 안 오는 약을 사먹은 적이 여러 번이었다. 그렇게 노력한 결과 수석졸업, 수석합격을 했던 것 이다. 그리고 오로지 소꿉장난을 안 한 나의 실용적인 노력의 결과 였다고 지금도 믿고 있다. 더하여 밤새 공부하게 해준 첫딸의 공로 도 지대하다.

**신씨 의가 시대 3** 여하간 대가 끊어질 줄 알았던 '신씨의 가(申氏醫家)'는 이 렇게 해서 5대째에 두 명의 한의사가 같은 날 동시에 배 출됨으로써 더욱 번성할 수 있었다. 그러나 애석하게도 아버님은 우리 형제가 한의 사 면허를 취득하기 직전에 세상을 뜨시고 말았다.

　"졸업하거든 오전에 내가

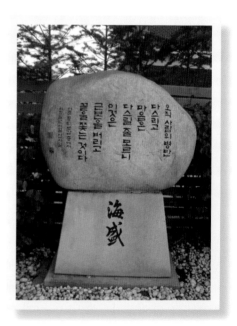

환자를 볼 테니 너는 대학원에 진학하거라. 그리고 오후에는 네가 병원을 맡아야 한다"는 아버님의 말씀이 아직도 내 마음을 저리게 한다. 사학과를 다니지 않고 곧장 한의대학을 졸업했다면 몇 년이라도 아버님의 노고를 덜어드렸을 것이고, 더 오래 사실 수 있었을 텐데…… 한탄했댔자 이제 와서는 한낱 풍수지탄(風樹之嘆)에 불과할 뿐이다.

**신씨의가시대 4** 할아버님 때 '광제(廣濟)'였던 한의원 이름을 아버님께서 '해성(海盛)'으로 바꾸셨고, 이제 '신씨의가(申氏醫家)' 200여 년 만에 의원이 두 개로 늘어났으니 돌아가신 아버님께서 어찌 기쁘지 않으시랴! 이야말로 아버님께서 남기신 가장 귀중한 보배가 아닐 수 없다. 그래서 나는 이 보배로 가득찬 무거운 짐을 기꺼이 짊어지고 내 삶이 다하는 날까지 의술의 길을 걸어갈 것이다. 아버님께서 그리하셨고, 할아버님께서 그리하셨으며, 또 증조부께서도 그리하셨듯이.

헌데 내 아들이 제 스스로 의학을 공부하겠다고 나섰다. 참으로 대견했다. 미국 존스홉킨스대학에 진학했다. 자랑스러웠다. 그런데 아비의 유랑벽을 빼닮았던지 신화니 심리니 하는 데에 심취하더니 의학이 아니라 심리전공으로 졸업했다. 어쩌랴! "의술의 길을 걸

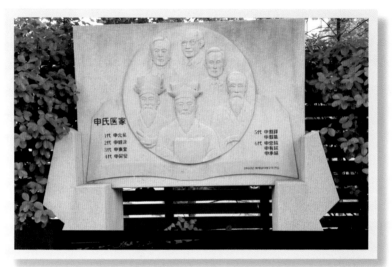

申氏医家

1代 申允昊
2代 申顯均
3代 申東輩
4代 申昇雯

5代 申熹鐸
　　申顯雄
6代 申忠鎬
　　申晩鎬
　　申承鎬

신씨의가는 6대째 의가로서 가업을 잇고 있다.

지 않을 자식이라면 억지로 시킨다 하더라도 중도에서 그만둘 것이
고, 진정 대를 이을 자식이라면 저 하고 싶은 일을 하다가도 언젠가
는 꼭 돌아오리라"는 게 '신씨의가'의 신념일 터, 기다릴 수밖에 없었
다. 그러던 어느 날, 아들이 한의학을 공부하겠다고 나섰다. 아들 역
시 나처럼 두 번의 자결(自決)을 거쳐 결국 한의사가 되었다. 미국
뉴저지에서 '해성(海盛)'이라는 이름으로 개원했다. 이로써 '신씨의
가'는 아들[申承鎬]에 의해 6대째를 잇게 되었다.

# 제6장
# 성취시대(成就時代)

**성취 시대** 이제 다 이루었다. 나는 꿈만 있었지 내 삶을 계획하며 살아오지 않았는데, 이제 다 이루었다. 나의 대부(代父)이신 구상 시인의 시처럼 예서 앞을 보면 알 수 없지만 예까지 이끌어 오신 보이지 않는 큰 손이 있음을 믿는다 했듯이, 나 또한 큰 손이 나를 여기까지 이끌어 오신 것임을 믿고 있다. 고백컨대 내 한평생 참으로 죄가 많았다. 허물이 너무 많았다. 참으로 통회한다. 헌데 다 이루어 주셨다. 나 같은 죄인 살리신 그 은혜, 너무 놀라워 눈물로 감사하며 주님을 흠숭하며 목 놓아 찬양한다.

그리고 나를 이승에서 이끌어주신 분들, 나와 함께 더불어 하나 되어주신 분들에게 감사한다. 고등학교 시절부터 봉사활동에 꿈을 지니고 있었지만, 구체적 계획도 없었건만 '동의난달'이라는 봉사단체가 만들어져 노인을 돌보고 자라나는 어린이를 보살피며, 시각과 청각장애인에게 밝은 빛과 맑은 소리가 되고자 뜻을 같이하는 이른바 소명인들이 솔선해 앞장을 서주셔서 더 귀하고 보람 있으니, 이 얼마나 감사한 일인가! 마음을 함께 하는 사람들과 더불어 살 수 있다는 사실에 한없이 복되다는 생각을 한다. 그러니 뭐를 더 바라겠는가! 또 '신씨의가'도 6대를 이루었으니 얼마나 복된가. 정말 이제 다 이루었다.

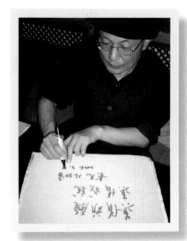

나는 여생을 처음부터 그리했듯이 나와 나의 꿈을 귀하게 여기며 마무리하고 싶다. 세상 어느 것이든 다 쓸 데가 마련되어 있다는 필연적 존재론으로, 나 자신을 유용한 존재로 귀히 여기고, 나의 꿈도 귀한 것이라고 믿으며 여생을 마무리하고 싶다. 나는 '진정소망(眞情所望)은 진정성취(眞情成就)된다'는 신념을 잃지 않고 여생을 마무리하고 싶다. 소망(所望) 중에도 소망(素望)만을 갖고 있고 싶다.

서예가인 형[申載錫]이 나에게 지어준 호 '소올(素兀)'의 의미처럼 잿속의 불씨같은 꿈을 지닌 채 이생을 마치고 싶다. 구상 시인의 시처럼 예에서 앞길도 큰 손이 이끌어주실 것이며, 나는 그 큰 손의 이끌어주심에 따를 것이다.

*"제 뜻이 아니라 아버지의 뜻이 이루어지게 하십시오." (루카 22,42)*